中医历代名家学术研究丛书

主编 潘桂娟

张胜 编著

恽铁樵

Academic Research Series of Famous
Doctors of Traditional Chinese
Medicine through the Ages

"十三五"国家重点图书出版规划项目

中国中医药出版社

·北 京·

图书在版编目（CIP）数据

中医历代名家学术研究丛书 . 恽铁樵 / 潘桂娟主编；张胜编著 .
—北京：中国中医药出版社，2017.9
ISBN 978-7-5132-3742-0

Ⅰ . ①中… Ⅱ . ①潘… ②张… Ⅲ . ①中医临床—经验—
中国—民国 Ⅳ . ① R249.1

中国版本图书馆 CIP 数据核字（2016）第 264295 号

中国中医药出版社出版

北京市朝阳区北三环东路 28 号易亨大厦 16 层
邮政编码 100013
传真 010 64405750
河北新华第二印刷有限责任公司印刷
各地新华书店经销

开本 880×1230 1/32 印张 8.5 字数 218 千字
2017 年 9 月第 1 版 2017 年 9 月第 1 次印刷
书号 ISBN 978 - 7 - 5132 - 3742 - 0

定价 45.00 元
网址 www.cptcm.com

社 长 热 线 010-64405720
购 书 热 线 010-89535836
侵 权 打 假 010-64405753

微信服务号 zgzyycbs
微商城网址 https://kdt.im/LIdUGr
官 方 微 博 http://e.weibo.com/cptcm
天猫旗舰店网址 https://zgzyycbs.tmall.com

如有印装质量问题请与本社出版部联系（010 64405510）
版权专有 侵权必究

项目来源及国家重点图书出版计划

2005 年度国家"973"计划课题"中医理论体系框架结构与内涵研究"（编号：2005CB532503）

2009 年度科技部基础性工作专项重点项目"中医药古籍与方志的文献整理"（编号：2009FY120300）子课题"古代医家学术思想与诊疗经验研究"

2013 年度国家"973"计划项目"中医理论体系框架结构研究"（编号：2013CB532000）

国家中医药管理局重点研究室"中医理论体系结构与内涵研究室"建设规划

"十三五"国家重点图书、音像、电子出版物出版规划（医药卫生）

前言

中医理论肇始于《黄帝内经》《难经》，本草学探源于《神农本草经》，辨证论治及方剂学发轫于《伤寒杂病论》。在此基础上，历代医家结合自身的思考与实践，提出独具特色的真知灼见，不断革故鼎新，充实完善，使得中医药学具有系统的知识体系结构、丰富的原创理论内涵、显著的临床诊治疗效、深邃的中国哲学背景和特有的话语表达方式。历代医家本身就是"活"的学术载体，他们刻意研精，探微索隐，华叶递荣，日新其用。因此，中医药学发展的历史进程，始终呈现出一派继承不泥古、发扬不离宗的繁荣景象。

中国中医科学院中医基础理论研究所，自 2008 年起相继依托 2005 年度国家"973"计划课题"中医学理论体系框架结构与内涵研究"、2009 年度科技部基础性工作专项重点项目"中医药古籍与方志的文献整理"子课题"古代医家学术思想与诊疗经验研究"、2013 年度国家"973"计划项目"中医理论体系框架结构研究"，以及国家中医药管理局重点研究室"中医理论体系结构与内涵研究室"建设规划，联合北京中医药大学等 16 所高等院校及科研和医疗机构的专家、学者，选取历代具有代表性或学术特色突出的医家，系统地阐释与解析其代表性学术思想和诊疗经验，旨在发掘与传承、丰富与完善中医理论体系，为提升中医师理论水平和临床实践能力和水平提供参考和借鉴。本套丛书即是此系列研究阶段性成果总结而成。

综观历史，凡能称之为"大医"者，大都博览群书，学问淹博赅洽，集百家之言，成一家之长。因此，我们以每位医家独立成书，尽可能尊重原著，进行总结、提炼和阐发。此外，本丛书的另一个特点是，将医家特色学术观点与临床实践相印证，尽可能选择一些典型医案，用以说明理论的实践价值，便于临床施用。本丛书现已列入《"十三五"国家重点图书、音像、电子出版物出版规划》中的"医药卫生"重点图书出版计划，并将于"十三五"期间完成此项出版计划，拟收载历代102名中医名家，总字数约1600万。

丛书各分册作者，有中医基础学科和临床学科的资深专家、国家及行业重点学科带头人，也有中青年教师、科研人员和临床医师中的学术骨干，分别来自全国高等中医院校、科研机构和临床单位。从学科分布来看，涉及中医基础理论、中医各家学说、中医医史文献、中医经典及中医临床基础、中医临床各学科。全体作者以对中医药事业的拳拳之心，共同努力和无私奉献，历经数年成就了这份艰巨的工作，以实际行动切实履行了传承、运用、发展中医药学术的重大使命。

在完成上述科研项目及丛书撰写、统稿与审订的过程中，研究团队暨编委会和审订委员会全体成员，精益求精之心始终如一。在上述科研项目负责人、丛书总主编、中国中医科学院中医基础理论研究所潘桂娟研究员主持下，由常务副主编张宇鹏副研究员、陈曦副研究员及各分题负责人——翟双庆教授、刘桂荣教授、郑洪新教授、邢玉瑞教授、钱会南教授、马淑然教授、文颖娟教授、陆翔教授、杨卫彬研究员、崔为教授、柳亚平副教授、江泳副教授、王静波博士等，以及医史文献专家张效霞副教授，分别承担或参与了团队的组织和协调，课题任务书和丛书编写体例的起草、修订和具体组织实施，各单位课题研究任务的落实和分册文稿编写和审订等工作。编委会还多次组织工作会议和继续教育项目培训，组织审订委员会专家复审和修订；最终由总主编逐册复审、修订、统稿并组织作者再次修订各分册文稿。自 2015 年 6 月开始，编委会将丛书各分册文稿陆续提交中国中医药出版社，拟于 2019 年 12 月之前按计划完成本套丛书的出版。

2016 年 3 月，国家中医药管理局颁布了《关于加强中医理论传承创新的若干意见》，指出"加强对传承脉络清晰、理论特色鲜明的古代医家的学术思想研究，深入研究中医对生命、健康与疾病认知理论，系统总结中医养生保健、防病治病理论精华，提升中医理论指导临床实践和产品研发的能力，切实传承中医生命观、健康观、疾病观和预防治疗观"。上述项目研究及丛书的编写，是研究团队对国家层面"加强中医理论传承与创新"号召的积极响应，体现了当代中医学人敢于担当的勇气和矢志不渝的追求！通过此项全国协作的系统工程，凝聚了中医医史、文献、理论、临床研究的专门人才，培育了一支专业化的学术队伍。

在此衷心感谢中国中医科学院及其所属中医基础理论

研究所、中医药信息研究所、研究生院，以及北京中医药大学、陕西中医药大学、山东中医药大学、云南中医学院、安徽中医药大学、辽宁中医药大学、浙江中医药大学、成都中医药大学、湖南中医药大学、长春中医药大学、黑龙江中医药大学、南京中医药大学、河北中医学院、贵阳中医药大学、中日友好医院等 16 家科研、教学、医疗单位，对此项工作的大力支持！衷心感谢中国中医药出版社有关领导及华中健编审、伊丽萦博士及全体编校人员对丛书编写及出版的大力支持！

本丛书即将付梓之际，百余名作者感慨万千！希望广大读者透过本丛书，能够概要纵览中医药学术发展之历史脉络，撷取中医理论之精华，传承千载临床之经验，为中医药学术的振兴和人类卫生保健事业做出应有的贡献！

由于种种原因，书中难免有疏漏之处，敬请读者不吝批评指正，以促进本丛书不断修订和完善，共同推进中医药学术的继承与发扬！

《中医历代名家学术研究丛书》编委会

2016 年 9 月

凡
例

一、本套丛书选取的医家，均为历代具有代表性或特色学术思想与临床经验的名家，包括汉代至晋唐医家 6 名、宋金元医家 18 名、明代医家 25 名、清代医家 46 名、民国医家 7 名，总计 102 名。每位医家独立成册，旨在对医家学术思想与诊疗经验等内容进行较为详尽的总结阐发，并进行精要论述。

二、丛书的编写，本着历史、文献、理论研究有机结合的原则，全面解读、系统梳理和深入研究医家原著，适当参考古今有关该医家的各类文献资料，对医家学术思想和诊疗经验，加以发掘、梳理、提炼、升华、概括，将其中具有理论意义、实践价值的独特内容阐发出来。

三、丛书在总体框架上，要求结构合理、层次清晰；在内容阐述上，要求概念正确、表述规范，持论公允、论证充分，观点明确、言之有据；在分册体量上，鉴于每个医家的具体情况不同，总体要求控制在 10 万～20 万字。

四、丛书每一分册的正文结构，分为"生平概述""著作简介""学术思想""临证经验"与"后世影响"五个独立的内容范畴。各分册将拟论述的内容按照逻辑与次序，分门别类地纳入以上五个内容范畴之中。

五、"生平概述"部分，主要包括医家姓名字号、生卒年代、籍贯等基本信息，时代背景、从医经历以及相关问题的考辨等。

六、"著作简介"部分，逐一介绍医家的著作名称（包括现存、已经亡佚又经后人辑复的著作）、卷数、成书年代、主要内容、学术价值等。

七、"学术思想"部分，分为"学术渊源"与"学术特色"两部分进行论述。前者重在阐述医家之家传、师承、私淑（中医经典或前代医家思想对其影响）关系，重点发掘医家学术思想的历史传承与学术渊源；后者主要从独特的学术见解、学术成就、学术特点等方面，总结医家的主要学术思想特色。

八、"临证经验"部分，重点考察和论述医家学术著作中的医案、医论、医话，并有选择地收集历代杂文笔记、地方志等材料，从中提炼整理医家临床诊疗的思路与特色，发掘、总结其独到的诊治方法。此外，还根据医家不同情况，以适当方式选录部分反映医家学术思想与临证特色的医案。

九、"后世影响"部分，主要包括"学术影响与历代评价""学派传承（学术传承）""后世发挥"和"国外流传"等内容。其中，对医家的总体评价，重视和体现学术界共识和主流观点，在此基础上，有理有据地阐明新见解。

十、附以"参考文献"，标示引用著作名称及版本。同时，分册编写过程中涉及的期刊与学位论文，以及未经引用但能体现一定研究水准的期刊与学位论文也一并列出，以充分体现对该医家研究的整体状况。

十一、附以丛书全部医家名录，依照年代时间先后排列，以便查检。

十二、丛书正文标点符号使用，依据《中华人民共和国国家标准标点符号用法》（GB/T 15834–2011）。医家原书中出现的俗字、异体字等一律改为简化正体字，个别不能对应简化字的繁体字酌予保留。

《中医历代名家学术研究丛书》编委会

2016 年 9 月

——内容提要——

恽铁樵，名树珏，字铁樵，别号冷风、焦木、黄山民；生于清光绪四年（1878），卒于民国二十四年（1935），江苏武进人，近代著名中医。著有《药庵医学丛书》和多部中医函授学校讲义。在学术思想方面，对《内经》《伤寒论》及温病学多有阐释和发挥；在临床经验方面，内外妇儿各科兼通，尤在儿科病证方面颇有心得；创办函授学校，培养后学。本书内容，主要包括恽铁樵的生平概述、著作简介、学术思想、临证经验、后世影响等。

恽铁樵，名树珏，字铁樵，别号冷风、焦木、黄山民；生于清光绪四年（1878），卒于民国二十四年（1935），江苏武进人，近代著名中医。恽铁樵著有《药庵医学丛书》和多部中医函授学校讲义，在学术思想方面，对《内经》《伤寒论》及温病学多有阐释和发挥；在临床经验方面，内外妇儿各科兼通，尤在儿科病证方面颇有心得；创办函授学校，培养后学。他的一生自强不息，坚持与民族虚无主义和废止中医派斗争，强调发展中医必须坚持以中医为主，注重中医思维，捍卫中医旗帜，开拓创新，为近代中医的发展做出了卓越的贡献。

恽铁樵一生自强不息，在教育、文学、医学领域声名卓著。其首创中医函授教育，对《内经》《伤寒论》、温病学的阐释与发挥中许多观点都不拘泥于前辈注家之论，有着自己的见地，充满着批判与创新精神，闪耀着智慧的火花。在儿、内、妇科方面，也积累了丰富的临床经验，特别对痧疹、惊风等儿科疾病诊治有着独到的见解。在诊断方面，提出临床上判断患者预后的依据是病形，而病形有四大纲，即色泽、呼吸、脉搏、规矩权衡。在用药方面，注重根据证候的发展变化和病情的轻重缓急来用药，注重用药时机和因人制宜。恽铁樵的不少学术观点和临证经验具有参考和借鉴意义。

恽铁樵是近代主张中西医汇通的医家，从西医中吸取营养只是手段，而发展中医学术才是最终目的，从而在方法论的高度抓住了要害。要解决汇通中的难点，必须对中、西医学双方进行比较研究，找到双方差异的根源。他明确指出，中医与西医的理论基础不同，在临床思维特点上，采用的认识范畴体系也是根本不同的。因此认为，中西医汇通的最好办法是取长补短。他提出要"改进中医"，认为阻碍中医发展的重要原因之一在于医书义理古奥难懂。因此提出"改进中医"的第一要义，在于将古书之医理阐释明白，使其在当代人尽可喻，即设法使中医学理民众化。恽铁樵犹如一名斗士，一生笔耕不缀。其医药著作辑为丛书出版，书名为《药庵医学丛书》。此外，他还亲自撰写多部中医函授学校讲义。恽铁樵还在中医处于存亡的危急关头，承担起时代的责任，勇于突破重重困难，为中医药事业的复兴做出了重要的贡献，这种精神值得我们学习。

经我们在中国知网（CNKI）检索，现代以来与恽铁樵相关的期刊论文有40余篇，涉及其生平、学术思想综述、脉学研究、用药经验、医案研究等方面，但尚无有关恽铁樵研究的专著。本项研究及本书撰写所依据的恽铁樵著作的版本是天津科学技术出版社于2010年出版的《恽铁樵医书合集（上、下）》，由宋白杨、陈婷、国华点校。同时参考了安徽大学出版社2006年出版的《余云岫中医研究与批判》（余岩原著，祖述宪编著）。此外，还参考了有关恽铁樵的现代论文。

在整理和研究的过程中，我们主要立足于恽铁樵原著的研读，系统整理、归纳其主要学术思想，全面总结、提炼其学术特色与学术成就，着力发掘其具有代表性、原创性的理论和学说；结合社会背景，分析其学术思想产生的根源；通过考察学术渊源与学术影响两方面的内容，客观评价其在中医发展历史中的学术贡献与地位；从恽铁樵的代表著作、现存医案医话等材料入手，总结提炼其独特的临床经验与特色诊疗方法。希望本书能对读者了解恽铁樵的学术成就和学术特点有所帮助。

在此衷心感谢参考文献的作者以及支持本项研究的各位同仁！

云南中医学院　张胜

2015年6月

目 录

恽铁樵

生平概述

恽铁樵，名树珏，字铁樵，别号冷风、焦木、黄山民；生于清光绪四年（1878），卒于民国二十四年（1935），江苏武进人，近代医家。恽铁樵的医药著作被辑为丛书出版，书名为《药庵医学丛书》，还撰有多部中医函授学校讲义。恽铁樵在学术思想方面，倡导中西医汇通，对《内经》《伤寒论》、温病学亦多有阐释和发挥。在临床经验方面，内、外、妇、儿各科兼通，尤在儿科病证方面颇有心得。

一、时代背景

恽铁樵所处的时代，是一个新思潮风起云涌的时代，也是一个各种学说激流碰撞的时代。我们先祖所缔造的华夏文明经历了几千年的风风雨雨，曾经有过屹立于世界之巅的骄傲，也曾经有过暂时的黯淡，但从未中断，生生不息。然而到了这个时代，华夏文明止经受着有史以来最严峻的考验，走到了生死攸关的十字街口。

华夏文明自古以来都不是一个封闭的体系，她以自己宽广的胸襟，不断地吸取着异邦文明的优秀成果，并与自身有机融合，不断繁荣昌盛，为世界文明的发展贡献着自己的力量。而隶属于华夏文明的中医药学，也与之保持着一致的步伐，在遵循自身发展规律的同时，吸收了外来文明的成果，对民族的繁衍、人类的发展可谓是功不可没。例如，我们临床常用的中药——乳香、没药、苏合香、檀香等，并非盛产于华夏大地。然而，正是随着中华文明对外来文明的接纳，这些香料才从异国他乡传入了我们生长的这片土地，并逐渐被中医家作为药材所接纳和运用，从庙堂走入了医家的本草著作，成为了治病救人的武器。我们的华夏文明，我们的中医药学，曾经就这样发展着，强大着。

但是，进入19世纪以后，与世界文明相比，我们却封闭了，落后了。落后就要挨打，鸦片战争、第二次鸦片战争、中法战争、甲午海战……我们都战败了。西方的坚船烈炮，打开了我们的国门，也撞击着我们曾经引以为傲的华夏文明。当时的有志之士也在思考，为什么我们会落后？为什么我们会连战连败？为什么我们的邻居，那个落后于我们，还不断向我们学习的日本，却走上了强国之路，反过来欺辱我们？

一连串的疑问，也让当时的爱国志士不断探求着救国之路，穷则思变，旧则革新，从而有了"师夷长技以自强"的呼声，也有了"中学为体，西学为用"的主张，进而有了洋务运动的尝试，戊戌变法的惨烈，辛亥革命的枪声，五四运动的呐喊。正是在这个思潮风起云涌、激流碰撞的20世纪之初，华夏文明正经历着前所未有的迷茫，我们的中医药学也在生死关口彷徨。中医药学拯救了人类，但此时中医药学却需要人类拯救。谁来拯救？如何拯救？当时的中医药界没有沉沦，一大批有识之士担起了这个重任。他们不遗余力地拯救中医，同时也发展了中医，而恽铁樵就是其中的一位。

（一）中医与西医之争

1. 东方文化与西方文化，古代文化与近代文化之争

1840年4月，鸦片战争爆发。鸦片战争的结果，是1842年清政府与英国签订的《南京条约》，这是中国近代史第一个丧权辱国的不平等条约，为资本主义国家侵略中国打开了大门，从此各国侵略者接踵而至。清政府，以及其后的北洋政府，在对外战争中屡战屡败。1844年，中美《望厦条约》、中法《黄埔条约》，1858年《天津条约》《瑷珲条约》，1860年《北京条约》，1885年《中法新约》，1895年中日《马关条约》，1901年《辛丑条约》……

一个个不平等条约的签订，使得19世纪40年代之后的一百多年，中华民族陷入了一个苦难的时代。

这一百多年，对我们民族来说既是一个黑暗的百年，又是一个能让我们重新焕发斗志活力的百年。虽然只有短暂的一百多年，但在中国历史长河里，我们的先辈却走过了一条极其艰难曲折的道路。

在我们的观念里，一向认为近代中国是落后的。鸦片战争后，中国逐步沦为半殖民地半封建社会，经济、文化日渐陷入落后贫困状态。另一方面，中国人民又不断觉醒，一批又一批的先驱者努力为中国谋求富强独立的道路。尽管在某些领域已不如古代文化那样辉煌灿烂，但从总体来看，近代文化也不断向前发展。

中国近代文化与古代文化的发展趋势有所不同。它是在西方文化的猛烈冲击下，在西方文化与中国传统文化冲突的过程中、相互融汇而成。近代文化是在继承古代文化的基础上，被动吸收外来文化，形成的新文化。

19世纪60年代，随着洋务运动的兴起，近代西方科学技术与科学著作相继在中国出现。"中学为体，西学为用"成为当时的主导思想。以西学辅助中学，以西学补充中学，西学必须包罗于中学之内，而决不能凌驾于中学之上，这是"中体西用"的基本内涵和精神实质。近代文化是一个不断认识、接受新信息，改造、更新旧观念的过程。但是，由于社会的急剧变化，使各种思潮都未能充分展开，就让位于新的认识过程，形成思想变化迅速又都消化不良的后果，使近代文化出现新旧并存、中西杂糅的势态。加之各地区经济、政治发展不平衡，对文化发展的影响也不平衡，使之难以形成一个成熟完整的文化体系。

2. 中医与西医之争

（1）中国古代医学的辉煌成就

中国古代医学，19世纪初已经发展到成熟阶段，处于相对稳定状态。

其主要标志是：

第一，确立了系统的理论，形成了完整的体系。前人以无数次反复的临证实践经验为基础，运用古代的阴阳五行学说，系统地总结了人体生理、病机、诊断、治疗、预防、养生诸方面的理论，通过理、法、方、药相互配合、全面实施，形成完整、独立的医学体系；尤以统一整体观、永恒运动观、辨证施治为指导思想与诊治方法，使中医学成为一门具有强大生命力的古代科学。

第二，中医药学卓越的疗效，久经检验而不衰。数千年来，中医药学是中国人民战胜疾病、保持健康、繁衍昌盛的医疗保健方法。它已深深地扎根在中国的土壤里。在古代科学成果中，被公认是一门最有实际效益的学科。

第三，出现一大批著名的医药学家，留下浩如烟海的医学著作。医学史上一代又一代杰出的医学人物，用自己丰富的医疗经验、各有特色的学术思想和重视实践、认真继承、努力创新的科学精神，铸造了一座辉煌的古代医学宫殿。

中国古代医学当时已达到很高水平。当然它不是完美无缺的，由于时代的局限，历史的灰尘不可避免，精华与糟粕并存，保守与创新同在。但是，瑕不掩瑜，实践证明：中医药学是中国古代文化宝库中一颗灿烂的明珠。

（2）西方医学的传入

1835年，从美国开往中国的一艘货轮上，有一个名叫彼得·伯驾的美国青年。他是一名传教士。到达中国后，他在澳门、广州两地行医，主要诊治眼科疾患，尤其是白内障等眼病。略施小小的手术，病人即可重见光明，患者感激的心情是不言而喻的。同时，他更重视为大小官吏治病。例如，1839年任两广总督的林则徐到广州后，曾间接要求伯驾为他治疗疝气病。1842 年 11 月，伯驾在广州创办"眼科医院"，这是鸦片战争后，在中国土地上兴建的第一个教会医院。1855 年，因伯驾担任美国外交官，该院由另一个美国传教士医生嘉约翰接替主持，1859 年改名为"博济医院"。这所医院一直存在到 1949 年，成为在华历史最久的教会医院。

帝国列强还吸引中国青年出国学习西方的医学知识。1841 年，伯驾便提出对有才能和有希望的中国青年进行医学教育的建议，并且很快引起了英国"皇家外科医生学院"成员的注意，得到该院院长的支持和合作。1842 年，伯驾的报告在美国也得到"纽约中国医学教会协会"的支持，该会决议指出："关于训练一队能干的科学内科医生和外科医生的目标——可以作为对整个帝国进行弥撒的酵母——是已经决定的宗旨。"他们认为最好的方式是在中国有一个适当的医学院，然后把已经受过一定训练的"均有卓越才能及事业心，在他们的经济上也要能独立的人，应接着在美国、英国或法国医院学习一年或两年，这与西方的学习一样。这样教育与培养的人，将回到他们本国成为领导人物，不论是在建立的机构中进行教学或医疗"（龚书铎《中国近代文化探索》）。我国近代最早去西方学医者是黄宽。此后尚有伍连德、颜福庆、俞凤宾、牛惠生、刘瑞恒、汤尔和、闫德润等留学后回国，成为近代医学史上的著名西医学家，对西方医学在我国的传播发挥了重要作用。

西方医学广泛传播后，改变了数千年来中医学独领风骚的局面，出现了中医与西医并存的新格局。在近代西学东渐过程中，医学处于重要的领先地位。近代西医学的传播与明清时期不同，那时传入的西医学过于简略、影响很小。因为 19 世纪的西方医学还没有全面发展起来，尽管在细菌学和消毒方法等方面取得了一系列成就，但还不足以冲击中医学在中国大地上的主导地位。需要指出，近代西医学的传播有一特殊现象，就是除了与列强入侵有关外，还与传教士的活动密切相联，不仅医院、学校无一不是教会所设，而且译著医书也多出自传教士之手。传教士自称：宗教与科学"相辅而行"。实际上科学只是手段，传教才是目的。所以，他们不可能无保留地介绍西方科学的新成果。此时传入的西医学知识，也人为地打上了宗教和炮舰的印记，在传播中自然会遇到阻力。

近代西医学传入，通过办医院、建学校、译医书等新的传播手段，在民间广为流传。到1937年时，在华英、美基督教会所办医院已有300多所，诊所有600余处。到20世纪初，各国在华开办医学院校20余所，译著西医书200多种。使得一部分人对西医学由逆反心理，逐渐转为顺向心理，西医的手术、药物等疗效明显，也日益被人们接受。此后，西医学便比其他西学迅速传播，在传统中医学之旁另辟蹊径，展开了对中医学的挑战。

（3）近代中国的中西医之争

进入近代，时间的前进，科学的发展，疾病谱的改变，西医学的广泛传播，使古老的中医药学面临着新的挑战。短暂的100年，中医界思考、比较、探索、论争、选择……历经磨难，也取得了不少新的进展。但是，与古代医学相比，近代中医学在发展势态上显得缓慢，在学术成果上也不如古代辉煌。然而它确实进步了，产生了新的格局，出现了新的学术论争，总结了新的经验，吸收了新的知识，采用了新的传授方法，呈现出新的特点与新的趋势。

近代学术论争，背景之复杂，内容之丰富，论争之激烈，影响之深远，与古代截然不同。近代的学术论争，在深度与广度上均与古代不同。它与近代社会背景，特别是与西医学的传播以及旧政府实行排斥乃至废止中医的政策有直接关系。此时的学术论争，总体上以中西医之争和中西医汇通之争为主线，其他如伤寒与温病之争，经方与时方之争，温补与反温补之争，皆趋于缓和。

关于中、西医之争。自西医学传入后，医学界及社会各阶层产生强烈反响，面对如何对待两种不同的医学体系和旧政府消灭中医的种种措施，医学界、文化界、商业界乃至一些海外侨胞都发表许多见解，形成不同的学术派别，进行了长期的论争。这场论争主要围绕四个问题：①怎样认识西医学；②中西医学能否汇通；③中医学有无存在价值；④中医学怎样向前发展。这些问题的论争涉及范围很广，大致可分为三个主要流派：即中西医汇通派，以唐宗海、张锡纯、朱沛文、恽铁樵等为代表；废止中医派，以余云岫、汪企张为代表；中医科学化派，以陆渊雷、谭次仲为代表。这场论争经历了一个较长的过程，从内容到形式不断发展变化，不同时期论争的内容、形式、代表人物均有所不同。同时，还有各种有组织的社会活动，其势态虽有起有伏、有断有续、有激战、有缓解，但总体上则贯穿近代史全过程。这场论争实质上是中国文化近代化运动在医学领域的反映，也是中国文化近代化历程中一个重要的组成部分。

中西医汇通派在近代医学史上占据着重要地位。中西汇通的思想渊源，可以追溯到 17 世纪初期。著名的科学家徐光启（1562—1633），已经在他的著作中记载了当时的中西汇通思想和科学活动。而近代最早提出"中西医汇通"这一主张的人，也不是医学家，而是当时洋务派的李鸿章。1890年，李鸿章在为《万国药方》作序时写道："是书专明用药方剂。亦如葛洪《肘后》、思邈《千金》之体以便循省。倘学者合中西之说而会其通以造于至精极微之境，于医学岂曰小补！"此论一出，影响日深。

近代的中医学家同时还担负着繁重的医疗任务，因此，不断积累新经验，也不断取得新的成就。近代由于疾病谱的改变，对疾病的认识更加深化，临证经验更加丰富，治疗方法更加多样化，各科都有一些专门论治某些病种的著作问世。近代中医学发展的主流，虽仍是继承古代医学理论不断丰富、充实、提高。但是，一些医学家在探索发展中医学的过程中，吸收了新的科学知识，向着系统化、专门化、科学化的方向迈进。至于在理论、临证、用药等方面从事中西医汇通的尝试，更是不胜枚举。这些都反映出中医界努力面向新科学，迎接新挑战，虽然取得的成果不多，但标志着中医药学正在向着新的目标前进。

　　近代中医界在吸收西医学与近代科学知识的同时，还受到近代科学思维方式与研究方法的影响，尤其是达尔文进化论的传播，给中国带来新的自然观，也为中医学的发展增加了新内容。随着近代科学分科日渐明确，各科研究迅速深化，人们把精力集中在某个专科进行研究，成为普遍现象，直接促进研究方法的更新。进入20世纪，西医学已有更多学科分类，各学科分门别类、深入具体的研究方法，对中医学有相当的影响。有些医学家在进行中西医汇通的探索时采用实证方法，如张锡纯亲自尝药、博咨真伪、亲自监制，被尊称为医学实践大师。

　　在近代学校兴起的大潮中，在西学广泛传播的形势下，更重要的是由于医学自身发展的要求，产生了近代的医学教育。它与古代的医学教育相比，教学形式与观念、教学内容与方法完全不同。近代创建了多种类型的新式医学院校。大体有三种办学形式：①教会创办的西医学院校。最早建立的有广州博济医学校（约1866年）、上海圣约翰大学医学院（1880年）、杭州广济医学专门学校（1884年）等。20世纪30年代教会开办西医院校已有20余所，成为传播西医学的重要基地。②政府开办的西医院校。19世纪末，清政府开始兴办医学校。20世纪40年代，已有公办医学院校30多所。这些院校培养的医生，虽数量有限，但却是我国西医学的重要人才，成为发展西医学的骨干力量。③私人或学术团体集资创办的中医学院校。近代中医界为争取办教育的权利，进行了半个世纪的斗争，直到1949年，中医教育还未被列入国家教育系统。留在近代中医教育史上仅有私人或团体创办的90余所中医学院校。成为保存、传授、发展中医学的重要阵地。

近代还建立一些研究中西医学的团体，出版一些宣传医学知识的杂志，也是传授医药学知识的新方式。

综观近代医学史，我们可以清晰地看到：近代医学已经不同于古代医学，向着多元的、开放式的方向发展。虽然其主流始终表现在中医学自身实践与理论的丰富、提高与创新方面。但是，不断吸收外来医学成果，努力探索新的医学理论体系，也是近代中医学前进的一条重要轨迹。

（二）民族虚无主义和余云岫对中医的挑战

进入 20 世纪，西方医学在神州大地得到广泛的传播和发展，在中医药界产生了巨大影响，也引起社会各界的普遍关注。在当时特殊的历史环境下，中医药的存在价值和发展前景，也引起了各界人士的关注与思考。中医学在近代有无存在的价值？这样一个问题在不同的人心中也有着不同的答案。有一派的声音，在当时对中医药产生了巨大的冲击，这就是"废止中医派"。其中在医学界最早提出废止中医主张，并且竭尽全力使之实现的人是余云岫。

余云岫（1879—1954），名岩，号百之，谱名允绶，浙江镇海人。青少年时代的余云岫目睹了甲午战争中国军队的惨败，目睹了八国联军对中国人民的践踏凌辱。结合过去不久的"鸦片战争"，及以后一连串的帝国主义侵略中国的历史，余云岫都铭刻在心，进而唤起他研究科学救国的热情。1905 年，26 岁的余云岫得到公费派赴日本留学的机会。日本的迅速崛起，坚定了余云岫要破旧革新的信念。1911 年辛亥革命，余云岫组织医疗队积极回国参战。国民革命新政府的成立，让他看到了废除中医的希望。他再次放弃做官，1913 年回到日本继续学业，潜心钻研西方医学。1916 年毕业后，余云岫回到了上海，担任公立上海医院的医务长。第二年冬即辞职，开设了一家西医诊所，倡导所谓的"医学革命"并终身不懈。

余云岫废止中医的思想和言论，当时多发表在各种刊物上，如《新医与社会》《社会医报》《学艺》《同德医学杂志》《医药评论》《新医药》等，以及一些书序、提案、杂著、专论之中。并汇编成《医学革命论》。余氏以他多年深厚的文学功底和持之不懈的实践活动，对中医发动了一轮接一轮的攻击。

第一，余云岫从理论上否定中医。

余云岫首先抓住中医的经典、中医理论的基石——《黄帝内经》进行批驳，旨在"堕其首都，弃其本源"。1917 年，余氏正式发表《灵素商兑》。他指出《灵枢》《素问》成书于数千年前，以"粗率之解剖""渺茫之空论""虚无恍惚"，何以能胜任诊治疾病之重任。所以"《灵》《素》之惑人，两千余年于兹矣"。

对于阴阳，他认为用阴阳五行配以脏腑，应以色味，部以干支，丽以年月，辖以时节，值以星象，实乃幻象，不是科学之实证，而是穿凿附会之说。对于藏象，余氏指出中医对五脏六腑的认识与西方医学不符，同时将西医对脏腑认识的解剖概念和中医对脏腑认识的功能概念二者混为一谈，进而否定中医的科学性。对于经脉，余氏则将其与动脉、静脉混为一谈，否定十二经脉的存在，认为经络实际上是"虚无渺茫之物"。对于病因和发病，余氏认为有外因和内因，指出疾病的发生，多由空气传染，究其原在细菌，而不是"风、寒、暑、湿、燥、火"等物理刺激，进而否定中医的六气六淫病因学说。

综上所述，余云岫对中医从理论上做了全面否定。否定和摒弃中医理论，是余云岫废止中医的第一步。

第二，余云岫从疗效上否定中医。

余云岫指出，中医所以治疗有效者，是"数千年以人命为尝试，积之既久，幸得偶合"的结果。他在《我国医学革命之破坏与建设》一文中，分析了中医治疗有效的四点因素：其一，"贪天之功也"，也就是说病本来是自愈的，却被医生说成是自己治好的。其二，"利用人类本能所发现之事实也"。认为人民大众发现了某药能治某病，中医跑过来靠着阴阳五行经脉学说捏造一个原理出来，之后治好了病就好像是五行理论在起作用，非常了不得一样。为了加进自己的功劳，还故意杜撰了些相生相克关系，正所谓"一将成名万骨枯"。其三，"精神上之慰藉也"。认为中医治疗全是精神的作用，全靠着医生的平素威信和病人对医生的信仰之心。其四，"传语之过量也"。认为中医通过一些故事将其神化。某医本领如何高强，治某人如何不可思议，治某病如何别有秘传，以及某药医某病如何灵验，某病用某药如何神效，按之事实，类多虚誉粉饰之辞，全是王婆卖瓜，自卖自夸。余氏进一步提到，正是因为有这四种原因，所以中医读书识字的固然很多，但不读书的、一字不识的人也可以做医生，做了几年药店伙计、识得几种药味的人也可以做医生。

余氏反复强调，中医的基础多立足在"贪天之功""多幸言中"和"自古传来的单方经验"。近代科学的发展，全在前提坚实、基础稳固。而中医的学问，常常是没有前提的结论，或者是和前提没有关系的结论，所以几千年来丝毫没有进展，因此得出了中医是非科学的结论。

第三，余云岫否定中医教育。

在 20 世纪初叶，以丁甘仁、恽铁樵、张山雷为代表的中医药学家努力兴建中医学校，并力争将其纳入国家教育系统。但余云岫对此坚决反对，慷慨陈词地批驳中医界将中医学校纳入教育系统的提案。他于 1924 年发表《旧医学校系统驳议》疑问，在中华教育改进社大会中，对江苏全省中医联合会建议于教部学校系统中加入中医学校的议案给予了猛烈的抨击，对议案中的八条理由也一一进行驳斥。余氏极力鼓吹西医教育，旗帜鲜明地主张进行医学革命，他指出医学革命以"绝地天通"为最大目的。1929 年，余云岫在提交第一次中央卫生委员会《废止旧医以扫除医事卫生之障碍案》

中，更把"禁止旧医学校"列为废止中医的一项措施。1930年，面对即将正式成立的中央国医馆，余云岫也不遗余力地提出三点实质是反对中医的主张：第一，把国医馆当做纯粹的研究机关，不要完全把《黄帝内经》、扁鹊《难经》等作为课本，教育人家子弟，来贻误我国的青年；第二，由国医馆指导大纲，延请有科学学问、科学素养和科学手腕的人才，来做合理的工作；第三，若要布新先要除旧，先把阴阳、五行、六气、十二经等绝对无研究余地的说法和寸口三部九候分配脏腑的诊法，绝对无诊断学上价值的老把戏通令废止，作"淬砺而新之"的先声，以振全体民众的耳目。由此可以看出，余云岫对中医教育不仅从舆论上加以否定，而且还提出了消灭中医的具体措施。

第四，制定消灭中医的具体措施。

1929年2月23日至26日，国民政府卫生部在南京召开第一届中央卫生委员会议，列席会议的有余云岫、颜福庆、伍连德、胡宣明等十余人。这次会议讨论了有关废止中医药的提案。余云岫在提案中对中医学加以全盘否定，并提出消灭中医的具体措施：①处置现有旧医。由卫生部施行旧医登记，给予执照，许其营业。旧医登记限至民国十九年（1930）底为止。②政府设立医事卫生训练处。凡登记之旧医，必须受训练处之补充教育，训练终结后，给以证书，享受营业之权利。至训练证书发给终了之年（1933），无此项证书者即令停业。③旧医研究会等纯属学术研究性质，其会员不得藉此营业。④旧医（1929年）满50岁以上，且在国内营业20年以上者，得免受以此教育，给特种营业执照，有效期以十五年为限。⑤禁止登报介绍旧医。禁止非科学医学之宣传。⑥禁止成立旧医学校。

实际上余云岫等人的做法是非常阴毒的，对现有的老中医进行登记注册，而禁止培养新一批中医。那么等老中医过世之后，中医实际上就"绝后"了，这是一种"釜底抽薪"的做法。

综上所述，余云岫尽管曾有科学救国的愿望，关心我国医学事业，主张广立医药学校加速培养新医，促进卫生行政事业的发展，并终身致力于"医药革命"。但是，他对祖国传统医药抱有很深的成见和偏激情绪，主张废弃中医，最终走上"废医存药"的道路。不管是在思想舆论还是在实际工作层面，在当时对中医药事业都造成很大的摧残，也成为恽铁樵最强有力的一位论战对手。

对中国传统文化的否定，对中医的否定，实际上是民族虚无主义的表现，更是在特定环境下民族自信心失落的具体表现。一位哲人曾说过：一个不懂科学的国家，不可能成为优秀的国度；而一个失去了民族自信心的国家，则很快会从地图上消失。在当时，就有一群人为挽救我们的民族自信心，为挽救我们的中医而抗争！

（三）旧中国对中医的歧视和中医界的抗争

恽铁樵在当时所面临的挑战是难以想象的，因为反对中医、消灭中医的呼声不仅来自于余云岫等个人，这种声音已逐步上升成一种"国家行为"。

1. 北洋政府对中医的歧视排斥和中医药界的抗争

辛亥革命爆发之后，袁世凯成为中华民国的大总统，他以及后来的北洋军阀政府，都推行西医，歧视、排斥中医药的活动由此拉开序幕。1912年，北洋政府以中西医"致难兼采"为由，在新颁布的学制及各类学校条例中，只提倡医学专门学校（西医）而没有涉及中医。同年7月，政府举行教育会议，拟仿照日本学系体例制订《壬子癸丑学制》，其后，陆续颁布各科学校令，大学共分文、理、法、商、工、农、医七类，医学类又分为医学和药学两门，医学的科目共计有解剖学等51科，药学分为有机、无机化学等52科，二者均没有把中医药学列入，而且具体课程设置中也不再有与中医有关的课目。这就是著名的"中医教育遗漏案"，中医教育被排斥在学校系统之外。

虽然传统上中医主要以师授家传为主，并不完全依赖于学校教育，但有识之士也意识到，学制系统并非仅仅是教育形式的问题，很大程度上它将重新规划社会资源布局，影响许多行业的兴衰。中医遗漏于学制，未能纳入教育系统，会对它的未来产生严重危害。一时间，中医药界抗议的声浪在大江南北到处高涨。

1913年3月24日，一家民间慈善团体——广州九大善堂致电教育部，指出："部颁医药学堂规程，专西遗中，国粹亡，利权失，民生前途，两受影响。"称现正联合中医药界共同拟订中医中药专门学堂的章程，希望教育部能备案，增列中医于教育系统之内。然而教育部解释之所以在学制系统内不列中医，自有一番说辞。教育部给广州九大善堂的回电称："部颁医药专门学校规程，系由临时教育会议，参照中西，择善详订，决非有所歧视。至中医中药专校，既为部令所无，所请立案之处，碍难照办。"教育部一面声称并非歧视中医，一面却明确表示不会给中医药学校立案。这一态度令九善堂诸人十分愤慨。九善堂同时致电各省同人，希望"联电力争"。但结果，仍只是得到教育部不痛不痒的一份复电说："此次部定医药专校规程，系由临时教育会代表订定，复经各医药专家议论再三，始行颁布。本部职掌攸关，断无不审慎将事，岂容有所歧视？至中国之医药学术，行之已久，为社会所必需，可以一仍其旧。请勿过虑。"对将中医纳入教育系统的请求丝毫未作考虑。

在抗议无效之下，以上海神州医药总会为首的19个省市中医团体联合起来，在上海组织了"医药救亡请愿团"，推选叶晋叔、王问樵、刘筱云等为代表于1913年11月23日起程晋京，向教育部递交请愿信，申请保存中医中药，力求中医加入学校系统。当时的教育总长汪大燮拒绝接纳请愿书，并声称："余决意今后废去中医、不用中药，所谓立案一节，难以照准。"其态度令代表们尤为气愤，于是转而向国务院递交请愿信。1914年1月16日，国务院复文，解释教育部所定课程专取西医，是由于"先其所急，致难兼采，初非有废弃中医之意也"；对请愿书提出的有关事项，"除厘定中医学校课程一节暂从缓议外，其余各节，应准分别筹办"。不厘定正式的中医学校课程，意味着将中医纳入教育系统的请愿目的未能达成。中医界的第一次斗争就这样失败了。

1925年8月，中华教育改进社在山西太原召开会议，李钟钰、丁甘仁等建议教育部将中医学校加入学校系统。同年9月，全国教育会联合会在长沙召开第十一次会议，浙江、湖南、湖北教育会重申提案，议决"请教育部明定中医课程并列入学校规程案"。但是教育部对此项提案并不理会，在拖延几个月之后，又以提案"不合教育原则，未便照办"为由再次予以拒绝。

2. 国民政府对中医的废止摧残和中医药界的抗争

1927年，蒋介石在南京成立国民政府。1928年11月，成立卫生部。1929年2月召开了第一届中央卫生委员会议，由当时的卫生部副部长刘瑞恒主持，参加会议几乎全是海外留学归来的西医，其中就包括余云岫。此次会议没有让一个中医代表参加。当时卫生部面临着推动中国医学卫生事业发展的任务，与会代表大多将中医视为障碍。会上提出的议案中，有四项针对中医。最著名的就是余云岫的《废止旧医以扫除医事卫生之障碍案》。案中将中医称之为"旧医"，并说："旧医一日不除，民众思想一日不变，新医事业一日不能向上，卫生行政一日不能进展。"他提出了消灭中医的六项具体办法（详见前述），经过中央卫生委员会议讨论，议决将四项提案合并为"规定旧医登记案原则"，委托卫生部施行。其内容为：甲，旧医登记限至民国十九年（1930）底止。乙，禁止旧医学校。丙，其他如取缔新闻杂志等非科学之宣传，及登记介绍旧医等事由，卫生部尽力相机进行。

1929 年 3 月，余云岫在自己主编的《社会医报》上，公布了还没有正式颁布的《废止中医案》。当即在社会上掀起轩然大波，一时群情激愤，中医界进行了激烈的斗争，成为中医近代史上最重要的事件之一。

3 月 17 日，上海中医界发起的全国医药团体代表大会举行。为了表示对大会的支持和拥护，上海中医、中药两界分别停业半天，各中药店门前张贴许多醒目标语。出席大会的有江苏、浙江、安徽等 15 省 132 个团体的代表共 262 人。这就是中医近代史上有名的"三一七"斗争。中医界的全力抗争，给国民政府带来了巨大的压力，卫生部尽管通过了《废止中医案》，但却一直没有宣布实施。这件事情的最终决定权交到了当权者蒋介石的手中。3 月 28 日，国民政府文官处复函医届春秋社，表示中央卫生委员会并无废止中医中药等决议案，至此中医界的这次斗争取得一定程度上的胜利。

此次抗争及请愿活动的直接成果，是迫使中央卫生会议通过的"废止中医案"取消，中医药重新获得了生存机会和空间。废止中医案的斗争告一段落后，中医界的有识之士意识到，必须努力争取在政府的卫生行政机构中拥有一席之地，才能杜绝废止中医事件的再次发生。1930 年 5 月，国民党中央委员会举行政治会议时，谭延闿、胡汉民、陈立夫、焦易堂等七名委员提出设立"中央国医馆"提案，当即被决议通过。"中央国医馆"于 1931 年 3 月 8 日正式成立，行政院任命焦易堂为正馆长，陈郁、施今墨为副馆长。同年 8 月，国民政府核准《中央国医馆组织章程》及《中央国医馆各省市国医分馆组织大纲》。国医馆成立之后，制定了《国医条例》。除开展制定整理国医药学术标准大纲、统一中西病名、编审一些中医药教材等工作外，主要就是应付各种业务行政，如筹建各省市国医分馆，管理中医学校登记、立案等。中医药界为此也多有评议，恽铁樵先生就曾经发表

《呈中央国医馆意见书》《呈上海国医分馆书》《对于统一病名建议书之商榷》等文。

（四）"中医科学化"和"改良中医"之路

在生存抗争中幸存下来的中医界，为了谋求自身之生存，不得不对中医理论重新进行审视，对其进行革新和改良，同时开始接受中医科学化主张，自觉地进行中医科学化尝试，代表医家有陆渊雷、谭次仲等，他们提出的口号有"中医科学化""中医现代化""改良中医""改造中医""改进中医"等；组织学术团体，如"中医科学研究社"，创办杂志，如《中医科学》，探索中医科学化之路。他们认为中医与西医比较，缺乏确切性和实证性。中医的临床效果虽说显而易见，但中医理论为玄学，所以应当绝灭，主张废弃阴阳五行、十二经脉等学说，而以科学的方式整理中医，认为只有"科学"才是中医的保命符。陆渊雷曾经参与为当时中央国医馆草拟统一病名方案，想取消中医病名，而以西医病名来代替。中医在近代面临着跌跌撞撞、筚路蓝缕的转型。这次貌似华丽的转型表面上是成功的，但实质上是失败的。西医继续发展壮大，而中医则在夹缝中求生存。

中西医界之争，在激烈的对峙、冲突之后，必然会出现程度不同的妥协与调适。中医界在谋求自身科学化的同时，西医界也在注重研究中医药，以发现中医新理，提高中国近代医学的水准。20 世纪 30 年代之"中医科学化"运动，不仅仅是中医界单方面努力之结果，也与西医界之推动密切相关。

西医界在论争中尽管未能达到废止旧医之目的，但却迫使中医自身进行改良，并开始走上科学化道路。中医科学化的实质，就是用近代西方科学方法及科学原则整理中医理论，将中医纳入近代科学体系中。但需要指出的是，中西医学分属两个性质不同的知识体系，用西医方法和近代医学标准促使中医科学化，未必是中医的真正出路。改良中医派为中央国医馆拟定的《国医药学术标准大纲》《统一病名建议书》等，皆被认为是生搬现成的西医学说或所谓的西方科学分类法来硬套庞杂的中医学说，以至于无法抓住改革中医的重点和方向，而备受各方批评。恽铁樵也多次发表文章，与陆渊雷进行争论。恽铁樵指出，这种改良中医之路会使其从思维上陷入一种尴尬的悖论，那就是中医要"科学化"，实际上表明中医是不科学的。

由此可以看出，近代的中医学一直处在风雨飘摇之中。正是在这样的历史环境下，再加上一些机缘巧合，恽铁樵开始了他的中医救亡之路。

二、生平纪略

（一）童年凄苦，发奋图强

清光绪四年（1878）恽铁樵出生于福建省台州。他的父亲恽磨照是一名小官吏，福建台州正是其任地所在。虽说出身在官宦人家，但恽铁樵的童年却是凄苦的。其5岁丧父，11岁丧母，打击可谓接踵而来。丧母之后，同年由同族亲戚携挈，与异母兄长回到了祖籍——江苏省武进县。

"天将降大任于斯人也，必先苦其心志，劳其筋骨，饿其体肤"。虽说家道贫寒，但越是逆境越容易激发人的斗志。恽铁樵自幼立志发奋、刻苦攻读，加之书香世家的熏陶，禀赋又聪颖异常，从而取得了一个又一个的骄人成绩：13岁就读于族中私塾，16岁即考中秀才，20岁全部读完了科举经典。虽说未能步入仕途，也不是从小习医，但自幼积累的文化底蕴，却为他今后能深入中医的堂奥开拓了畅通的渠道。

（二）习读西学，致力文学

西风渐进，西学冲击着中国的教育，也冲击着年轻的恽铁樵。1903年，恽铁樵考入上海南洋公学（上海交通大学前身），攻读英语，成为近代中医界精通旧学，又系统接受新学制教育的第一人，并为其吸取西方科学知识研究中医奠定了基础。恽铁樵国学基础扎实，长于文辞，学习期间国文月考成绩总是全班第一。

1906 年，恽铁樵于南洋公学毕业后，先赴湖南长沙任教，辛亥前夕回上海浦东中学执鞭。教学之余，翻译了英国作家却尔斯·佳维的《豆蔻葩》《黑夜娘》《波痕夷因》等中篇小说，于 1909 ～ 1910 年分别刊登在上海出版的《小说时报》上，与林纾齐名而别具风格。1911 年在邑人庄百俞的推荐下，应商务印书馆张菊生聘请，恽铁樵成为商务印书馆编译。

1912 年，因《小说月报》编辑王蕴章赴南洋，由恽铁樵接任主持，成为《小说月报》的第二任主编，至 1917 年卸任。在《小说月报》担任主编的这段时间，恽铁樵在文学事业上取得了辉煌的成就。他重视章法文风，尝谓"小说当使有永久之生存性"，取舍稿件以"雅洁"为标准（所谓"雅"即反对鸳鸯蝴蝶派的陈词滥调、花前月下、无病呻吟，并要求文章呈现铿锵的古文声调；"洁"就是要求文章简练）。录用文稿，不论地位高低，名声大小，唯优是取，尤重奖掖晚生，育携新秀，颇具"伯乐"之风，可谓在中国文学编辑史上获取了一席之地。这一时期，也是"五四"新文学的酝酿期，许多后来的新文学作家尚未冒头，但却已经进入了练笔期，而后来被视为"鸳蝴派"的作家也在找寻题材与体裁上新的"生长点"。恽铁樵正掌握着一个有全国影响力的大刊物，在一批成长期的文学青年或新进作者看来，恽铁樵身居"要津"，而却又如此敬业，甘为他人作嫁衣裳，使《小说月报》真正成为一个文学作者们的"公共园地"。当时鲁迅创作的第一篇小说《怀旧》，署名为"周逴"投到《小说月报》，恽铁樵以独具的慧眼对这篇小说和作者倍加赏识，发表在第四卷的第一号上，对文中佳妙之处密加圈点，并加按语向读者热情推荐，由此给鲁迅留下了深刻的印象。

时隔21年后（1934年），鲁迅致杨霁云信中还提及此事说："现在都说我的第一篇小说是《狂人日记》，其实我的最初排了活字的东西，是一篇文言的短篇小说。登在《小说林》上。那时恐怕还是在革命之前，题目和笔名，都忘记了，内容是讲私塾里的事情的，后有恽铁樵的批语。"传作千古佳话。恽铁樵还影响过另一位文学大家——叶圣陶。叶老曾回忆到，《旅窗心影》原来是投给《小说月报》的，当时主编《小说月报》的是恽铁樵。恽铁樵喜欢古文，有鉴赏眼光，他认为有可取之处，可是刊登在《小说月报》还不够格，就收在他主编的《小说海》里。他还写了一封长信给叶老，谈论这篇小说的道德内容。

恽铁樵爱好写实文学，主张著译小说是为了"变国故"，并非仅仅是茶余饭后的消遣。自己也致力于文学写作，1913年由恽铁樵创作的《工人小史》发表于《小说月刊》第四卷第七号。这是民国描写工人生活的第一部文言短篇小说。全文五千余字，却详细描绘了上海工人的出生史、被压迫史、日常生活史、被虐史、牺牲史和精神史，并从思想和艺术两个方面都表现了中国短篇小说从传统向现代过渡的特点。

十年的教学与编辑生涯，恽铁樵虽和医学无缘，但却为熟悉和掌握西医知识，以及其后的著书立说打下了扎实的基础。

（三）痛丧爱子，弃文从医

1917年，恽铁樵辞去商务印书馆《小说月报》主编一职，1920年离开商务印书馆，同年开始挂牌行医，悬壶济世。与鲁迅弃医从文不同，恽铁樵走上了一条弃文从医的道路。

恽铁樵为何在文学事业如日中天之时选择弃文从医，原因是多方面的。首先，当时的文学环境，新旧文学的冲突，已使恽铁樵深感自己在文学界不再适合于生存了。在商务印书馆内部，他渐渐地被目为"顽固派"，至少是一个"保守分子"。茅盾曾提道：《小说月报》的半革新从1920年1月出版那期开始，亦即《小说月报》第 11 卷开始，这说明：10 年之久的一个顽固派堡垒终于打开缺口。而决定了它的最终结局，即第 12 卷起的全部革新。"此话虽然是茅盾在 20 世纪 70 年代末所说，但当年的气氛是可以想见的。

其实，导致恽铁樵弃文从医更重要的原因，却来自于身边的至亲至爱之人。1916 年，恽铁樵 39 岁之时，年已 14 岁的长子阿通"病白喉殇"，次年第二、三子又病伤寒而夭折。丧子之痛不时向恽铁樵袭来。粗通医道的恽铁樵往往心知其所患某病，当用某药，但是苦于没有临床经验，不敢轻举妄动，向医生建议商讨，从无采纳的余地，只是爱莫能助，坐视待毙。

数子因病误于庸医，恽铁樵愤怒至极，痛定思痛，深深地感到求人不如求己，于是自己研究医学。恽铁樵博览群书，奋志治医，问业于伤寒名家汪莲石，同时又与当时名医丁甘仁交往甚密，得名家提点，故艺乃大进。一年后第四子慧度又病，发热恶寒，无汗而喘，显然是太阳伤寒麻黄汤证。请来的名医，虽熟读《伤寒论》但不敢用伤寒方，豆豉、山栀、豆卷、桑叶、菊花、杏仁、连翘等连续不断，遂致喘热益甚。恽铁樵踌躇徘徊，彻夜不寐，直至天明果断地开了一剂麻黄汤。一剂肌肤湿润，喘逆稍缓；二剂汗出热退，喘平而愈。于是恽铁樵更加信服伤寒方，钻研中医经典。亲友有病也都来请求开方，而所治者亦多有良效。特别是儿科病，先生更是独有心得，治好了多例疑难大证。一日某同事的小孩伤寒阴证垂危，沪上名医治疗无效，恽铁樵用四逆汤一剂转危为安。病家感激万分，登报鸣谢曰："小儿有病莫心焦，有病快请恽铁樵。"求治者日多一日，业余时间已令恽铁樵应接不暇，遂于 1920 年辞去商务印书馆职，开业行医。不久医名大振，门庭若市。

恽铁樵行医之初，孟河丁甘仁之学生王某，病伤寒证，病势垂危。丁甘仁邀恽铁樵同往诊治，一入门，即见病者家属正在烧纸桥、纸人，入病室，哭声亦起。丁甘仁视之，叹悟频频。恽铁樵详察之后曰："尚有生机。"遂处方投药，不久病竟痊愈。丁甘仁曾对恽铁樵说："君十年后，必享大名。"后果如其言。

（四）逆流挽舟，汇通中西

恽铁樵从医之时，中医正处于内忧外患、生死存亡的危急关头。中医界内部多难以接受现代科学，认为研习西医是"媚外卖国，蹂躏国粹"。而在外部，中医却面临着西方医学的巨大冲击。而恽铁樵也遭遇了生平最大的对手——余云岫。余氏于1916年抛出《灵素商兑》，从基础理论入手，认为《内经》"无一字不错"，中医"不科学""靠暗示的效果""精神的作用""和催眠术差不多"，主张废医存药。1927年余氏又提出《废止旧医以扫除医事卫生之障碍法》，得到当时政府的支持，给近代中医学术的发展带来极为不利的影响。

面对内部学术思想的僵滞，外部民族虚无主义逆流的冲击，恽铁樵挺身而出，针锋相对，捍卫中医事业。针对余氏《灵素商兑》的武断攻击，恽铁樵在1922年发表了著名的闻世之作《群经见智录》。用科学的方法，研究了《内经》理论的原委实质。从方法论的高度揭示了中医理论，特别是藏象学说的秘奥，展示了古代医家一条朴实的、可以理解、捉摸的思路，驳斥了《灵素商兑》的攻击，捍卫了中医学术的完整性。

恽铁樵以他渊博的知识，丰厚的临床经验，纵览了世界科学的进步，认为中医有实效，乃有用之学，西医自有长处，尤其生理学的研究；由于中西文化背景不同，医学基础各异，从而形成了两个不同的体系；但是中医由于年代久远，应该整理提高，使之发展进步。还明确提出吸取西医之长处，主张在继承前人学术思想的基础上，发皇古义，融会新知。指出"吸取西医之长与之合化以新生中医"，然而这是为了发展中医，补助中医，万不可舍本逐末；"断不能使中医同化于西医，只能取西医学理补助中医，可以借助他山，不能援儒入墨"。他的真知灼见，为垂危的中医指出了生存和发展的道路。

作为先学文后从医者，恽铁樵一生撰写了大量医学著作。恽铁樵的著作辑为丛书出版，书名为《药庵医学丛书》。恽铁樵的学术思想和临床经验，也反映在这些著作之中。恽铁樵著书，初无草稿，随笔所至，即成巨篇，所谓"嬉笑怒骂，皆成文章"。或定心凝思，静若处子，一有所得，执笔疾书，动若脱兔，即成大段，不需删改窜易。1925～1926 年，暇辄握管不辍，其时著述最多。字里行间之中，斗士的热血在沸腾，也映衬了恽铁樵作为一名中医捍卫者的坚定信念。恽铁樵的一些精辟见解，达到了他所生活的那个时代的最高水平。其学术思想与观点方法，得到同时代许多著名医家的赞誉。谢观称其"别树一帜，为革新家所宗"；丁仲英谓其著作"为环境所需要，时代之作品"；陆渊雷则言"以为中医不欲自存则已，苟欲自存，舍先生之学，别无途径"。

（五）创办函授，培育新人

中医经历了几千年的风雨，之所以未能被国人普遍了解，其原因如梁任公《演说集》所云"中医尽能愈病，总无人能以其愈病之理由喻人"，因此培养人才至关重要。尽管当时政府已将中医摒弃于教育之门外，恽铁樵还是披荆斩棘，为了培养中医人才，普及医学知识，改变缺医少药的状况，于 1925 年创办"铁樵医学函授学校"，发表了长达 4000 余言的《创办函授学校宣言》，高瞻远瞩地指出中医必将走向世界，说"中医不能出国门一步，此则有国力关系，况现在情形是暂时的"。顿时八方响应，入学者 600 余人，遍及大江南北，全国各地。1927 年又办起临诊实习班，及门弟子 30 余人，同时还兼任上海各中医学校讲席。1928 年由于废止中医法案的出笼，不得不停办教学。废止中医法案被迫撤销后，恽铁樵又筹集资金，开办"铁樵函授医学事务所"，后改名为"铁樵医药事务所"，通函问业者达

760 余人。恽铁樵于 1934 年 1 月创刊《铁樵医学月刊》，至 1935 年 12 月，共出版二卷二十期。为开办医学函授，筹集资金，他呕心沥血，日夜奔忙，编写二十多种讲义（共一百多册），如《内经要义选刊》《内经讲义》《伤寒论讲义》等。除少数几种为助手和学生编写外，均亲自编写。有力地推动了中医事业的发展。

恽铁樵秉性慷慨，乐善好施。凡有来告贷者，辄如愿以偿；有以古书、古砚求押款者，索款往往超过书、砚本身之价值，恽铁樵无不如数应诺。故书、砚及零星古玩，常常有押无赎。恽铁樵善弈，尝谓："从着棋可悟得不少医理，何处宜攻，何处宜守，每落一子，必须顾及全局，尤宜于无子处加以注意。"恽铁樵在精神健旺时，每于日晡诊余之暇，赴龙园，品茗下棋，习以为常。后因歹徒投书恐吓，于是深居简出。有李规标者，赤贫而精棋，候恽铁樵诊余之暇，日晡或黄昏时来弈一局，恽铁樵无论谁胜谁负，弈毕，赠予银圆一枚，李赖以生活。李病死后，资给百元，以了后事。

1932 年，恽铁樵身体过于劳累，渐感不支。应章太炎邀请，恽铁樵曾到苏州章氏寓所休养。待身体状况稍事好转，又返回上海，继续行医、办学。由于过度透支，长年积劳成疾，恽铁樵晚年瘫痪在床。即使在这种情况下，他仍然坚持口授著书，不曾懈怠。1935 年 7 月 26 日，恽铁樵医治无效，病逝于上海，终年 57 岁。直至逝世前一日，他还在床上口述，由女儿慧庄执笔改定《霍乱新论》中的章节。恽铁樵的弟子章巨膺记录了《铁樵夫子临终遗言》："'辟瘟丹但呕者予之，但泻者予之，呕泻交作者予之。每服一分，幸勿多服。'夫子于国医学贡献之多，早为海内同仁所共知，弥留之时神志清楚异常，尤拳拳以著作未了为憾，诏慧庄世妹夏令辟瘟丹之用法，此为最后数语，爰附记于此。"生命不息，奋斗不息，在恽铁樵身上得到完美的诠释。

恽铁樵的一生自强不息，在教育、文学、医学领域声名卓著，不仅是我国现代史上不可多得的文人名士，尤其在医学上卓有建树，既首创中医函授教育，又是中西医汇通派的代表人物，为中医药事业的复兴做出了重要的贡献。

恽铁樵

著作简介

一、《药庵医学丛书》

恽铁樵的著作辑为丛书出版，书名为《药庵医学丛书》，共八辑，1928年出版，铅印。

第一辑

《文苑集》：收录了恽铁樵所翻译的小说数篇。

《论医集》：收载恽铁樵所著文章18篇，阐述了对中医学术、中医事业、中医教育等各方面的观点主张及改革的思想和设计。内分书信呈文和医论方治两部分。其中，有恽铁樵对中西医汇通的认识，对拯救中医、发展中医的呐喊。如"呈中央国医馆意见书""创办函授学校宣言"等文具有深远影响，又如"对于统一病名建议书之商榷""呈上海国医分馆书""医学平议""医学盛衰之关系""苦笑""人生意味"等。还有恽铁樵临证经验的总结，如"惊风经验谈""痧子调护法""脑炎救治法"等。还收载了一些临床验方的应用心得，如"安脑丸""回天再造丸""丙种宝月丹"等。尚有恽铁樵与患者、友人、门生讨论医理病案的信函往来。如"论血压致庄百俞先生书（一）（二）""答张仲纯君殇女书（附张君来函）""致严独鹤书"等。

第二辑

《群经见智录》（1922）：本书为恽铁樵阐发《内经》之作，共分三卷。卷一论《内经》的形成与成书年代、读《内经》的方法和《内经》的总提纲，并论述《内经》与《易经》的关系，从而阐发了《内经》的哲学思想及方法论。卷二论《内经》与古医案的关系，并讨论了标本从化、七损八益等。卷三为《〈灵素商兑〉之可商》，针对余云岫的《灵素商兑》进行了辩论和批驳。

《伤寒论研究》（1923）：全书共分四卷。卷一阐发了对《伤寒论》六经实质等诸多问题的认识。卷二讨论用药。卷三比较了中西医学在外感热病方面的各种观点，以求相互印证，指出彼短我长、彼长我短之处，使何者当固，何者当牢，胸有主宰。卷四附列医案，并讨论脉学。

《温病明理》（1925）：全书共分五卷。恽铁樵宗仲景伤寒学说，据《内经》四时定名的原则，为各种外感热病正名。其论温病证治，竭力批判清代温病学家叶、薛、吴、王的观点。

《热病学》（1933 年重订）：本书讨论了伤寒、温病、湿温、暑温、痉病等诸热病的病因证治。

第三辑

《生理新语》（1925）：全书共分四卷，衷中参西，正如恽铁樵自序所说："本书既名新生理，自非中国古代五运六气，三百六十五穴道之旧生理，然亦非纯粹西国解剖学、显微镜、血轮细胞之新学说。若用简单概括的话评我这本书，可以说是不新不旧，亦新亦旧；不中不西，亦中亦西。"卷一包括"我辈现在讲医学之地位""今后中医须改良之途径""西国医学概况之上篇""细胞学说之大略"。卷二包括"西医之概况"《内经》与西医两千年进化之比较"。卷三包括"失血后体工之变化""释神经救济功能"。卷四包括"说腺""两种形能"。

《脉学发微》（1925）：本书是恽铁樵所著的脉学专著，共分五卷。全书衷中参西，分析各种脉理。卷一指出诊治疾病、判断预后有"四大纲"，即"色泽、呼吸、脉搏、权衡规矩"，故先讨论除脉搏外的其他三纲。卷二讨论"脉之概论""脉之原理"，并阐释了《伤寒论》十字脉象"大、浮、动、数、滑、沉、涩、弱、弦、微"。卷三阐释促结代脉，并以病案相印。卷四阐释四纲脉"浮、沉、迟、数"。卷五讨论真脏脉和奇经八脉。

《病理概论》（1928）：本书以中医辨证论治为基础，从脏腑病变和经脉病变等方面阐明各类病证的病理和用药大法。

《病理各论》（1928）：全书共分八期，衷中参西，重在讨论咳嗽、疟痢的病因、病机、发病过程、临床表现以及治疗等，注重中西医学的融会贯通。

第四辑

《临诊笔记》（1933年重订）：本书载文十五篇，系恽铁樵忆及十余年来所诊治较大病案，以笔记形式追记著录而成。书中包括伤寒、温热、食积、流产、心房病、喉痧等病证治验，涉及内、妇、儿、五官诸科，既有拯救危重险症成功之经验，也有坏病不愈之记载，反映其"不打诳语"，以备后人取法之纂集初衷。

《临诊讲演录》（1927）：本书为恽铁樵在铁樵中医函授学校临证实习班晚间开演讲会演讲稿之合集，共计三十四篇，乃恽铁樵临证经验之总结，内容涉及内、妇、儿、五官诸科，还包括用药、脉学等探讨。

《金匮翼方选按》（1926）：全书共分四期，重在讨论风证、湿证、膈证、黄疸、消渴等的临床证治。

《风劳臌病论》（1926）：全书共分三卷。卷一为中风，详述病因病机，并结合亲验实例，阐明诊断、治疗和预后等问题。卷二载虚劳，卷三列鼓胀。二病均在辑录前贤的有关论述与应用方药时，以按语的形式阐述个人见解和临证体会。

第五辑

《保赤新书》（1925）：全书共分八卷，为儿科临床疾病证治经验。详细讨论了天花、痧疹、惊风等儿科常见疾病的成因、临床表现、治疗、用药经验、预防等。书中还讨论了胎教。

《妇科大略》（1926）：本书为妇科临床疾病证治经验，分"绪论""经候总论""治经选方""带下总论""治带选方""崩漏总论""治崩选方""妇科杂病""杂病选方"。

《论药集》（1929 年重订）：本书为恽铁樵常用的二十余味中药（桂枝、麻黄、葛根、石膏、栀子、豆豉、瓜蒂、黄柏、黄连、葶苈、甘遂、瓜蒌、半夏、茵陈蒿、大黄、芒硝、马牙硝、柴胡、常山、附子、细辛）的使用经验，并与伤寒方相印证。

第六辑

《十二经穴病候撮要》（1926）：记载"手太阴肺""手阳明大肠""足阳明胃""足太阴脾""手少阴心""手太阳小肠""足太阳膀胱"经脉的循行、穴位、病证及治疗方药。

《神经系病理治疗》（1928）：本书共分四期，结合西学神经系之解剖、生理、病理，详尽讨论了小儿惊风的病因、病理变化、临床表现、治疗方法及相关方药。

《麟爪集》（1928）：四卷，包括梅疮见恒录、霍乱新论、金匮方论。

《梅疮见垣录》（1934 年重订）：本书言简意赅，阐发梅疮的发病起因、临床表现不同，以及预后和复发等情况，但重点强调预防，要求人们在心神方面当以道德自克，在躯体方面当以锻炼自全。

《霍乱新论》（1935 年重订）：本书为恽铁樵论治霍乱的专著。上卷阐释霍乱之"原因""病状""病理""病机之研究""类似症之辨别""用药之研究"，并介绍治疗霍乱的验方"辟瘟丹"。下卷罗列历代名家对霍乱的认识，介绍霍乱的特殊类型："干霍乱""妊娠霍乱""产后霍乱"，讨论治疗霍乱"寒热错杂温凉药并用之理由"，并附以病案。补篇讨论霍乱与脾胃的关系。

《金匮方论》（1927）：本书共分二期：第一期包括"痉湿暍病脉症第一""百合狐惑阴阳毒病证第二"；第二期包括"疟疾脉症并治第三""中风历节病脉证并治第五"。以中西医汇通的思想，对《金匮要略》部分内容的病证及方药进行阐释。

第七辑

《伤寒论辑义按》（1927）：本书共分六卷，乃恽铁樵以日人丹波氏《伤寒论辑义》为蓝本，将个人的读书临证体会写成按语附于各节条文之后。同时也增补沈芊绿、王丙、喜多村等中日《伤寒论》注家的一些注文。辩论贴切，要在使人人易知。

第八辑

《药庵医案》（1935 年重订）：本书为恽铁樵医案集，共分八卷。卷一为伤寒门，卷二为温病门，卷三为杂病门（包括风病类、神经病类、肝胃病类），卷四为杂病门（包括水肿类、鼓胀类、噎膈类、喘咳类、黄疸类、泄泻类、疝气类、失眠类、消渴类、湿热类），卷五为虚损门（包括肺病类、咳嗽类、吐血类、遗精类、瘰疬类、肾病类），卷六为时病门（包括疟疾类、痢疾类、喉痧类、麻疹类、霍乱类、脑炎类、肝阳类），卷七为妇女门（包括经带类、胎前类、产后类、癥瘕类、杂病类），卷八为小儿门（包括惊风类、天痘类、痧疹类、咳嗽类、食积类、泄泻类、杂病类）。

二、恽铁樵遗著

以下著作未收录于《药庵医学丛书》，在恽铁樵去世后刊行出版。

（一）《见智录续篇》

本书是恽铁樵对《内经》某些词句进行的阐释，包括"反顺为逆，是为内格""无外其志，使肺气清""内闭九窍，外壅肌肉，卫气散解""大筋软短，小筋弛长""因于气，为肿，四维相代，阳气乃竭""阳气者，烦劳则张，使人煎厥""天地者，万物之上下也""七损八益""善诊者，察色按脉""病之始也，可刺而已"。恽铁樵在解释这些词句之前，都引出了《内经》原文和具体出处，对词句的阐释绝非以经解经和套用前人观点，而是具有浓厚的衷中参西色彩，并注重联系临证。

（二）《读〈金匮翼〉》

本书以专题的形式，发挥了清·尤怡《金匮翼》的某些论述，共计18个专题，既有病证病机的阐释，如"皮毛者肺之合""伤寒以咳嗽为轻，杂病以咳嗽为重""郁热嗽""食积嗽""虚寒嗽""肾咳""肝燥碍肺""胁痛总论""风虚腰痛""脾胀"等，又有方药治法的发挥，如"小青龙汤""加减麻黄汤、三拗汤、圣济蚀糖煎""六味竹叶石膏汤、紫菀丸、人参清肺汤、元膏霜、《直指》人参紫菀丸""白前汤、芫花散、葶苈大枣泻肺汤""枳壳煮散""小温中丸""温白丸""治肾脏风攻"等。其阐释注重联系临证并附以验案加以说明。

（三）《病理杂谈》

此书共分十五个专题，既有病证病机的探讨，又有用药经验的总结，包括"表证与表药""无汗用麻黄""麻黄定喘""有汗用桂枝""葛根之解肌""其他诸表药""论舌苔与病候""以热候辨虚实""以舌苔辨虚实""以脉搏辨虚实""虚证种种""热病之虚候""用附子之病理""寒热虚实两极相似""论上下病候"等。

三、函授学校讲义选

（一）《内经讲义》

此讲义共分八期。其中对《素问》中的《上古天真论》《四神调气大论》《生气通天论》《金匮真言论》《阴阳应象大论》《阴阳离合论》《阴阳别论》《灵兰秘典》《六节藏象论》进行讲解。其中既有对历代注家观点的引用，又有自己的发挥。发挥部分亦带有衷中参西色彩，注重联系临证。

（二）《热病学》

此讲义共分四期，其中阐述了热病的病名，指出伤寒、温病、痉、湿、暍当异治并说明理由，讨论了热病、伤寒、温病、湿温、暑温、痉病治法。

（三）《幼科》

此讲义讨论了小儿常见传染病，如天花、痧疹的证治。具体包括"种痘""天花病状""鼻苗""牛痘""痧疹""痧子病状与初起三大时期""最初三逆证""三逆症治法""痧疹之用药""痧疹不可用之药及其理由""痧痘之原理"等内容。

恽铁樵

学术思想

一、学术渊源 🐦

恽铁樵的家乡为江苏武进，乃是名医辈出之地。恽铁樵受家乡"孟河医派"之影响殊深。其五世祖南楼为清代名医，伯父西农擅内科，清同治、光绪年间悬壶常州青果巷，堂兄仲乔在家乡行医，亦有名声。据《恽氏家乘》记载"家世知医，而铁樵尤开悟"。恽铁樵自幼贫困，读书用功，废寝忘食，以致身体虚弱，未老先衰，头发尽白，手足拘挛，两耳重听。"周身毛窍忽然作痛，如张弓然，是时须眉毛发俱渐落，七年后复生，则尽白矣"。由于乡风的熏陶，恽铁樵年幼之时已涉猎了《温病条辨》《医学三字经》等医学著作，已然粗通医道。在叔祖北山先生温热夹食，庸医妄投"小青龙"时，已能明辨是非，提出质疑。但此时仅算"粗通"，并未"精通"。

由于其子相继遭受厄难，恽铁樵博览群书，奋志治医，问业于伤寒名家汪莲石，同时又与当时名医丁甘仁交往甚密，得名家提点，故艺乃大进，终成一代名医。

二、学术特色 🐦

（一）对《内经》的发挥

《群经见智录》成书于1922年，为恽铁樵阐发《内经》之作，共分三卷。本书虽为反驳余云岫攻击中医，批判《内经》而撰写，但书中不少内容，却阐释了《内经》要旨。

1.论《内经》之发源及成书

恽铁樵认为，《内经》虽托始于黄帝，尽人皆知此乃不实之说，但发源的确甚远。现在见到的《内经》乃唐代王冰修改之书，但王冰之前必经多次集合与删节。

根据《左传》秦医和诊晋候之疾，言"天有六气，降生五味，发为五色，征为五声，淫生六疾。六气曰阴、阳、风、雨、晦、明也。分为四时，序为五节，过则为灾：阴淫寒疾，阳淫热疾，风淫末疾，雨淫腹疾，晦淫惑疾，明淫心疾。女，阳物而晦时，淫则生内热惑蛊之疾"，恽铁樵认为秦医和所以不言《内经》之"风寒暑湿燥火"，可能因为秦医和博学善文，而"风寒暑湿燥火"为医家术语，不易为不知医者所理解，不如"阴阳风雨晦明"通俗易懂。但可以从秦医和的医事活动推知，医学在春秋以前，至少有千数百年历史，且可知春秋以前早已有《内经》之书。春秋时当有数种《内经》，且必为医师所秘藏，故不见于其他书籍收载。

汉以前《内经》一书尚不流行，乃因"简策本不便，学问以记诵"。春秋战国之时，学者竞相著述，而医师则秘其真传，宣布伪说，或传授弟子，秘藏一部分，宣布一部分。医学在当时不能露头角于学界。因此秦医缓、和、越人，仅仅以名医见称。推究其原因主要有两点：其一为自私自利而秘；其二为珍惜学术而秘，故《内经》常言"非其人勿教，非其真勿授"。

《汉书·艺文志》有《黄帝内经》《黄帝外经》，又有"扁鹊内外经""白氏内外经"，但皆无可考证。《内经》之名，始见于《汉书·艺文志》，名医淳于意曾奏对汉文帝，只言《黄帝扁鹊脉书》而不名《内经》，但观看淳于意奏对的各个医案，不难发现《黄帝扁鹊脉书》即乃今本《内经》。但淳于意医案以脉色为主，当仅为今本《内经》之一部分，因此不言《内经》而言脉书。

恽铁樵指出，今天所见到的《内经》中，有春秋以前文字，有战国时人文字，有两汉人文字。充分说明《内经》一书非一人一时之作，乃数代医家之经验汇集而成。

恽铁樵还指出，内者乃相对于外而言，有《内经》则必有《外经》。

《外经》今虽不传，但依据《庄子》序云"内以待外立名，内则谈于理本，外则语其事迹。事虽彰著，非理不通，理既幽微，非事莫显"，以及《内经》有"上经下经""揆度奇恒"之语，《素问·病能论》曰"上经者言气之通天，下经者言气之变化"，可以推知：《内经》当为论患病原理之书，而《外经》当为论治病方法之书。

2. 论《内经》读法

恽铁樵指出，居今日而欲知《内经》，当先研究《内经》读法。如果仅就《内经》读《内经》，不易理解其奥义。因《内经》一书非一人一时之作，不但文字复杂，理论亦不能首尾贯通。研读今之《内经》篇次，除运气七篇之外，余篇全然不能衔接。由此可以推知，今之《内经》并非原书体例，且历经辗转传抄，出现错简、讹字，以及经文不误而注家误释等诸多问题。所以恽铁樵主张：今日读《内经》，当以怀疑的眼光读之，不能盲无别择，一味信仰，一旦遇不可解之处而曲解经文。同时应当博考唐以前名家之说，如此既可以分析《内经》之真伪，又有助于在临床上实地应用，用《内经》之理论诊治疾病。

（1）错简举例

《内经》之章节，错简甚多。例如《灵兰秘典》云："未至而至，此为太过，则薄所不胜，而乘所胜也，命曰气淫不分，邪僻内生，工不能禁。"王冰注云："此上十字，文义不论，古人错简。次后'五治'下，乃其义也。今朱书之。"此是王注朱书之有迹可寻者。全书还有很多类似于此的地方。

（2）错简误注举例

《素问·刺热论》第一节云："肝热病者，小便先黄，腹痛多卧身热。"第三节云："脾热病者，先头重颊痛，烦心颜青，欲呕身热。"两节明明当互易。因为《内经》以五行五色分隶五脏：黄，脾之色也；青，肝之色也。此处如言脾病而色青，为木乘土；肝病而溲黄，为肝虚脾无所制，因薄所不胜而见黄色。但联系到第二节"心热病者……面赤无汗",又何以不云面白和面黑?因此恽铁樵认为此乃《内经》错简之故。

惟有《针灸甲乙经》于此两节,不认为错简,而去"颜青"二字。王冰注第一节云:"肝之脉循阴器,抵小腹而上,故小便先黄,腹痛多卧也。"并加按语:多卧为脾病,脾为湿困则嗜卧;肝虚者多惊,肝郁者善怒,恒苦不能成寐。恽铁樵认为,王注如此解释,则于"多卧"两字,当为囫囵吞枣,此乃误注之例。

（3）经文不误,注家误释举例

医家如果误解经文,可致文理不顺,病机亦会出现差池。读者遇到此种情况,自觉理论不圆满,应当多方思考。例如《素问·生气通天论》云:"风客淫气,精乃亡,邪伤肝也。因而饱食,筋脉横解,肠澼脉痔;因而大饮,则气逆;因而强力,肾气乃伤,高骨乃坏。"王冰注云:"风气通于肝,风薄则热起水干,肾气不营,精乃亡。亡,无也。"《新校正》引全元起注云:"淫气者,阴阳之乱气。"张隐庵释"精乃亡"为"出精"。

恽铁樵指出,各家于三个"因而",全无理会。从而怀疑此节文字为西汉医家手笔,"因而"文从字顺,转折分明,本无难解之处。但不知何因,各家皆出现错注。恽铁樵解释如下:"风客淫气",谓风客于人身,而浸淫于气分。"精乃亡"者,精气于是日以消亡。乃,始也。"邪伤肝也"句,是自下注脚,即何以精气日以消亡?因为邪伤肝也。精气既日以消亡,应当如何珍摄?却又因而饱食、因而大饮、因而强力,则当见"痔""气逆"与"骨坏"之病。"因而饱食"三句,是说不知摄生。三个"因而"跟着上文"乃"字来。"因而"字意义,等于孟子"牛羊又从而牧之"句之"又从而"三字。须知"风客淫气","风"为主词,"客"为动词,"气"为受词,"淫"为副词。"精乃亡"句,"乃"字亦副词。"淫"言风之若何客。"乃"谓精之逐渐亡。不得将"淫气"字释为一个名词,亦不得将"乃"字取消,释为"无精"或"出精"。这就是经文不误，注家误释的实例。

（4）讹字举例

《素问·气厥论》曰："肺移寒于肾，为涌水。涌水者，按其腹不坚。水气客于大肠，疾行肠鸣濯濯，如囊裹浆，水之病也。"《甲乙经》将"水之病也"四字，作"治主肺者"。恽铁樵指出，不能认为《甲乙经》与《素问》之不同为偶然，为无关系，当推究其何由而异？二书之说孰长？当何去何从？因此，医家必须用心读书，积年累月，当有所悟。

（5）宜博考唐以前名家之说

恽铁樵认为，当博考唐以前名家之说，以推求《内经》之旨趣。这样做有以下两点意义。

其一，可以分析《内经》之真伪。

今人生活在数千年以后，而读数千年以上之书，当为极难之事。而《内经》书中有春秋以前文字，有战国时人文字，有两汉人文字，即已有三种不同时代的文字。其中背离于经旨，而无迹象可求者，当不在少数。讹误处既无迹象可求，若以意会之则相去甚远，必当有证据、有实例。既定证据与实例，然后才会有系统、有范围。既定系统与范围，才可以推知哪些是不合此系统、不在此范围之内的。

欧洲文化复兴时代，学者研究柏拉图之学说，以其弟子亚里士多德之书为标准。凡亚里士多德书中所称引者，定为真柏拉图之书；所未称引者，定为非柏拉图之书。因此，恽铁樵建议借鉴此法以读《内经》，用唐以前诸名家之书以证《内经》，这些书籍去古未远，但总比后人所见为真。如果这些书籍之论述有与《内经》之某节显然相背者，即此一节《内经》则在可疑之列。若此，虽会有一定偏差，但不会相去甚远。进一步可与诸名家学说交互印证，则当能得其系统、得其范围。

诸多注家往往根据《内经》以驳正诸名家之说，往往适得其反。根据

《内经》以驳后贤，初看似乎正确，但细按则不合情理。于是纠纷并起，甚至门户水火，甚嚣尘上。时至今日，《内经》之残缺不全，依然如故。因此研究《内经》应讲究方法，不能本末倒置。

其二，可以实地应用，用《内经》学理以诊治疾病。

书与病恒不相谋。读书虽多，临病榻则茫然无措的例子比比皆是。所以说"人之所病，病疾多；而医之所病，病道少"。这是因为书有定而病无定。因此以有定之书，应无定之病，乃为大道真理。

例如，《伤寒论》麻、桂两方，依据《伤寒论》之定例：风伤卫，有汗恶风；寒伤荣，无汗恶寒。有汗用桂枝，无汗用麻黄。伤寒注家曰："恶风者，见风则恶；恶寒者，虽无风亦自恶寒也。"但是遇到这样的病人，处深房密室重帷之中，而又有发热、有汗、恶寒，医生就会出现如下疑虑：如果说是寒伤荣，则不当有汗；如果说是风伤卫，则不当无风而亦恶寒，因此当用麻黄或是桂枝？若用之不当，祸不旋踵，则归咎《伤寒论》。因此，医家常说：十年读书，天下无可治之病。若是此等医生，皆为不善读书之人。仲景《伤寒论》序言中提到："观今之医，不念思求经旨，以演其所知，各承家技，始终顺旧。"可谓朴真忠厚，耐人寻味。

恽铁樵推究，之所以不善读书，皆因中国学术不能循序渐进，必待一旦豁然贯之之故。中国人治学是太极式的，而西方人治学是宝塔式的。西人治学，由浅入深，愈深则人数愈少，至于登峰造极者，全国或仅得一人。而其学若有阶梯可循，持之以恒，人人皆可以造就。中人治学，如宋人所谓"无极"，混混沌沌，不知经多少年月，忽然判分两仪，从此两仪而四象，而八卦，千头万绪，包举万有。所谓一法通，万法通。其取得的成就当视其所累的成就，积厚者厚，薄者薄。既成之后，锲而不舍，亦可以逐渐扩充其知识范围。因此不是尽人皆可造就的。以这样的习惯治医，总不免事倍功半。所以恽铁樵指出，仓公之脉色，仲景之汤药，皆运用无方之书——《内经》，即用《内经》学理以诊病治病。

（6）宜集中精力，勿讲外观

用《内经》学理以诊病治病，并不是单指在方案中引一二句《内经》以壮门面。察看《古今医案按》中，引证《内经》各条，皆不免意在装潢门面。王冰注《内经》，可商榷的地方尚多；张隐庵之注，实乃功不掩过，而陈修园却推崇备至，由此可见历来医家不求甚解之风颇甚。仲景《伤寒论》撰用《素问》，而全书不见引证《内经》，仅序例中"阴阳应象大论"数语，其余均无《内经》原文可寻，这才是真正读懂《内经》的表现。因此恽铁樵希望：今后的医家学习《内经》，要以能真正运用《内经》为目的，不必讲求外观。专讲装潢门面，乃是荒废真实功夫的愚蠢举措。只有精神有所专注，然后收效才能甚多。

3. 论《内经》之总提纲——"奇恒回转"

恽铁樵认为，《内经》的学术思想博大精深，提出"奇恒回转"为《内经》之总提纲。《素问·玉版论要》云："撰度奇恒，道在于一。神转不回，回则不转，乃失其机。"恽铁樵认为，此数语为《内经》全书关键，倘若此处不能理解，即全书不能理解。也就是说，对于这句话理解的正确与否，是关系到对于整部《内经》内涵理解正确与否的关键所在。

历代注家对此句也多有发挥。清·张隐庵对这句话中的"奇恒"作"奇病"解，即"奇异之病"的意思；"神"字作"五脏血脉之神气"解；"一"字作"神"解。以五行相生相克论，则整句是五脏受气，转而不回，如逆传其所胜是回而不转，失其相生旋转之机。唐·王冰注曰："血气者，神气也。"其注解是神乃五脏气血，随五行相生相克之常规次序循环不已，则"神转不回"，反常则"回则不转""乃失其机"。恽铁樵以为，王冰的理解只是说对了一半，而对张隐庵之解释则全然否定，并提出了自己独特的理解与认识。

《内经》中"神"的含义十分广泛，而此处之"神"，是指五脏六腑之神机以及其外在表现，这可以从色脉上加以诊察。例如，两目精明，面色光华，六脉调和，语声有力等现象，均可统称为"有神"，意味着健康。因此，"神转不回"之"神"，是人体生命活动和生理机能的抽象概念。在常态之中，这种生理活动的总趋势是"转而不回"的，一旦"回而不转"，便产生逆乱，"乃失其机"。恽铁樵注释认为：转为恒，回为奇；病为奇，不病为恒。也就是说，"转"为生理，"回"为病变。因此，人体复杂的生理病变，可以用"神转不回"和"神回不转"加以高度概括。恽铁樵结合《素问·平人气象论》中有关"常以不病调病人，为病人平息以调之为法"之意，认为《内经》全书实际皆在讨论"奇病"，也即讨论预防和治疗疾病之意。

所以，"奇恒回转"可为《内经》之总提纲。奇恒之道在于"一"，则"一"又为总纲之总纲。恽铁樵结合《易经》之意，理解此"一"字正是《内经》全书所言之"天"。总之，恽铁樵认为，《内经》一书，无非是研究人体病与不病的关系。而人体的病与不病，则在人与自然能否相应统一，能统一则"转而恒"，维系其健康；反之则"回而奇"，发生种种病变。

4. 论《内经》与《易经》相通

历代医家多有医通于易之说。恽铁樵认为，《内经》与《易经》都研究和阐发一年四时的变化，以及四时变化为万物变化的根本。

恽铁樵指出，四时为基础，《内经》与《易经》，同建筑于此基础之上。《内经》常言：少壮老病已，生长化收藏。此十字即《易》之精义。无论动物植物，皆有少壮老病已，生长化收藏。而尤为精妙之处，在生则必长，少则必壮，壮则必老，老则必已。已者自已，生者自生，绝无一刻停息。此乃时序为之。正如夏暖秋必凉，春温冬必寒。假设无温凉寒暑之变化，则无生老病死之变化。正如南北极终年冰雪，动植物皆不能生长，已接近于无变化之状态。古人虽不知有南北极，但早已洞明此理。因此，《内经》全书言四时，其著者如"彼春之暖，为夏之暑，秋之愤，为冬之怒。"如敷和、升明、备化、审平、静顺，各纪之类。《易经》则曰："法象莫大乎天地，变通莫大乎四时。"所以万事万物之变化皆由于四时寒暑，而四时寒暑之变化皆由于日月运行。因此，"四时"为《内经》与《易经》的共同基础。

《内经》与《易经》都言阴阳，都把四时万物的变化归结为阴阳的变化，阴阳之变化乃万物愈变愈繁之由。《易经》六十四卦之所由来，即万物愈变愈繁之故。《易》从一画而三，三而六，而六十四，就像万物由简趋繁的发展。而由简趋繁的原动力是两性。两性不显，则变化不见。《易经》谥之阴阳，象之以奇偶，故奇—以向阳，偶--以向阴。--是从—变化而来，—为太极，--为两仪，故曰太极生两仪。--从—生，乃阴生于阳之意。而《内经》中有"同出异名"之语。阴生于阳，阳能生阴，则两仪当然会发生变化，所以说两仪生四象，四象生八卦。这也说明指出《内经》与《易经》在阴阳之变化上有相通之理。

恽铁樵特别指出，《内经》与《易经》有吻合之处。例如，《易》理剥之极，则一阳来复，即《内经》所谓的"寒极生热、热极生寒""阳胜阴负、阴胜阳负"。《易》之坎为水，中—画为阳；离为火，中—画为阴，即《内经》标本中气之理。《内经》标本中气，凡阳经必以阴经为中见，阴经必以阳经为中见。少阴之中见为太阳，厥阴之中见为少阳，就是所谓的"阳中有阴，阴中有阳"。《易·乾》之"初九，潜龙勿用"，为阳气潜藏；"上九，亢龙有悔"，则其道穷，即《内经》"亢则害，乘乃制，制则生化"之理。此乃《内经》与《易经》吻合之处，非附会之谈。

又如，《易经》始于八，终于六十四。而《内经》中《素问·上古天真论》则提到：八岁肾气实，二八肾气盛，八八天癸尽。《内经》为何以

"八"为基数，即《易经》所言之始于八，终于六十四。《易经》为何又以"六十四"为止，即《内经》所言之六十四，人之寿数也，天癸尽，人道毕，过此不死者为例外。两书皆演绎了天人之理。而善言天者，必有验于人。所以两书交互为证，则两书之不明白处皆可明了。

《内经》与《易经》还有互补之处。例如，《内经》言五行、甲子，而《易经》则不言五行、甲子。这是因为《易经》在说明阴阳消长吉凶、治乱之道时，虽云"变通莫大乎四时"，明其变化则可，不必取乎计日。但《内经》本四时以言病，则年月日皆当详尽。所以，《易经》仅言天动地静，不言天地作何状，关键之处只在动静两字；而《内经》则确凿详言天地之状况，关键之处在司天、在泉之气化。不明天地之状况，则气化之说不能言之成理。因此，《内经》与《易经》在多处互补。

总之，《易经》并不是神秘莫测的。《内经》与《易经》其源相同，在理论上具有相通之处。

5. 论五行本于四时

（1）以"四时为主"统领《内经》主旨

恽铁樵除了确立《内经》总纲之外，还结合对《易经》的理解，提出《内经》认定人类生老病死皆受四时寒暑之支配，故当"以四时为全书之总骨干"的观点。并以四时为前提，得出"五行为四时之代名词""五行六气为宾，四时为主""气血运行以四时为法则"以及"四时的五脏"等论断。恽铁樵以四时为主，将中医之五行、六气、气血津液和五脏等基本内涵解释得更加透彻。

（2）五行为四时之代名词

恽铁樵指出，《内经》以五行配五脏，其来源是天之四时。《内经》中之五行，仅为四时的代名词，而非迷信术数。四时有风寒暑湿之变化，则立六气之说，属之于天；四时有生长化收藏之变化，则立五行之说，属之于地。五行、六气皆为说明四时而设立。例如，春为发陈，乃万物向荣之候，此时植物之生意最著，则用"木"字以代表春季。恽铁樵的论述，揭示了"中医五行观"的本质，从而与"玄学五行观"彻底地区分开来。

（3）五行相生相克之理

对于五行的生克关系，恽铁樵则以时序的顺逆来阐释，认为五行相生关系源于时季的相继交替，五行的相克关系源于时序的相逆。

（4）气血运行以四时为法则

恽铁樵指出，《内经》认定人为四时之产物，而又赖四时以生活者。"天食人以五气，地食人以五味"，气与味皆四时为之，是人资四时以生，此乃确实之真理，是放之四海而皆准的标准。因此，人与四时自然息息相通，人身气血之运行，自然以四时为法则，而不能违背，此为《内经》之基础，无丝毫含糊假借者。由此明确了人身气血运行之规律。

（5）《内经》之五脏乃四时的五脏

恽铁樵精辟地论述了中医五脏的实质。他说："《内经》以肝属之春，以心属之夏，脾属之长夏，肺属之秋，肾属之冬，则肝当授气于心，心当授气于脾，脾当授气于肺，肺当授气于肾，肾当授气于肝"，所以"《内经》之五脏，非血肉的五脏，乃四时的五脏"。还进一步指出："不明此理，则触处荆棘，《内经》无一语可通矣……不知五行生克之理即本四时之生长化藏而来，则求五行之说不可得；不知五脏气化亦有四时之生长化收藏而来，则求五脏之说不可得。五行、五脏不明了，则《内经》全书皆不明了。"

该观点的提出，是恽铁樵对于后世正确理解和把握中医藏象学理论的一大贡献，同时也是其在那个时代用来驳斥"废止中医派"极好的理论武器。他一语道破中西医理论实质基础的不同，也说明了中西医在方法学上的差异性。

6. 论古医案与《内经》之关系

恽铁樵指出:"欲知仲景时之《内经》真相若何,自非研求"伤寒"、"金匮",更求之古医案之见于古史者不可。"并选取《史记·扁鹊仓公列传》及仲景《伤寒论》作为讨论对象,借此可以窥见昔日《内经》之一斑,并且可以观察古人如何运用《内经》,由此简明扼要地阐述了研究古医案对研究《内经》之意义。

恽铁樵所选取的《史记·扁鹊仓公列传》中的五个医案,既说明了《内经》有关病情、诊法、疾病等理论在古代的运用,同时从古医案又可论证《内经》有关论述之正误与不足。通过对《伤寒论》研究认为,《伤寒论》之治法,是对《内经》有关正治、反治及标本治则的具体应用,指出"是故《内经》之治法为法律,则"伤寒"之用方即其例案。"

7. 释"七损八益"

"七损八益",见于《素问·阴阳应象大论》中岐伯论述阴阳更胜之变。"帝曰:调此二者奈何? 岐伯曰:能知七损八益,则二者可调;不知用此,则早衰之节也"。关于"七损八益",历代注家有不同的解释。唐·王冰注解的重点在"用"字,并参照女子以七七为天癸之终,男子以八八为天癸之极,注释"用"为房室也。认为"阴七可损,则海满而血自下;阳八宜益,交会而泄精"是七损八益的原理。后世还有马莳以此认为此乃"采阴补阳"之说;清·张隐庵据"阳常有余,而阴常不足"主张阴不可损。明·张景岳则据《易经》之说,认为七为阳,而八为阴,主张"扶阳抑阴"。可谓是众说纷纭,莫衷一是。恽铁樵则另辟蹊径,形成了自己的理解和认识,曾在三处解释"七损八益"。

(1)《群经见智录》释义为"调阴阳"

在《群经见智录》中,提出"七损八益"乃为《内经》理论之"结穴",当注重"调"字,不当注重"用"字,即言"调阴阳"之意。并非前人所谓的仅限于男女之房事方面，更不是什么具有道家内涵的"采阴补阳"之说，而是可以指导临床实际的重要理论。提出"所谓损益者，谓：阳亢，阴能损之；阴竭，阳能益之。阳亢，得阴则伏，是七之损八；阴涸，得阳则生，是八之益七。在男女如此，在个体亦如此"，所以《内经》全书所言者，无非救济阴阳之偏胜。然此处七损八益之调阴阳，则有'治未病'意"，即防病于未然。他还举例说明其对于临床的指导意义，如"少阴病，阳衰于外，阴争于内，则舌干而津液枯涸，以甘凉药物润之，虽大剂连服不效，且胸痞愈甚，烦躁愈甚；得辛温大剂，则舌色反润，是阳能益阴之明证。煎厥之证，尝蒸潮热，当壮水以制火，水能制火，是阴能损阳之明证"。由此说明《内经》所言"七损八益"实为调燮阴阳之意。

（2）《内经讲义》释义为"精神之守用"

随着时间推移，恽铁樵对于"七损八益"的理解也不断深化。成书于《群经见智录》之后的《内经讲义》，对"七损八益"的解释是"精神以用为出，谓之损；纵欲快志于虚无之守，谓之益。生年四十为中线，四十以前为阳盛，四十以后则衰……七指阳，八指阴，即四十以前当自强不息，四十以后当恬淡虚无，此谓七损八益"。如《素问·生气通天论》所云："阳气者，精则养神。"精神思维作为高级生理活动，除需要阴血的濡养外，还需要阳气的温养。阳气充盛，则精神充沛，思维敏捷；阳气虚衰，则神疲欲寐，思维呆钝。精神思维过度，也必然消耗阳气，使其逆乱。年至四十，阳气半衰，既不能保证温养，也不能任其消耗，故当修身养性，恬淡虚无，避免过度烦劳，从而达到养生的目的。此处强调了年龄与精神守用的关系，把阴阳消长和精神盛衰联系起来，这是"七损八益"对养生的指导。

（3）《见智录续篇》中泛指生理病理

在《见智录续篇》中，恽铁樵联系《素问·阴阳应象大论》全篇内容，对"七损八益"又有了新的理解。其云："何谓七损，本篇之喜怒不节，寒暑过度是也。曰天有四时五行以生长收藏，以生寒暑燥湿风。人有五脏化五气，以生喜怒悲忧恐，其数为五也。曰喜怒不节，举喜怒，实该五者而言……是故，喜怒为五，寒暑为二，是为七损""凡人之死，非刀兵水火与自杀，绝对无在此七者以外者也"。而"味归形，形归气，气归精，精归化，精食气，形食味，化生精，气生形"八句，即所谓"八益"。"凡此八者，相互为益，故曰八益""凡人所以生，绝对不能在此八者之外"。可见七损泛指一切有损于健康的病理变化，八益则概括了整个生理过程。知道七损八益的目的，就是要维护正常的生理功能，防止病理损害。如果人人都能掌握养生方法，皆可以达到治未病和的效果。

综上所述，恽铁樵首先从宏观层面上解释，指出七损八益的目的是调燮阴阳；进而从微观上提出以四十岁为中线分精神之守用；最后又从生命的全过程中，提出掌握生理病理机制，以防病治病。三种解释，虽内容有所出入，但步步深入，使带有神秘色彩的养生道法，成为人人都能掌握的具体方法，扩大了七损八益的应用范围和实际意义，为"七损八益"赋予了新的内涵，也扩大了《内经》治未病观和养生观，同时反映出恽铁樵一贯的精益求精以及不拘泥于古人的创新精神。

（二）对《伤寒论》的发挥

恽铁樵重视研究《伤寒论》，在他的著作中就有《伤寒论研究》《伤寒论辑义按》等。他说："治医当先通《伤寒论》方为上工，能通《伤寒论》则方之组织，药之功效，脉之精微，证之变化，始能心下了然，指下无疑。"并认为伤寒病是万病中第一病，也是当医生的第一功夫。

1. 阐发六经本质

恽铁樵认为，《伤寒论》第一重要之处为六经，而第一难解之处亦为六经，凡读伤寒者和注伤寒者，无不致力于此。

（1）对《伤寒论》各注家阐发六经之存疑

对于三阳，伤寒注家皆言"太阳主一身之表""阳明主一身之里""少阳主半表半里"。其大义为：太阳之为病，常有恶寒，而恶寒乃皮毛感觉的症状，皮毛又是躯体最外层，故"太阳主一身之表"。阳明病为胃家实，阳明腑证发热、神昏谵语，用承气汤下之，得燥屎则热解，谵语亦除。因燥屎位于肠胃，肠胃为躯体之里面，故"阳明主一身之里"。少阳之为病，往来寒热，先寒而后热。病邪从里出表，至太阳则恶寒；病邪从表陷里，至阳明则恶热。少阳之外一层为太阳，内一层为阳明，所以说少阳半在表半在里。

恽铁樵认为，上述解释亦有不合理之处。既然太阳有恶寒之病，太阳亦有发热之病，为何少阳之出表者纯粹表现为恶寒？而且皮毛为表，肠胃为里，此半表半里之少阳，岂不是位置在皮毛肠胃之间？因此此说当存疑。

至于三阴，伤寒注家大都认为：太阴为至阴，故无热可发；厥阴为两阴交尽；少阴与太阳相表里，故太阳之病有直传少阴者。恽铁樵亦认为此说不妥。他指出，三阳既有表有里，有半表里，则三阴当亦有位置可言。既然说太阴为至阴，即当居最里之位置。然而又说厥阴为两阴交尽，既是阴之尽处，较之太阴所处位置更为偏里。少阴为一阴初生，其位置近太阳，似少阴当为三阴之表。以此推论，当以少阴为表，厥阴为里，那么太阴岂不是位于半表半里？但遍考各家皆未有此种说法。或者又引《内经》"太阳为开，阳明为阖，少阳为枢；太阴为开，厥阴为阖，少阴为枢"之文。若以此为据，为开之太阳为表，则主开之太阴亦当为表；为阖之阳明为里，主阖之厥阴亦当为里；为枢之少阳为阳之半表半里，为枢之少阴亦当为阴之半表半里。然而各家也未见此种说法。肾与膀胱相表里，肝与胆相表里，脾与胃相表里。如果以此为据，将膀胱之足太阳为表，则肾之足少阴亦为表；胆之足少阳为半表半里，则肝之足厥阴亦为半表半里；胃之足阳明为里，则脾之足太阴亦为里。然而各家还是未见此种说法。

由此恽铁樵揭示出，伤寒诸注家对于三阳则言之凿凿，而对于三阴则绝口不谈。说明各注家虽致力于六经研究，但对于六经之三阴，均未能彻底明了。

（2）推崇喜多村氏阐发之六经

恽铁樵对日本人喜多村氏所阐释的六经加以赞赏。喜多村氏曰："本经无六经字面。所谓三阴三阳，不过假以标表里寒热虚实之义，固非脏腑经络相配之谓也。"所谓的三阴三阳，乃为标示病位所用。阳刚阴柔，阳动阴静，阳热阴寒，阳实阴虚，这是常理。凡病属阳属热属实者，谓之三阳；属阴属寒属虚者，谓之三阴。再进一步细分，则邪在表而热实者为太阳，邪在半表里而热实者为少阳，邪入胃而热实者为阳明，邪在表而虚寒者为少阴，邪在半表半里而虚寒者为厥阴，邪入胃而虚寒者为太阴。六经之病，阳则太阳、少阳、阳明，阴则少阴、厥阴、太阴。但阳则动而相传，阴则静而不传。在传变方面，太阳与少阴为表里，少阳与厥阴为表里，阳明与太阴为表里。太阳虚，则是少阴；少阴实，则是太阳；少阳虚，则是厥阴；厥阴实，则是少阳；阳明虚，则是太阴；太阴实，则是阳明。这就是病传变化之定理，三阴三阳之大略。

恽铁樵认为，六经虽有六个名词，而证候却只有三个，即太阳证、阳明证和少阴证。太阳证有病荣病卫，阳明证有经证腑证。至于三阴证中却独有少阴，他解释了其原因：单纯的厥阴证实际是痉病，单纯的太阴证实际是湿病，只有转属少阴才是伤寒。而伤寒少阴证无不兼太阴和厥阴，只是兼见的程度不同而已。伤寒邪入少阴，标志着机体阳气虚衰，心为君火，肾为相火，君相火衰则脾阳、肝阳也随之而衰，又少阴为阴枢，开则为太阴，阖则为厥阴，所以《伤寒论》三阴中均有四逆汤的运用。三阴虽有各自的特点，但就"虚寒"这一点是相同的。恽铁樵的这种观点对研究《伤寒论》三阴证，是有一定意义的。

（3）六经的本质"就人体所著之病状为之界说者"

恽铁樵进一步指出，六经来自六气，六气来自四时。四时有温凉寒暑，万物以生长收藏。人处四时之中，而每一时期则有这一时期的特殊感觉。春夏和煦，秋冬凛冽，这是常理，反常则病。六气曰风寒暑湿燥火，风非空气动之风，寒非直觉之寒，火非燃烧物质之火。《内经》曰："风胜则动，寒胜则痛，暑胜则浮，燥胜则干，湿胜则濡泻。"风寒燥湿，乃气候之名词；动痛濡泻，乃人体所标著。因此，六气就是人体感气候之变化之病状。六经之三阳三阴，并不是与脏腑配合的称谓。例如，肾与膀胱相表里，太阳可直传少阴。但肝与胆相表里，少阳为何不直传厥阴？脾与胃相表里，阳明何为不直传太阴？仲景辨太阳之病，项背强痛，或恶寒，或恶风；少阳寒热往来；少阴蜷卧但欲寐。这些表现与肾、膀胱、胆是没有直接关系的。

因此，恽铁樵提出："六经者，就人体所著之病状为之界说者也"。《伤寒论》之六经虽源于《内经》，实质是有区别的。《内经》着重于脏腑经络的整体，《伤寒论》则着重于六经证候，因此，恽铁樵认为《伤寒论》之六经是区别六组证候的界限。《伤寒论》之六经，是因病状而定之名词；而《灵枢》之经络，为病后推得之径路。

2. 阐发伤寒提纲

（1）柯韵伯伤寒提纲说存疑

伤寒提纲之说，出自清代医家柯韵伯的《伤寒来苏集》："仲景作论大法，六经各立病机一条，提挈一经纲领，必择本经至当之脉证而表章之。"与六经相应，全书共六条提纲：①太阳之为病，脉浮，头项强痛而恶寒。②阳明之为病，胃家实。③少阳之为病，口苦，咽干，目眩。④太阴之为病，腹满而吐，食不下，自利益甚。⑤少阴之为病，脉微细，但欲寐。⑥厥阴之为病，消渴，气上冲心，心中疼热，饥而不欲食，食即吐蛔。

如对少阳经第一条，柯韵伯说："口、咽、目三者不能为表，也不能为里，能开能合，恰合枢机之象，苦、干、眩又为相火上升所致，为提纲恰如其分。"后世医家多宗此说。

但恽铁樵却认为，把每篇第一条作该篇提纲，似非仲景原意，以第一条作提纲是不全面的。读者想象中往往以为某经病，则当见某种病状，这是不正确的。当知有某种病状，然后定为某经病，不免认太阳为膀胱，少阴为肾，则与实际情况多有不符。例如：遗精腰痛为肾病，蜷卧但欲寐则非肾病；癃闭淋浊为膀胱病，项强恶寒则非膀胱病。又以经为主，则当先定经之径路，经之径路不可定，则必引证《灵枢》经络。引证《灵枢》经络，不能知其缘故，则不能言之确凿。之所以会产生这些错误认识，就是因为学习者是以经为主，则所注意者在经而不在证。这是与仲景原意相背的，仲景是特别重视和注意病证的。正如日本医家丹波元坚《伤寒述义》所云："盖仲景之旨，先辨定其病。辨病之法，在察脉证。故必就脉证以定其病，而后治法有由设焉。所谓病者何？三阴三阳是也。热为阳，寒为阴，而表里虚实互有不同，则六者之分于是立焉。所谓脉考何？其位寸口、关上、尺中、趺阳，其体浮、沉、迟、数、紧、缓、滑、涩之类是也。证者何？发热、恶寒、谵语、腹满、下利、烦冷之类是也。治者何？汗、下、温、凉及刺灸之法是也。"

恽铁樵指出，若以第一条为提纲，则在少阳、少阴、厥阴病篇的条文是不完备的。例如，少阳当以往来寒热为主，但在少阳病篇条无其文；少阴只言脉微细，但欲寐，其实少阴见证又不止此二者；厥阴自当以厥为主，吐蛔乃非必有之事，而厥阴病篇条有吐蛔无厥。由此可见仲景编撰《伤寒杂病论》时并不以此为提纲。如果把每篇第一节当成一篇之纲，既有不妥，又无深意。因此，每篇之第一节，不过为每篇之发端而已，不足当成病之纲领。

（2）伤寒提纲当为"名曰中风"与"名曰伤寒"两条

伤寒为病，是由外而内的发展过程。在外为初步，入内为传经。当其在外之时，伤寒所揭示的是中风与伤寒二者而已。其伤寒有兼见暑湿者，暑湿为兼证，风寒为主证。有从燥化者，有从火化者，是传经以后事。但在发病最初，仅风寒二者而已。能够称之为提纲者，乃病之纲领。恽铁樵认为当为中风、伤寒两条，即"名曰中风""名曰伤寒"两条。就文字而言，亦当以风、寒两条为纲领，这样全书才能显得条理分明。

（3）依据伤寒提纲将仲景用方分为桂枝系与麻黄系

伤寒提纲当以中风、伤寒两条。中风以桂枝为主，其病证若小有出入，则以桂枝汤加减，故凡用桂枝之方，可谓之桂枝系。其伤寒之用麻黄也当如此。因此，依据伤寒提纲，可将仲景用方分为桂枝系、麻黄系。

桂枝系包括：桂枝汤、桂枝加葛根汤、桂枝加附子汤、桂枝去芍药加附子汤、白虎加人参汤、桂枝去桂加茯苓白术汤。

恽铁樵指出，以上就桂枝加减者，自属桂枝系。其白虎加人参一方，与麻黄系之大青龙及越婢正好对应，列入桂枝系中，可以帮助领悟"阳盛则血"之理。凡六方，皆治太阳中风者。此外以桂枝汤加减者，尚有桂枝新加汤、苓桂术甘汤、桂枝加厚朴杏子汤、小建中汤等，因为与以上六方小异，故不再涉及。

麻黄系包括：麻黄汤、葛根汤、葛根加半夏汤、葛根黄芩黄连汤、大青龙汤、小青龙汤、桂枝麻黄各半汤、桂枝二麻黄一汤、桂枝二越婢一汤。

恽铁樵指出，上述前六方（麻黄汤、葛根汤、葛根加半夏汤、葛根黄芩黄连汤、大青龙汤、小青龙汤）皆统属于"脉紧，恶寒，无汗，名曰伤寒"一条，而后三方（桂枝麻黄各半汤、桂枝二麻黄一汤、桂枝二越婢一汤）皆有麻黄，但实为太阳中风证，专为汗后闭汗而设。

（4）从六经传变顺序印证"名曰中风""名曰伤寒"两条为伤寒提纲

伤寒以六经为病之地位，以传经为病之次序。始于太阳，终于阳明；太阳在外，阳明在里；由外之内，为一定途径。有直传阴经者，有由阴经还入胃腑者，断无已至少阳、阳明、少阴、厥阴之后，重复传至太阳者。

恽铁樵指出，中国伤寒之名词，有广义、狭义之分。广义范围极宽泛，《内经》所谓"凡热病，皆伤寒之类"是也，实与西方医学急性传染病相当。这些急性传染病大都有前驱证，又有转属证。所谓前驱证，多表现为头痛、骨楚、肢体倦怠、食欲不进、或恶寒或不恶寒，继而发热。而这些表现，实为太阳病的征象。

热病之总因，责之于天人交感之剧变，古人认为是六淫之气侵袭人之躯体。因此寒曰伤，而风曰中。伤寒、中风皆是太阳病，是风寒侵袭人体。疾病的最初根据地即是太阳。病邪以此为根据地，步步为进，从头痛、项强、恶寒、发热之表证，一变表现为寒热弛张、咽干胁痛，则为少阳；再变表现为口渴、不恶寒而壮热，则为阳明。有两种同见者则为两阳合病，有三种全见者则为三阳并病，亦有不经少阳而直传阳明。病至阳明则告一段落，即不再出现传变，故曰"土为万物所归"。总之，病邪以太阳为根据地，即以太阳为出发点，而以阳明为其目的地。病至阳明，渐渐化燥，苔黄粪结，故阳明主燥。此时若调寒暖、节饮食、无伤正气，多半可以得大便而自愈。这是热病发展的一般次序，称为顺传。

伤寒初起以太阳为根据地，当以解表为治疗大法。若不解表，或解表不得法，则变端百出。譬如剿匪，不用问国内何以多匪，也不用问匪何所依据，只需迎头痛击即可，则势必溃决而为流寇。病在表，有汗者当桂枝，无汗者当麻黄，背几几者当用葛根，阳盛者当用青龙、越婢、葛根芩连。若失治误治，则有无汗而喘之变，漏汗亡阳之变，阳盛而血之变，惕瞤厥逆之变。加之正气亏虚，抵抗力渐弱，于是病邪深入，变为阴证。这并非热病发展的一般次序，称为逆传。

治病常先辨病，既确知病位所在，同时还当辨别正气之强弱。病邪从其最初根据地——太阳出发，继而少阳，而阳明，其势力愈进，则愈猖獗，至阳明而愈甚。在三阳之时，正气皆未衰。反之，病证传至少阴，病情已加剧，而热反不壮，就是因为病邪所凭借之正气已衰。体温至峰极，病势也渐至于峰极。若汗大出而热自壮，肉已削而脉反洪，则为正虚病实，此种证情最为难治。病势最盛者，病久而脉不衰，汗多而热不解，更不能进食，名为阴阳交，预后极差。

所以，恽铁樵再次提到提纲者，统观全书以六经言之。当以太阳一经为提纲，因为六经之病皆以太阳一经为起始。就太阳一篇而言，当以病之未离最初根据地者为提纲，因为病在此处为病之第一步。而对付此第一步之病者，则为第一步治法，所以必先明确第一步之病与第一步治法。包括以后病邪发展之经常的顺传与不经常的逆传，读者都应当了然于胸。

自"太阳之为病"起，至"病人身大热，反欲得衣"节为止，共十二条，皆论热病初步。"名曰中风""名曰伤寒"两条，为全书总纲领。循绎此十二条，当泛论太阳病，乃全篇之发端。而第一节"太阳之为病，脉浮，头项强痛而恶寒"，又此发端之发语词。倘若认定"太阳之为病"一条为提纲，则毫无意义可言。桂枝证"太阳中风，阳浮而阴弱"，承"名曰中风"而言，其下一条也是如此。此两条病情，皆病邪侵入人体最初时所有之现象。其桂枝加葛根一条，证与上两条同，惟独多一"项背强几几"症状，亦为未传变时的证象。太阳病上篇从"太阳中风，阳浮而阴弱"起，以下凡十九节，除最前三节外，皆言传变以后的表现。

恽铁樵依据赵开美本《伤寒论》太阳病篇条文进行归类：

辨太阳病脉证并治第五：第一、二、三、十四节。

辨太阳病脉证并治第六：第一、二、三、五、六、八、九、十、十一、

十二、十四、十六、十七、十八、十九、二十、二十一、二十二、四十七节。

辨太阳病脉证并治第七：第八、十一、三十三、三十四节。

恽铁樵指出，以上共二十七节，皆是未经传变前之病证，皆为麻桂证，皆承伤寒、中风两条而言，其中多有反复告诫之辞。凡热病之最初第一步，皆为以上所列举者（痉、湿、暍、霍乱除外）。"太阳篇既了了，全书安有不了了者。"

3. 探讨六经传变，倡导表里关系

关于六经传变的过程，按《伤寒论》曰：一日太阳，二日阳明，三日少阳，四日太阴，五日少阴，六日厥阴。后世医家虽不认为是按日刻板相传，但是传变次序多尊此说。六经按日相传之说，实非仲景原意。但疾病的传变与预后是有一些规律的，这个规律可由人体正气的强弱、邪气的轻重、治疗当否等多种因素决定。

仲景曰："伤寒一日，太阳受之，脉若静者，为不传；颇欲吐，若躁烦，脉数急者，为传也。"说明在邪盛正衰的情况下，病邪可由表传里，由阳传阴。但当正气来复，邪气渐衰时，病邪又可由里达表，由阴转阳。若正盛邪衰，则病邪不传。倘若误治伤正，邪气得助，病情可加重甚至出现种种危象。因此，《伤寒论》提出了"循经传""越经传""直中""两感"等多种情况。

恽铁樵认为，六经传变是按脏腑经络表里关系传变的。其推崇日本人喜多村氏之说："然其传变，则太阳与少阴为表里，少阳与厥阴为表里，阳明与太阴相表里。是以太阳虚，则是少阴；少阴实，则是太阳；少阳虚，则是厥阴；厥阴实，则是少阳；阳明虚，则是太阴；太阴实，则是阳明。是乃病传变化之定理。"说明三阳受邪则可传及三阴。若传至三阴，一定产生于三阴虚的基础之上。若三阴不虚而拒不受邪，则病邪就只能位于三阳，

或由此而解。仲景曰："伤寒三日，三阳为尽，三阴当受邪，其人反能食而不呕，此为三阴不受邪也。"由此可见，病邪传经的关键是在三阴，而非三阳。恽铁樵对六经传变倡导表里关系说，是对《伤寒论》六经传变实质探讨的完善与发展。

（三）对温病的发挥和对热病的认识

恽铁樵著有《温病明理》《热病讲义》，对温病学说多有发挥。当时医界学阀风气相当浓厚，恽铁樵既憎恶那些怀疑、攻击、歪曲《伤寒论》的种种论调，同时又痛恨医界党同伐异的不良学风，使得他在《温病明理》中对温病学派叶、吴之说进行争鸣时，措词便显得相当严厉。《温病明理》于 1928 年 4 月出单行本，系门人徐衡之、章巨膺参校，由上海华丰印刷铸字所印刷，恽铁樵医寓发行，后收入《药庵医学丛书》中，共四卷，每卷不标目。恽铁樵认为，近代中医学晦盲否塞，皆由叶派末流之弊所造成，提出若"非以极明了之文字，达极真确之理由，将前此所有诸纠纷，一扫而空之，使此后学者，有一线光明坦平之途径，则中国医学，直无革新进步之可言。"书中主要论点如下。

1. 温病之研究需正名与抉隐

恽铁樵指出，温病、伤寒之辨别，可以称为中医之症结。明清两朝之医学界，多在此问题上争斗，门户之见，谬说之兴，均由此发源。遇到一例病人，甲医说是伤寒，乙医说是温病，往往令病家茫然不知所从。

恽铁樵计划对温病的研究分两步进行。研究温病的第一步，是为温病正名，改变中医对于疾病定名混沌的现状。研究温病的第二步，是证明温病未明之学理，以及抉破其所隐之黑幕。因为近人崇拜叶天士为医圣，谓吴鞠通《温病条辨》可以与仲景《伤寒论》分庭抗礼。但《温病条辨》力倡三焦学说，与仲景六经辨证完全不同，用药亦与《伤寒论》完全不同。因此恽铁樵研究三焦之学理，《温病条辨》《温热经纬》《临证指南医案》之用药，加之留心时医之阐释、用其法治病之效果，于是明白其中有未阐明之学理，有江湖术之黑幕。

2. 温病之定名当重时令与气化

温病、伤寒，《内经》统谓之热病，西医学书籍则统谓之急性传染病。急性传染病以发热为主要表现，与中医学所说之伤寒十分近似，但又有多种类别，例如有伤寒、副伤寒、流行性感冒等，临床表现十分近似，但区别在于病前之潜伏期与既病之热型，特别是致病微生物的不同。但中医对于各种热病，虽大致命名曰伤寒、曰温病，但伤寒、温病之界限划分不清，说理虽精，于定名却不甚讲究。

对于温病的定名，在《难经·五十八难》中已有论述，曰："伤寒有五，有中风，有伤寒，有湿温，有热病，有温病，其所苦各不同。"但恽铁樵认为《难经》之关于温病定名，不足以为训。他不主张泥古，指出《难经》当为古医书之一种，唐·张守节《史记正义·扁鹊传》中所引，即为今本《难经》。考《难经》全书所言，皆《内经》中表面文字，于《内经》之精义丝毫未得。因此认为《难经》一书，总不敢绝对信奉。而对于西医以细菌定名法，恽铁樵也主张不可从。

对于温病的定名，恽铁樵主张以《内经》为宗，认为"若从《内经》法则，则厘然划一，无有疑义"。温病学派认为温病是温邪所致，但恽铁樵认为温病也是寒邪所致，提出伤寒为温病之原。他指出："温病者，热病也；热病者，伤寒也。"寒邪侵袭机体，伤及躯体最外层，太阳受病，体温发生反应，故而发热。冬之热病是伤寒，春之热病仍是伤寒，夏之热病、秋之热病，仍然是伤寒，所以《内经》说：凡热病皆伤寒之类也。因此归纳为春之热病伤于风，夏之热病伤于热，秋之热病伤于燥，长夏之热病伤于湿。

恽铁樵认为伤寒而病热，之所以有风温、暑温、湿温等称谓，是因时令之异而兼六气之化。例如，冬之伤于寒，起初振寒不适，继而发热，毛窍闭，汗不出；春之伤于寒，初起亦洒渐恶寒，而为时较短，毛窍开，汗自出；夏之伤于寒，壮热喘渴，无汗则体若燔炭，有汗者则初起即热，纵有形寒，只须臾耳；长夏之伤于寒，壮热多汗，其舌质必绛，口味恒甜。同是伤寒，还要注意其前驱症、病型、兼证等皆有不同。例如，冬月伤寒前驱症长；春夏伤寒前驱症短。冬月伤寒，往往三候，热最高时在第七日乃至第十五日，十五日以后则日轻夜重，弛张颇甚；春夏伤寒则不如冬月伤寒之有规律。冬月伤寒发热外，常兼见头痛、项强、体痛；春月伤寒常兼咳嗽、骨楚；夏月伤寒常兼泄泻。由此可以推知，四时之生长收藏，影响于躯体生理之形态，因而变更疾病之形能。所以，春为风，故春病热者团风温；夏为暑，故夏病热者为暑温；长夏为湿，故长夏病热者为湿温。

但是也要注意到特殊情况的出现。冬有非时之暖，春夏有非时之寒，气有未至而至、至而不至之时。所以冬日之热病有与春日相同者，夏日之热病有与冬日相同者。就前驱症辨之而定名，于是冬日也有风温，夏日也有伤寒。

恽铁樵还指出，热病之定名，应当依从病形而不从病能。所谓病形者，是病初起之三日所见之病状；而病能者，是既病之传变与转属。例如温病可以变疟，疟为后起之病，乃由温病转属而成。温病有变疟之可能，这就是病能，不能成为温病定名之标准。

3. 吴鞠通所论三焦与中医本义不符

三焦之说，以《灵枢》讨论最为详尽。如《营卫生会》曰"上焦如雾，中焦如沤，下焦如渎"，即身半以上为上焦，身半以下为下焦，中脘胃腑所居之地为中焦。此外，在《内经》《难经》等经典中还有他处提及三焦。如《灵枢·本输》曰："三焦者，中渎之腑也，水道出焉，属膀胱，是孤之腑也，是六腑之所与合者。"《难经·三十八难》谓："腑所以有六者，谓三焦也。有原气之别焉，主持诸气，有名而无形。其经属手少阳，此外腑也。"《灵枢·经脉》曰："手少阳三焦之脉，起于小指次指之端，上出两指之间。"

恽铁樵指出，对于三焦的解释有三种：其一，三焦为决渎之官，专指分泌尿汁。其二，三焦为水谷之道路，气之所终始，专指消化力与卫气。其三，三焦为手少阳经，为十二经脉之一。尽管古人不讲究定名，但这些都是中医三焦之本义，而且与《温病条辨》所论之三焦皆不符合。

《温病条辨·上焦篇》曰："凡温病者，始于上焦，在手太阴。"吴鞠通自注曰："古来但言膀胱主表，殆未尽其义。肺者，毛皮之合也，独不主表乎……温病由口鼻而入，自上而下，鼻通于肺，始手太阴。"恽铁樵认为，此说实难费解，古人言脏腑与言经气有别，脏腑是实体，经气是气化。六淫之邪，中人而为病，言气化不言实体。恽铁樵联系《内经》原文，指出言治皮毛是说病在皮毛，而不是言肺之合，是言躯体之外层；其次在肌肤，言稍进，非言脾之合；其次在筋脉，言更进，非言肝之合；其次在六腑，言入里；其次在五脏，言里之无可再里。假设认定皮毛为肺之合，肌肤为脾之合，筋脉为肝之合，那么六腑又为何者所合？另外，如果认为皮毛为肺之合，是必邪气侵袭人体，第一步影响到肺，下一步传之脾，下一步传之肝，下一步则遍传于六腑。但结合临床实际，无论伤寒、温病皆不是这样。所以，恽铁樵认为吴鞠通的观点是错误的，《温病条辨》所论之三焦与中医三焦之本义不符。他提道："假使有精当之学理，真确之经气，原不妨于古人所言者之外，别树一帜。然必其所言者。于古人相发而后可。如其与古人所言相背，则必古人所说之理论不圆满，吾能证明其误处而后可。若表面崇古，里面反古，用以欺世敛钱，原滔滔皆是，不足深责，著书垂后，则其罪不胜诛矣。"

4. 批驳吴鞠通"温风伤肺"说

《温病条辨》崇叶天士之说，谓："凡病温者，始于上焦，在手太阴。"特别特到："温病由口鼻而入，自上而下，鼻通于肺，始手太阴。"对此，恽铁樵列举了四点理由来加以驳斥：

第一，《内经》提到凡热病皆伤寒之类，邪风害人皆始于皮毛，皮毛并非指肺之所合，而是指躯体之外层。吴鞠通现在提及从口鼻入，由里出外，则此种温病必须在《内经》"凡热病"三字范围之外才能成立。

第二，既然说从口鼻入，鼻通于肺，故在手太阴，然而口通于脾，邪从口入伤及足太阴脾，又与上焦有何干系。

第三，《内经》云："天之邪气，感则害人五脏。"此言不治皮毛，即有损伤五脏之可能。若以从口鼻入而伤五脏解之，在《内经》中并无实证。

第四，寒气从毛窍入，温风从口鼻分之说，论属无稽，纯属杜撰。

恽铁樵据此指出，"大约鞠通创温病自口鼻入，为其最得意之语，不知此说绝不可通"。他还诘难吴鞠通曰："既认定温病从口鼻入，温邪是由里达表，何以第一方却用仲景之桂枝汤，岂非自相矛盾之甚者。"

5. 外感热病发病之关键在于"惟其内部有弱点，然后外邪得以乘之"

《内经》认为各种热病皆伤寒之类，而曰：冬伤于寒，春必病温；冬不藏精，春必病温。这也成为明清时期伏气温病学说的发端。

恽铁樵对"冬伤于寒，春必病温""冬不藏精，春必病温"也做了详细的解释。他指出该句的重点在于：并非机体内部有弱点，纵有寒亦不伤之意。冬季乃闭强之时令，冬不藏精，是逆冬气，逆冬气则到春天无以奉生，所以至春当病。冬之严寒为阴胜，春之和煦为阳复，阴胜者阳无不复。当严寒之时，生物之所以不死的原因是其有抵抗力，而之所以有抵抗力就在于其能藏精。待到阳复之时，盎然有生气亦是因为藏精之故，这是生理之形能表现。若冬不藏精，则在冬令之时无抵抗力，至春复也没有升发之气，这是生理能力衰退的表现。所以冬不藏精，春必病，而所病者必是温病。

恽铁樵还据此说自创一观点：伤寒太阳证，是寒邪从肌表入；伤寒阳明证，是病毒从口入。但只有当机体内部有弱点，然后外邪才乘虚而入。所以若论病因，温病不单纯是外感，伤寒也不单纯是外感。

6. 热病之机理是阴阳胜复

寒证和热证的临床症情，有表里虚实之别。寒热产生的机理，有阴胜则寒、阳胜则热阳虚则寒阴虚则热。恽铁樵认为，阴胜则寒，乃指外寒侵袭肌表，毛窍洒洒恶寒。阳胜则热，是说体温集表驱逐外寒而发热。阳虚则寒，是指病重心在里者，阴争于内，阳扰于外，汗出不止，体痛恶寒之寒。阴虚则热，乃指神经起反射以为救济，血行失其调节，体工互助之机能悉数败坏，躯体内蕴之热力毕露于外之热。这就说明，寒邪袭表，肌表卫阳被郁故恶寒。寒既在表，人体阳气必然与之相争而集于表，卫阳亢盛，故而发热。如果人体阳气不足，不能集表以驱邪，病邪必内争致阴盛于内，阳气涣散而恶寒。阴若不足，而致机体生理之能表露于外而发热。据此可知，寒热之实证是机体气化功能的表现，为浅一层病；寒热之虚证，则是机体本质亏损，阴阳失调所致，为深一层病。

7. 伤寒与温病的鉴别

恽铁樵认为，"太阳病或已发热，或未发热，必恶寒"和"风温为病，脉阴阳俱浮，身灼热"，就是伤寒和温病的区别所在。同时，还要结合时令和地域的不同，同是发热而在隆冬，或虽非隆冬而有非时之寒，必为伤寒；若在春月，或虽在冬日而有非时之暖，必为温病。按地域而论，在山高水深之区，所发热病多属伤寒；而在近海平原之区，所发热病多属温病。如此根据临床症情，并结合时令和地域而定病名，就能很好地拟订治法并遣药组方。

另外，恽铁樵认为，清代医家戴北山所著《广温热论》谈伤寒和温病的辨别，对临床具有指导意义：一辨气，伤寒无臭气，温病则有臭气。二辨色，风寒主收敛，面色多光洁；温病主蒸散，面色多垢晦，或如油腻烟熏。三辨舌，风寒在表，舌多无苔，有苔亦薄而滑；温病一见头痛发热，舌上便有白苔，且厚而不滑或色兼淡黄，或粗如积粉。四辨神，风寒中人，自知所苦而神清，传里入胃，始有谵语神昏；温病初起，便令人神情异常而不知所苦，心烦惊悸，梦寐不安。五辨脉，风寒初起，脉无不浮；温邪从中道而出，一二日脉多沉。

8. 温病与伤寒湿暍当同病异治

恽铁樵指出，温病自温病。伤寒自伤寒，伤寒法不可治温病。若是温病，初起即发热、口渴、不恶寒，因此伤寒有麻桂证，温病则有麻桂证。正如仲景所说："太阳病，身热而渴，不恶寒者，为温病。"明确将温病与伤寒、中风做了划分。于是后世有真温病、假温病之划分。真温病，即指吴鞠通、王孟英所谓之温病；假温病，即指《伤寒论》中仲景所谓之温病。但恽铁樵认为，真温病者仍是伤寒，不过冬日伤寒，无论已发热、未发热，势必恶寒；春日伤寒，有开始即发热而渴不恶寒者。因此无所谓真假，即此便是真温病。

今人所谓之真温病，古人不名为温病。恽铁樵分析原因如下：温病有两种，一种是暑温，一种是湿温，两者皆为夏秋季节常见之病。《伤寒论》中讨论痓、湿、暍。湿即湿温，暍即暑温，其表现与伤寒相似，不易辨别，但实际又是有区别的。正如六气中之湿气浸淫于皮肤，则为湿疮；若从下受，则为脚肿。因其病是中湿，而非感风寒。湿病者，必有冒雨、溺水等感受湿邪之经历。而暍病者，必有伤暑、冒暑等感受暑热之经历。

由于湿、暍二病与伤寒有区别，因此在治法上也绝不相同：第一，湿暍二病所感受者为暑为湿，而非风寒，绝对不能解肌解表。第二，伤寒传至阳明，当清当下，忌用香药；湿暍为病，凡伤寒清下之剂皆不适用，而必须用香药。

湿温发热的机理与伤寒相类似，亦因风寒侵袭外层，体温起反射而发热。其区别在于湿温者必自汗，血行迟缓，加之长夏褥暑，毛窍得开，以能疏通，因此肌肤津润，此为湿病之主因。而自汗太多，病者不敢易衣，往往多反汗，此为湿病之副因。由此湿温与伤寒有两点区别：其一，苦于不得化燥，则病形与伤寒全异。往往初病三五日，既似又不似太阳证、阳明证。其二，苦于胸脘痞闷。湿邪与脾胃同气相求，脾胃之升降失司，以致呕泻交作，这与伤寒之心下温温欲吐者迥然不同。

暑温与湿温有着密切的联系。暍（暑温）为中暑，为夏令所独有。暑为热，长夏之气为湿，因此暑温之为病，无有不兼湿化者，所以前人谓暑是湿热二气。体工对于外界高热之侵袭，唯一的方法就是出汗。汗血同源，汗多则血干，同时玄府洞开，反见洒淅形寒。此时之寒，非外界寒邪侵袭，乃是因为毛窍疏泄太过，不能保存机体固有之热。此时若拭干其汗，就凉处休息，原可以不病，倘若仍在高温环境中则发病，引冷亦发病，当强烈之风亦可发病。因热迫津泄则汗多，血亦愈伤，最后可至闷瞀而绝。若在人烟稠密之处，无有不引冷自救者，则其病轻者为暑温，重者为霍乱。也有霍乱之后转属为暑温者，此病有两个特点：其一为大汗壮热，其二为舌绛而润。汗则血干，润为兼湿。

湿、暍二病初起，多表现为壮热、汗多、脉数、胸闷，舌绛而边红润，此时多泛恶而不泄泻，进药则呕吐不能受。湿、暍二病的传变，大约顺传为泄泻。逆传则有两种情况：其一为筋惕肉瞤，手指震动，甚则谵语，多因误用温药，过汗血枯，影响神经所致。其二为出白㾦，色白如枯骨者预后不佳，多因误用石斛助湿所致。

恽铁樵总结指出，湿暍二病多发于人烟稠密之处，其诊断之必要条件有三：其一，湿暍二病多发于夏秋之交、褥暑之时。其二，暑病汗多、舌绛、边润、脉数；湿病舌白润、口渴、脉软、汗多。其三，无论湿暍，必见胸闷。

9. 反对温病学派叶、吴用药之法

恽铁樵对温病学派叶、吴用药之法有诸多异议：第一，反对滥用滋补之品，斥责"清宫、增液、一甲、二甲、大小定风珠，一派滋腻之药，无非痴人说梦"。第二，反对以石斛治疗热病。恽铁樵提到："石斛用以治热病，亦始于叶氏，此物最为热病所忌。鲜生地可用，石斛不可用也。何以言之？生地黄之功，专能凉血，血之就干者，得此可以转润，故暑温证之汗多舌绛者最宜。石斛则非血分药，《本经》言其能厚肠胃，实与血分无与，且此物之功效专能生津，暑温无不兼湿，生津则助湿，胸痞乃益甚，所以不可用""今之时医，乃以羚羊、犀角为习用品，以石斛为藏身之窟，不问伤寒温病。甘凉之剂，一例混施。最可恶者，以石斛施之风温、痧疹，致咳嗽发热之病，十九成急性肺炎；当出痧子者，痧不得出，终成内陷。病家不知其故，医家不知其故，覆辙相寻，滔滔皆是，皆吴鞠通、王孟英所造孽也。"

10. 伤寒、温病与痉湿暍当异治

恽铁樵指出，伤寒、温病、痉、湿、暍虽然都有发热，但治法却不同。

伤寒、温病之所以发热，是因为受寒而热。受热而寒之理，乃因寒邪中于肌表，腠理闭塞而抵御外寒，体温集表祛逐外寒，故而发热。之所以又有伤寒、温病之别，是因为在外有时令与地域的差异，在内有手经与足经的辨别。但同时同地，同时感邪，为何又有病与不病，病而互异者？这是因为有主因、有副因，主因为天之气与人之自身调护，副因则为年龄、禀赋、劳逸、居处等，其中又与食积关系最为密切。外感为病，必有内因，所谓单丝不成线也。伤寒之病状，第一步为恶寒，继一步为发热，此为初期，常伴见头痛、项强、骨楚、腰酸、腿酸，或者温温欲吐、手指尖凉等。其传变则视副因而异：化热为阳明；渴不恶寒，寒热往来者为少阳；色脉兼虚象者，脉弱、口中和、头汗、体蜷、欲寐，为少阴；兼腹满者为太阴；兼指冷及诸神经性痛者为厥阴。实者为三阳，虚者为三阴。三阳有单见者，有兼见者，三阴则多兼见者。综上所述，伤寒为病，因感寒体温起反应之故，其初步体温集表者太阳，其后因食积、药误等副因，体温攻里则为阳明，化燥胃实，则为阳明腑实证，虚则为三阴。

风温多发生于春寒时，除时间与伤寒不同之外，其症状多见从咳嗽而起。其单纯咳嗽、多涕鼻塞、不发热者为伤风；若遍身骨楚与其相伴见者必发热，发热即为风温，其咳嗽是此种热病的前驱证，其初起亦有形寒者，但为时甚短，多半有汗，极少数者无汗。其与伤寒最具特征性的差异，为症见唇红、舌燥、口渴等。此既不是麻黄汤证，也不是桂枝汤证。若背几几者为葛根芩连汤证，无汗者为大青龙汤证。温病亦有表里化燥等变化，以天之风寒为主因，人之躯体寒暖、饮食调护不适为副因，主副合因则发病，体温起救济作用，故而发热。

痉病有刚痉、柔痉之分。其初起与伤寒相似，如发热恶寒、手冷、脉弱、项强、头痛等，其不同之处，在于痉病初起即目光异常、神志不清，伴见谵语。其发病有两大原因：其一是气候因素，有流行性。其二因受惊倾跌，受惊必在饱食之后，由胃神经传脑。倾跌则伤在胫膝者，必见脑症，若伤在头部者，则不见脑症，即使伤及神经，亦只见一足舞蹈。以上两大病因所致之痉，多属植物性神经痉挛证，或为脑脊髓膜炎症。治之得法，都可以十愈七八。此外亦可见一侧性不仁，及三叉神经为病，则属难治之证。至于柔痉，亦属难治之证，因柔痉多与脑水肿有关，既见脑水肿则预后极差。痉之为病，虽亦有体温救济作用，但此为副因。主因乃神经失职，不能调节血行，以致抵抗力降低，风邪乘虚而入，为第一步；风邪既入，未病之神经仍驱使体温为之救济，因而发热，引起显著之神经病证，此为第二步。

暑温为病,一种见于长夏溽暑之时,初起症见热可灼手而无汗,即《内经》所谓"体若燔炭,汗出而散"者;另一种见于秋后,舌亦红,汗自出,而肌肤津润,常发热与形相伴而见,此时可用桂枝。但是暑温皆手经病,与足经不同,故只宜用轻药。暑温发热亦乃体温集表,其症结却在血热,因外界高温迫血妄行,妄行太速,汗腺不及宣泄,则热无出路,以致肌肤灼手,故以发汗治暑温,可谓拨乱反正之法。

湿温为病,亦见自汗发热、肌肤津润,其与暑温不同之处,最具特征性的是舌色:舌苔色白而润,白色甚显,舌面味蕾小颗粒,望之甚分明,却口渴唇燥,往往唇焦裂,舌仍甚润,胸脘痞闷异常,常泛恶,最剧者口中甜。湿温为病,主要原因为长夏秋初,人体感之为病,肌肤组织缺乏弹力,水分过剩之故。

由此可知,伤寒、温病、痉、湿、暍病因不同,病理传变亦不同,治法故有所区别。

(四)中西医汇通思想

1. 取西医学理补助中医

西方医学的传入及其影响日益扩大,使得中医学受到严重的冲击。所以,中西医汇通派的出现,乃是中国医学发展的必然结果。恽铁樵立足于保持和发扬中国医学的优良传统,提出了中西医汇通的具体方法。

恽铁樵认为,汇通不能使中医同化于西医,只能取西国学理,补助中医。从西医中吸取营养只是手段,而发展中医学术才是最终目的,从而在方法论的高度抓住了要害。恽铁樵认为,必须对中医与西医进行比较研究,考究异同,做到知己知彼,才能对"何者当因,何者当革",对如何借鉴西医中的长处,做到心中有数。尽管恽铁樵对西医的知识有欠缺和片面之处,但他把熟悉中西医学各自的情况作为汇通的首要条件和出发点,却是十分正确的,对于今天的中西医结合工作,仍有重要的借鉴价值。越是能把中西医双方的思想、理论融会贯通，才越能消除盲目性，从而使中西医双方能够真正做到水乳交融。

恽铁樵强调，要解决汇通中的难点，必须对中西医学双方进行比较研究，找到双方差异的根源。他摒弃了那种机械地把中西医概念对号入座的方法，认识到不能用西医学说注释中医经典，提出"中西医之不同，乃由于中西文化之不同"。在强调这个差异根源的基础上，提出深入研究中西医各自的特点和长短，寻找二者的结合点或结合二者的突破口。尽管他本人不可能完成这项艰巨的任务，但强调对中西医进行比较研究，对于中西医结合也有着重要的意义，直到今天这仍是需要加强的薄弱环节。如果能对中西医学的理论体系、认识范畴、逻辑方法、临床思维特点、诊治手段的演变史等方面做系统的比较研究，揭示其内在规律，将有助于将中西医结合工作向前推进一大步。

恽铁樵在中西医比较研究中，做了不少开创性的工作，提出了一系列富有启发意义的见地。第一，明确指出中医与西医的理论基础不同。恽铁樵从唯物主义的角度，对中医理论中关于天的概念作了阐发，指出宗教家的天和科学家的天之别。宗教家认为天是有意志的；科学家认为天是无意志的，是"可以测最，可以研究，天行祸患，可以人力胜之"，《内经》中指的"天"就是后者。他指出中医理论是建立在养生基础上的，《内经》的主旨乃不在治病，而在养生，强调人体与自然界的统一与平衡，重视调整人体生理机能以战胜疾病。西医则着重于机体组织结构的病理交化，重视寻找具体病因、具体病灶、具体病变。对此，他概括为，"中西医学基础不同，外国以病灶定名，以细菌定名；中国则以脏腑定名，以气候定名，此因中西文化不同之故""即如郁火与微生物两说，太觉背道而驰了"。第二，中西医在临床思维特点上，采用的认识范畴体系是根本不同的。西医重视的是定性和定量相结合，解剖病变和机能变化相结合，重视采取实验手段检验。中医则强调整体性和灵活性，有较大程度的模糊性，重在说明人体功能变化而不是具体结构变化。中医理论长期有效地指导着临床实践，恽铁樵提到："以五行说病，既不合生理病理，亦为近顷科学所不许。然劳病各脏之交互关系，有时用五行为说，精到有不可思议者。"中医的五脏，"非解剖的五脏，乃气化的五脏"，不明此理，就会处处碰壁。第三，中西医理论发展过程中的指导原则不同。指导西医理论发展的原则是结构与机能相统一，采用的具体方法是解剖和实验。指导中医理论发展的基本原则是平调阴阳、扶正祛邪，采用的具体方法是归纳与演绎。恽铁樵从中医角度把人体组织结构称为内景，把躯体称为物质，把机能称为势力。他说西医是"研究物质之内景，两两对勘，然后知内景若何变化，斯势力若何变化"，即西医把整体分解为各个部分，研究其相互联系，并在此基础上研究整体功能，其特点是层次清楚，可用客观实验验证。中医则"就势力变化之不同，以推测内景而为之说，见某种势力有变化，悬拟必其所附之物质内景有若何变化"，即通过临床变化观察判断，故中医重视抽象思维能力，强调顿悟，把思维得出的结论与临床实践直接联系验证。中医在理论上使用了演绎推理的方法，更多的是使用归纳法，强调因果关系。恽铁樵认为，执果溯因是探求因果关系的较好方法，"循因执果，有时靠不住，而执果溯因，则千百不失一"。证实因果关系，则需要依靠临床疗效。由于临床实际工作中疾病千变万化，又须异中求同。"从此诸多复杂异点之中求其公例，消息其治法，治甲乙丙丁而效，治十百千万人而皆效，然后著为定例……理与术相合，见病能知起派，循因能测结果"。正是由于这种归纳带有或然性，所以一定要注意避免因"幸中"而误入歧途。恽铁樵指出："幸中乃错误之前驱，有一次幸中，必有多数错误在后，幸中乃不祥事也。"由此说明，中医缺少假设的方法，缺乏用实验证实或否定假说这一重要方法，演绎推理的形式也不全备，定量分析的方法比较匮乏，都是不及西医的地方。但中医强调整体观念，注意疗效观察和机能协调，并重视用因果关系推理，因此又具有独到的优越性。

恽铁樵强调，中西医具有根本不同点，不能机械地生搬硬套，但两者却有着共同的认识对象——病人，"西医之良者能愈重病，中医治《内经》而精者亦能愈重病"，即殊途同归之理。中医治病有效，必然与西医有着相通之理，从而肯定了汇通的可能性。同时，恽铁樵也指出，汇通是一个高难度的任务，中医的藏象学说与西医的解剖概念之间，中医的六淫七情等病因与西医的病因之间，并不是严格的对应关系，不能强行用西医解剖概念给中医脏腑功能定位，如果在两者之间硬划等号，将导致藏象学说完全无法立足，从而也会丧失其对临证实践的指导作用。因此，把西医知识作为解释中医理论工具的做法是张冠李戴，舍本逐末，结果注定会失败。恽铁樵也反对这种中西两种医学"漫然杂糅"的做法。他举例说到："今日时下少年，日本草帽、西洋皮鞋、中国长衫，又岂得指名为中国服装？然则奈何？必须有整齐之系统，独立之组织。"

恽铁樵指出，中西医汇通的最好办法是取长补短。不从临证实际切实探讨，就不能从根本上加以解决，就会机械地对比，不是用西医理论否定中医，就是拒绝从西医中吸取营养。中医是临床医学，治疗方法多种多样，诚如恽铁樵所说："天下之真是原只有一个，但究此真是之方法，则殊途同归，方法却不是一个。"恽铁樵主张使中西两种学理"化合"而产生一种有自己特点的，有独立组织和完整体系的"新中医"。这对今天的中西医结合工作也具有启发意义。中西医的发展，中西医结合的方法，都应多种多样，越是多样，才越能实现统一。只提倡一种办法，一种模式，只能扼杀医学发展的内在活力。在科学研究中如果没有自由，不准创新，势必会走向衰落。

恽铁樵认为，西医传入中国为发展中医提供了良好借鉴，应当抓住这个机会，丰富自己，把中医学推向新的发展阶段。恽铁樵强调中医应当学习西医的创新精神，以利于中医学术发扬光大。恽铁樵指出，也正是这种创新精神，推动了中医的发展。张仲景正是以"横断众流""不为时医所束缚"的精神写成了《伤寒杂病论》。恽铁樵指出，这种精神在中医界长期没有得到充分发扬，多"崇古之习惯"，少"独行之魄力"，是"中国医学不发达之原因"。因此，中西医汇通本身也是一种创新。他把实现中西汇通的条件归纳为"其一是古文字的眼光，其二是新世纪的知识，其三是临床治病的经验"。

总之，恽铁樵的中西医汇通思想，批判民族虚无主义的全盘否定中医论，为保护和发展中医学做出了贡献；为中医、西医、中西医结合的格局奠定了历史基础；勇于接受新知、勇于创新的精神，对今天中西医结合事业的发展仍有一定的影响。但是，我们也应当看到中西医汇通的局限性。由于没从两种医学体系的实质上用科学手段加以探讨、研究，在方法上存在牵强附会、主观猜测与简单幼稚的现象，加之恽铁樵自身现代科学知识水平的限制，以及学术思想上经常出现的偏激现象，再加之当时传入中国的现代医学理论与技术，其水平也十分有限，所以恽铁樵的中西医汇通工作并未取得重大成就，最终导致"汇而未通"。

2. 体工救济

《生理新语》是体现恽铁樵中西医汇通思想的代表作之一。书中讨论了今后中医须改良之途径、西方医学之概况、细胞学说之大略、《内经》与西医二千年进化之比较和失血后体工之变化、神经救济功能、腺、两种形能等内容。下面着重讨论恽铁樵的体工救济思想。

体工即人体，救济功能，即人的生生之气。恽铁樵指出："体工于病时起救济功能，此事最有推考之价值，为吾侪治医所不可不知者。"接着，对人体的"救济功能"进行了阐释："大约病势缓则此种救济功能最为有用，病躯所以能维持现状者，皆为此种救济是赖。病势暴则此种救济往往无效，不但无效，且足增病。凡病情有传变转属，皆此救济功能为之。而针砭、艾灸、药石、练功，又利用此救济功能以为治病者也。故惟死体不能治，因死体无救济功能，无可利用，抑死体并且不能病也。躯体内所有物皆能起反射作用，皆有救济功能。"

人的生生之气，是中医药之作为"生生之具"的作用对象，是中医药取得疗效的依靠力量。恽铁樵重视人的生生之气，强调人体的"救济功能"，以治疗烂喉痧为例，介绍了两种形能。恽铁樵指出，欲明腺体之功用，须从形能二字着手。形能分为两种，即病理之形能与生理之形能。恽铁樵举例说到，他于十年前常用麻杏石甘汤治喉症，应手而愈，转机不过六点钟，全愈不过二十四点钟，指出此乃喉症唯一正当治法。而西医以喉症血清为特效药，其着眼在细菌。细菌为病源之说十分真确，照理治愈喉证除杀菌之外应当别无他法。但为何今用麻杏石甘汤应手而愈。如果说麻杏石甘汤虽能愈喉症，然喉症之病源仍是细菌，难道是麻杏石甘汤能杀灭喉菌？然而事实说明，麻杏石甘汤绝不会使喉菌有凝集反应。且喉症血清仅能使喉菌显反应凝集，不能使伤寒菌显反应凝集。而麻杏石甘汤能愈喉症，亦能愈伤寒。伤寒与喉症病状不同，致病菌亦不同，所同者乃为症状——发热形寒无汗，麻杏石甘汤所能治者也只是发热形寒无汗。如果没有发热形寒无汗，病菌便不能为患。所以说，发热形寒无汗是病之主因，而细菌并非病之主因。既然病菌不是烂喉痧的主因，那么杀菌自然也不是唯一的治疗途径。"除发热形寒无汗，病菌便不能为患"，体现了中医学以人为本，改善人体生生之气，利用人体"救济功能"以祛除病患的治疗学思想。

恽铁樵提到："吾侪可知治医之最要者，非脏腑之形状与位置，乃各脏器交互之关系与功用。明其交互、明其功用，则能知内部之组织若何便能治病，若何便能健康。"对于烂喉痧的治疗，即当理清各器官、脏腑与所致疾病的关系，以药物来引导人体的"救济功能"，诚如恽铁樵所说："喉症之症结在扁桃腺，而治愈之枢纽在汗腺。扁桃腺肿则汗腺闭，汗腺开则扁桃腺肿消，此病之形能，可资研究者也。疾病之著其形能，与吾侪以研求途径者不止喉症一种，病亦不止扁桃腺就与汗腺有显见之关系，不过此一种最易明白。"此外，恽铁樵还尝试用西医学的术语来沟通中西医治病之理。

3. 统一中西病名的见解

（1）统一病名当以中医名为主

恽铁樵指出，中西医学基础不同，西方重在以病灶定名，以细菌定名；中国则重在以脏腑定名，以气候定名，这是因为中西方文化不同所造成的。科学是在不断进步的，西医重在阐释发病机理，但又有多与事实不符之处。天下的真理，原本只有一个，但穷究此真理之方法，却不止一个，而且殊途同归。譬如算学，可以用数学的方法求得得数，亦可用代数之方法求得得数，尽管方法不同，但求得之得数相同。因此，西方科学不是学术唯一的途径，东方医术自有其立足点。如果统一中西医病名，若以西医病名为主名，不废中医学说，则名实不相符；若废中医学说，中医即宣告破产。非此即彼，更无回旋余地。例如，研究《伤寒论》，《伤寒论》中所涉及的西医病名，即有支气管炎、肋软骨炎、腹膜炎、胸膜炎、流行性脑脊髓膜炎、霍乱等。假设全部统一为西医病名，则《伤寒论》原文将逐渐无人研读，继之则《伤寒论》方将无人能用，再继之必只讲注射灭菌，全盘西化，如此则中医消灭，中药消灭。所以说，以中医病名为统一病名，在所必争。

恽铁樵认为，整理中医，当先从诠明学理起。这是因为名者实之宾，先有事实，然后有名。因此确定病名之时，眼光须注重于学说本身，因为学说是主，名是宾。如若不顾一切，惟名是务，则有宾而无主。改进中医，整理学术，目的是为了使退步之中医进步，使凌乱之学术整齐。现今统一病名，如以西医病名为主体，则必然与本身之学术冲突，与整理改进之初衷相背，以致将来的中医研究会步步荆棘。

（2）统一病名当先定标准

恽铁樵指出，之所以要统一病名，目的是为了"勘落一切繁芜无当要领者"，取其扼要适当者。有当取于古者之病名，如《内经》之煎厥、《金匮要略》之肺痿、《千金方》之风缓、《外台秘要》之尸疰；有当取于现今之病名，如《金匮翼》之肾脏风、《吴医汇讲》之白㾦；若中医无其名，乃可采用西医之病名，如急性传染病中的支气管炎。对于每一种病名，最重要的是分清其内涵与外延，一望可以了然者最为合适。若以为此项工作繁杂难能，而清一色地采用西医病名，则有适履削趾之嫌。

恽铁樵举例说明了定名标准：

煎厥：属肺肾病之一种，病灶在肺，病源在肾，病状表现为吐痰夹血而遗精、盗汗，《内经》所谓"汩汩乎如坏都，溃溃乎不可止"。凡病此者，潮热、掌热、柴瘠有如煎熬，以渐而深，而气血则皆上逆，故名煎厥。通常概谓之肺病，今当以此为准。

肺痿：肺痨之一种病证，病灶在肺，原因为肺系组织无弹力，病状表现为面无血色，肺量缩小，吐透明胶样痰。通常谓之肺痨，今当以此为准。

尸疰：劳病之一种。其病恒限于家族，初起容易伤风，久咳不愈，男子遗精，女子多带，病至于卧不能起，扣足一百日死，直至将死之前数日，面色不变，故又谓之桃花疰。此病一人死，则传染其同血统之人，六七年后再死，如此辗转传染不已，如一器中水注入另一器，故而得名。通常概谓之劳病，或谓之百日劳，今当以此为准。

风缓：即西医所说的神经瘫，病此者浑身之运动神经皆弛缓无力，而感觉神经及植物神经则无恙。详《伤寒论》《金匮要略》刚痉、柔痉之名，似乎风缓即是柔痉，但《伤寒论》《金匮要略》所说，与现在所见之病情不合，今据《千金方》定此名。

白痦：夏秋间热病末传所见之一种症状，类似于西医所说的丘疹。详此物是皮下淋巴小腺枯，为热病中极重的一种病候。

支气管炎：为咳嗽之一种，在西医学中属急性传染病，其病灶在支气管，病状表现为咳嗽、气急、鼻扇，有见寒化证象者，亦有见燥化证象者。见寒化证象者，可用小青龙汤；见燥化、热化证象者，宜用麻杏石甘汤加细辛。中国传统医书中，并没有该名。

（3）热病病名当另行讨论

中医病名之不统一，以热病为最，明清诸家，聚讼纷纭，几乎令人无所适从。恽铁樵认为，统一热病之病名，总当从自身打出一条出路。因中医治疗热病有效是事实，既然是事实，必有其理由。可先暂拟用《伤寒论》名词及习用名词而详细病候，照《内经》因时定名例，冬曰伤寒，春曰温病，夏至后曰暑温，立秋后曰伏暑。此外还有一些病名另提出进行研究，如痉（类似于西医所说的流行性脑脊髓膜炎）、湿（通常所谓湿温）、喝（通常所谓暑温）。临证时热病当与伤寒进行鉴别。

（4）微菌学加入国医学当从缓

19世纪末20世纪初是细菌学的天下。恽铁樵指出，西医以病菌定名，凡诊热病，非验血不能断定其为何种菌，这是专科之学，绝非门外汉漫然可以效颦。而验血绝非易事，要染色、要培养、要做凝集试验、要用显微镜观察，这些都不是传统中医所能办到之事。恽铁樵举例提到，有患者曾表现为头项反折、神昏谵语而发高热，这是流行性脑脊髓膜炎的表现，结果西医行腰椎穿刺检查，验之无菌，竟然认为不是脑脊髓膜炎，而告知病家乃伤寒症，住院后六日去世，这说明掌握细菌学之检查绝非易事。故恽铁樵对于病菌致病颇持怀疑态度，认为当是先病而后有菌，不是先菌而后有病，若以细菌为病源，恐是倒因为果。所以恽铁樵认为，改进中医而欲参用细菌学，实为扞格势禁，不可能之事。

（5）《内经》不能废除

恽铁樵指出，仲景撰《伤寒杂病论》，自言用《素问》《难经》，隋代巢元方以下，皆宗此书。《内经》之不可读，是不易懂，并非《内经》本书不善。

如"东方生风"，余云岫在《灵素商兑》中痛加驳斥，但恽铁樵认为余氏之言之攻击到表面。风之动言，与风以动之风字同一意义。佛家言"地水风火"，水火指燥湿言，地风指动静言，其意亦同。所以在古医书如《千金方》中，凡神经病、手足肌肉及官能不由意志命令而自动者，统谓之风。此风字之意义，与余氏所说完全不同。惟其如此，所以风生木，木生肝，肝之变动为握，卧训痉挛，肝之腑为胆，胆之经气为少阳，少阳从火化，火曰炎上，下厥上冒，过在足厥阴少阳，如此则为厥癫疾，其语意都是相通的。

又如，《内经》以肾属冬，以肝属春，以心属夏，《伤寒论》以足少阴经为末传，其病实属肾。伤寒少阴证，表现为脉沉微，蜷卧，但欲寐，得附子便愈。其不可愈者，乃是病机已移、治之太晚的缘故。附子是肾药，附子的作用部位在小腹，小腹是肾所主的领域，用附子则愈，可知病位的确属肾。人身之腺体，以肾腺为根本，以汗腺为末梢，就形能研究，可见其中的联带关系。因此足少阴肾经病，则汗腺亦病，因而汗出恶风。今考《伤寒论》用附子各方，其见症十、九皆汗出恶风者，说明形能之关系亦见显著。

又如，甘露消毒丹为温病特效药，专治暑温、湿温。暑温、湿温乃夏季之病，《内经》以心属之夏，故暑温、湿温实乃手少阴心经病症。甘露消毒丹方中有菖蒲，菖蒲乃心药也。甘露消毒丹用菖蒲，实乃引经药。因其病以暑为主因，故温病单用菖蒲无效，甘露消毒丹除去菖蒲亦无效。

恽铁樵提到，以菖蒲、附子之药效，推求伤寒、温病之属肾、属心，实为千虑之一得，据此也说明《内经》确有精义。

（6）宜令顺民心以期易行

恽铁樵指出，凡不能顺从众意之命令，则不约而同，群起而反对。清代医家程郊倩说道："实热攻肌表颜额，虚热攻四肢。"故诊热病之时，手按病人颜额，与手掌比较，两处之热孰甚，便可以测知其热之为虚为实。又如，妇人停经，假使属瘀，则环唇必见青色；假使属孕，则脉滑而唇四白颜色华好。停经与有孕，属冲任子宫方面的问题，又何故与环唇静脉有关，理由有三：第一，观太监之无须，推知环唇与肾腺有联带关系；第二，观妇人经阻小腹痛者，上唇则显青色，推知子宫、卵巢，与无须之标著，而冲任之血与上唇则有联带关系；第三，妇人之有孕者，环唇色泽华好，推知瘀则血凝，故静脉隐青色，孕则血活，故唇四白华好。由此逐步推测，说明中医诊断之法实为形能之学。子宫、卵巢、生殖腺与环唇静脉的关系，是解剖所不能观察到的。这也说明形能之学，有时优于解剖。因此，恽铁樵认为，东方学术与中国医学自有其立脚点。

恽铁樵

临证经验

一、儿科常见病证治 🐦

（一）惊风

惊风是小儿常见的危重病证，临床以出现抽搐，伴神志昏迷为主要特征。该病来势凶猛，病情危急，发病率高。惊风又有急惊风、慢惊风之分。急惊风起病急骤，以高热伴抽搐、昏迷为特征，抽搐有力，病性属阳、热、实证；慢惊风起病缓慢，以反复抽痉、昏迷或瘫痪为主症，抽搐无力，病性属阴、寒、虚证。本部分内容，根据恽铁樵所著《保赤新书》《神经系病理治要》《论医集·惊风经验谈》《论医集·安脑丸》《幼科》《中医新论汇编》等著作整理而成。

1. 病因

恽铁樵认为，小儿之惊风，内因多因停积，外因多因风寒、惊恐。单丝不成线，单因食积不会发病，略受风寒亦不发病，必三者为缘相互影响乃能致病。病位重心在于胃热，肝胆亦热，热则上行，血聚于头部，脑部受其冲击而发为惊风；而食积不得消化，肠道滞塞，胃部扩张，通过胃肠神经亦影响至头脑而发为惊风。

2. 诊断

（1）惊风前兆

小儿惊风将作，有前兆症状，可以从患儿的唇舌、手指、眼睛及人王部的色候观察出来，由浅入深，可归纳为以下四类：①唇常动，舌尖常舐出唇吻，唇舌干绛，面色青，手指冷，啼哭无泪，目光异常。②手握有力，食指与拇指相附着做交叉式，握拳，拇指出于中指食指之间，尤非佳兆。③眼白发红，有红筋出现于巩膜。④人王部（面部中央，鼻准两旁）隐青色，与指尖冷往往同时并见。

（2）惊风将成

若对前兆症状处理不及时，则热灼神经，在内肝、胃、大小肠以及腺体皆起变化，进而症见面青或赤、唇燥、指头凉、手指瞤动、握拳有力、目光转动不灵、多啼，或迷睡、泄泻青粪，此为惊风将成之候。

（3）惊风已成

若邪热炽盛，热灼神经，上燔入脑，症见手足抽搐，眼皮、口唇皆牵动，阵阵发作，目上视或歧视，或直视不能转动，颈项强，或项反折，或角弓反张，此惊风已成之象。

3.治法

小儿热病当泻当清，悉从伤寒、温病之法，宜清热与消导合用。

4.分证论治

（1）惊风前兆

①感受风邪

症状：咳嗽，喉痒多痰多涕，甚则呕吐，稍久则渴，唇舌干绛，苔薄黄，脉浮数。

治法：疏风清热，宣肺定惊。

方药：象贝三钱，杏仁三钱，桑叶三钱，橘红一钱五分，淡芩一钱，防风八分，炙草六分。

随症加减：多涕者、唇干绛渴者加天花粉一钱、芦根四寸；痰不爽者以瓜蒌霜易天花粉；渴而胸闷者加半夏一钱、瓜蒌一钱五分、川连三分；气粗者，加炙苏子三钱；小便不利者，加赤猪苓三钱、通草八分；引饮多溲不利者，再加车前子一钱五分；形寒者，加荆芥、防风各八分；形寒而发热者，加葛根一钱五分；发热而躁、烦渴引饮者，加石膏；无汗而喘者，加葛根、石膏、麻黄。

②风热偏重（欲作痉挛）

症状：咳嗽发热，指头凉，人王部隐青色，唇舌皆绛而干。

治法：宣肺解肌，清热凉血。

方药：象贝、杏仁、桑叶、橘红、鲜生地、薄荷、芦根、黄芩、黄连。

方中薄荷配葛根为清透凉解之计；指头凉、人王青，症结在胃，黄芩为胆与胃之专药，黄连泻心火，专能解胸脘痞闷；鲜生地、芦根则有清热凉血之功。

③风热上攻（上掣症）

症状：发热剧咳不爽，气急鼻扇，胸脘胁下或腹部均痛，兼见指头凉、人王部青，唇舌干绛，口干无津，啼哭无泪，寐中惊跳咬牙。

恽铁樵指出，上掣症有两大临床要点，其一为气急鼻扇，其二为惊跳咬牙。气急鼻扇是因剧咳与发热之故，气道痉挛所致，其重心在肺；寐中惊跳乃因津液不足，血行不畅，肝不藏血，不能藏魂所致，其重心在肝；咬牙则因胃中津干，而牙龈则属足阳明胃经，故其重心在胃。

治法：解肌清热，凉血生津。

方药：象贝三钱，杏仁三钱，葛根一钱五分，黄芩一钱，川连三分，鲜生地五钱，芦根四寸，枳实一钱，竹茹一钱，防风一分，薄荷一钱（后下），橘红钱半，细辛一分半，炙草六分（无汗加麻黄四分）。

恽铁樵指出，方中细辛一味，专为气管炎而设，该药入肺肾二经。但细辛药性悍烈过于麻黄数倍，至危极险之症，用之不得超过三分，而且用于治肺，必须与五味子同用；若见肾亏之征，则忌用细辛，否则可致人失神甚至死亡。细辛用于治疗急惊风，可协助宣肺之品，缓解气急鼻扇之症。

（2）惊风将成

症状：面赤或青，唇舌干燥，下利青粪，小便黄赤或如米泔，指头凉，手指瞤动，多啼或迷睡。

治法：清热泻肝，降火凉血。

方药：象贝三钱，杏仁三钱，葛根一钱五分，黄芩一钱，川连三分，鲜生地五钱，芦根四寸，枳实一钱，竹茹一钱，防风一分，薄荷（后下）一钱，橘红钱半，细辛一分半，炙草六分，龙胆草二至三分，当归身三钱。

恽铁樵指出，此时已有肝火内动之象，而龙胆草为苦寒清降之品，与黄连相配，清肝泻火之力尤甚。凡病因肝胆之气上逆者，得该药便能下行。凡惊厥神志不清，昏不知人者，用该药便能恢复知性。但龙胆草药性峻猛，善克伐正气，因此不可多服，若多服则气陷下脱（表现为药后病者常欲大便，入厕时又无粪）。因此用于治疗惊风，龙胆草每剂仅用二三分，并且常配伍当归、生地等养血滋阴之品。如果患者正气已虚而热象不甚者，则不用龙胆草，而当配以人参须或西洋参等滋补之物。无汗者亦不忌用麻黄。

恽铁樵还指出，患者下利青粪，其病机是因热甚逼迫津液下行，因此不能用扁豆衣、建曲、伏龙肝等健脾止泻药。该泄泻与脑部炎症有关，因此消炎即是止泻。方中的黄芩、黄连、生地、葛根、薄荷等并非专用止泻药，但都具有清热之功，从现代药理来看具有消炎之效，故能发挥厚肠止泻之效。

（3）惊风已成

症状：高热面青，颈项强，或项反折，手足抽搐，一日发作二三次，或十余次，甚则角弓反张，唇舌干绛，目上视或歧视，或直视不能转动。

治法：清肝泻热，息风止痉。

方药：龙胆草（炒）三分，蝎尾（炙，研冲）二分，乌犀尖（研冲）二分，细生地三钱，川连三分，川贝二钱，薄荷一钱，防风（炒）一钱，枳实一钱，竹茹一钱半，回天丸一粒（四分之一药化服）。

恽铁樵指出，龙胆草为苦降之品，对于小儿惊风，三分已属重剂。惊风的发生，多因脑被热炙所致，热向上行，因此当清降克伐，常用龙胆草配黄连。食积是导致惊风发生的常见病因，而川贝、枳实均为食积而设，具有消导之效，调和脏气。犀角、蝎尾、回天丸皆为弛缓神经而设。犀角还能清解血热，且有举陷之力，与龙胆草相配能协调升降。胆草降，犀角升，合而用之，有升清降浊之妙。

（4）惊风变证

①痉证

症状：发热抽搐，两目上视，头后仰，背反张，每越两三时辄发作，时作谵语，卧床皆不能贴席，后脑着床颈则上曲不能枕，亦不能仰卧。

治法：参照"惊风已成"。

方药：参照"惊风已成"。

②摇头惊风

症状：高热抽搐，目光不灵活，头作机械式动摇，项反折亦不甚，手足冰凉，肌肤多津。

治法：息风止痉。

方药：龙胆草（炒）四分，乌犀尖（磨冲）四分，干地黄三钱，川连三分，当归身三钱，独活一钱，虎骨（炙）三钱，天麻（煨）三钱，防风（炒）一钱，秦艽一钱半，川贝三钱，蝎尾（炙，研冲）三分，安脑丸（研冲）三粒。

上药每剂分三服，每服相距时间约一个半钟头，一剂尽，再照方配药，继续予服。反未经误治者，用此方三剂可愈。

恽铁樵指出，方中天麻、独活、秦艽治风，虎骨、蝎尾皆弛缓神经要药。其中独活、蝎尾尤为不可缺少之祛风药。犀角能弛缓神经，还能安神，又能透发斑疹，且有解毒之效。安脑丸治目上视或歧视最有良效，且配以副药有疏解外邪之力。

恽铁樵还指出，摇头惊风之重症，称为鱼口惊风，呈呶唇唼喋之状，是更深一层之病，病情极为凶险，极其难治。可用金蜈散治疗。

金蜈散方：蜈蚣（去足，炙）一节，蝎尾（炙）五分，元寸（即麝香之最佳者）一绿豆许。上药研细为散，须令极细如香灰，每用一米粒之量，和入前犀角方（即治摇头惊风主方）中服，至多两次，其呿唇喋喋之状即止。止后须用犀角、龙胆草、西洋参、生地黄频频予服，至惊症全部消除为止。

恽铁樵总结自己运用金蜈散的三点经验：第一，治疗鱼口惊风。第二，治疗一名二三岁的小孩，患惊失治，手脚皆反掕，脚踵在前，趾在后，手拘挛，瘈疭不可以次数计，当时以为必死，家属请恽铁樵予以挽救。恽铁樵乃与金蜈散，嘱每次服一挖耳之量，以犀角地黄汤送服，服用两次后，翌日再诊，手脚均复常，瘈疭亦不作。第三，蜈蚣药性燥烈，必须用西洋参、生地黄等养阴润燥之品制约之。恽铁樵说自己患有大病时，遍尝各种虫类药，惟觉蜈蚣为最燥，二两药中加蜈蚣三节，其重可一分耳，制成丸剂，每丸不过绿豆大，重亦不过二厘，服药三丸，微觉燥渴，鼻黏膜干痛，计所食蜈蚣之量仅得六厘，百分之一，故蜈蚣燥烈之性可窥见一斑。

③脑水肿与神经瘫

症状：脑水肿的表现为患儿头颅增大，两眼之黑珠向下而不向上，上面露白，即中医所称之"解颅"（编者注：恽铁樵所称之"脑水肿"当为现代医学之"脑积水"）。

神经瘫的表现为四肢弛软，不得转侧，四肢厥逆，迷睡郑声，肌肤津，目斜，项强，脉迟。恽铁樵指出，神经瘫类似于"柔痓"。柔痓的成因有四：其一由伤寒转属者，其二由刚痓转属者，其三由潜伏性梅毒发展而成，其四由失血过多而生。

治法：脑水肿无治法。神经瘫初起可参照"柔痓"治疗。

方药：

第一，伤寒转属柔痓：大建中汤。

第二，刚痉转属柔痉：川椒（去目）三分，乌犀尖（研冲）一分，当归身三钱，川贝三钱，茯苓三钱，茯神三钱，虎骨（炙）三钱，乳没药（纸包压去油）各三分。

恽铁樵指出，刚痉转属柔痉者，患儿已不瘈疭，但手脚都软，目睛不和，神昏迷睡，口涎不摄。

第三，潜伏性梅毒发展为柔痉：乌犀尖（研冲）三分，生甘草一钱，川椒（去目）三分，蝎尾（炙，研冲）二分，独活一钱，当归身三钱，大生地五钱，虎骨（炙）三钱，天麻三钱，桑寄生三钱，二妙丸（入煎）一钱，川连三分。安脑丸，特制回天丸亦可用。

恽铁樵指出，梅毒发展为神经瘫者，为中毒性神经瘫，浅者可治，深者不可治，成人小孩皆然。成人中风凡十指皆爪、疥及鹅掌者，多不治，仅一二指有爪疥者，可治。小孩仅有湿疮者可治，若头部湿疮密布者不治，颅骨不整者尤无幸免。

第四，失血过多而致柔痉：当归身三钱，细生地三钱，川椒三分，金钗石斛三钱，麦冬三钱，阿胶三钱，艾叶八分，天麻三钱，川贝三钱，佛手一钱半。至宝丹（化服）一粒，童便（冲服）半杯。

④肺病

症状：患儿肺胀气急，喘促胸闷，肩息鼻张，痰壅闷甚。

治法与方药：此乃临命之顷，为肺绝之象，死在旦夕，已无治法，可尝试牛黄夺命散。

牛黄夺命散：黑白牵牛头末各五钱半，槟榔二钱半，大黄一两，木香钱半，轻粉半分。上药研细末，每末一钱，蜜水调下，微利为度。

5. 方药特色琐谈

（1）安脑丸在惊风中的运用

安脑丸是恽铁樵自制之方，乃根据读《伤寒论》《千金方》《药证真诀》

三书心得而成，广泛用于惊风等病证。

组成：金钱白花蛇（去头，隔纸烘，研筛去土）六条，蝎一条，白附子一钱五分，薄荷三钱，梅片三钱，独活五钱，生川乌二钱，天麻三钱，明雄二两，麻黄二两，犀角一钱五分，麝香一钱。

上药陈酒熬膏为丸如绿豆大。

在惊风中的运用：

①小儿发热，指头自动，寐中惊跳，唇红而干，口渴无泪，服丸半粒，薄荷一钱煎汤化服。

②惊风发作时手足抽搐，两目上视，角弓反张，一日二三次发作，发时面青，种种恶候并见，不发作时略如平常无病光景，此是惊风已成。待发作后，用薄荷一钱、酒炒龙胆草二分煎汤二三羹匙，用此丸一粒化服即安，隔六小时再服一粒，仍用薄荷一钱、龙胆草一分煎汤化服，即不再发。

③惊风发作时手足痉挛抽搐，面色发青，两目上视，不发作时，面色不转，目光不正，两眸或微抖，或一眼向前，一眼旁时。此为热毒入脑之证，而且兼虚，病候较深。此时可用当归身一钱、细生地一钱、清炙甘草四分、酒炒龙胆草二分为一服，煎汤，取越三羹匙，将安脑丸一粒化开，灌入患儿口中，再将余药徐徐灌入抚之入眠，不可惊动，三小时后再服一次，照前配药分量同，第三次须间隔六小时，药量亦照前。共服药三次，丸三粒。

④患儿颈项反折，头向后仰，角弓反张，可用西洋参、当归身、细生地各一钱，酒炒龙胆草三分煎汤，化服丸药一粒，隔六小时再服一粒。若患儿牙关紧闭，可用丸一粒捣碎，指醮搽其牙龈，其口即开。

恽铁樵曾记载一例效案：小孩八岁，病由发热，惊风转属而来，颈项反折，头后脑与背相附着，其颈之弯如黄瓜，病廿余日，颈弯曲六日不变不动，病孩之父，声言不惜财，不责备医生，但愿有法。吾乃以九元之代价，修合药丸六十余粒，每六小时服药一粒，两粒后其颈项觉酸，头仰得减，知已中病，继续再服，仅六粒而头仰全除，殷即以余药相赠。

恽铁樵强调，凡药须与病对证，绝无一药能治万病之事。安脑丸若能照单用于治疗上述病证，确有实效。但绝不能未见惊风证据，以预防用药之念使用安脑丸。

恽铁樵还提出安脑丸不适用的三种病证：

①见惊风征兆，又兼见气急鼻扇者

此种咳嗽必不爽，乃惊风与急性支气管炎症并发之病。支气管发炎，则气管变窒，呼吸不利。鼻孔与气管，生理上有此呼彼应之功能，气管觉窒息，则鼻孔扩张以为救济，故见鼻孔扇动，即可知其气管炎肿。单纯之支气管炎症，如急性肺炎，其险恶不亚于脑病，若惊风与鼻扇并见，是肺脑并病，单用安脑丸治脑，肺炎不兼治，当然无良好效果。此种肺脑并见之症，十九皆出痧子，当以透发为主，龙胆草既不能不用，由不可多用，尤忌推拿。

②误药之坏病

误药之种类甚多，无从悉数，扼要言之，失表使病内传，误汗至于动血，悍药攻里创其内部，故不宜用安脑丸。

③风缓

神经紧张，则为拘挛，称为刚痉；神经弛缓，则为风缓，即是柔痉。柔痉实较刚痉为难治。柔痉致病之由，虽不止一因，而病人若本有潜伏性梅毒者，若患脑症，则归属柔痉，表现为偏身无力，不但不拘挛，亦不能转动，神昏、目歧等症状仍然可见，此时安脑丸不能取效。

（2）虫类药在惊风中的运用

僵蚕、全蝎、蜈蚣、蕲蛇等虫类药是治疗惊风发作时的主药。虫类药具有祛瘀通络、息风止痉之功，能弛缓神经，能制止抽搐、痉挛、撮口、直视等惊风症状。

恽铁樵指出，此数种虫类药当中，亦有等级之分。其中蜈蚣最为猛悍，全蝎次之。寻常惊风抽搐，全蝎足以济事，不宜用蜈蚣。因为蜈蚣药性太过猛悍，服用后会出现口鼻干燥异常，此乃耗伤阴血之象。故蜈蚣一方面弛缓神经，一方面又令血液化燥，则血既燥之后，筋脉失养（"神经失养，行且变硬"），反又加重拘挛之弊。

若用全蝎蝎尾不能制止之风，用蜈蚣则无有不止的。而惊风以撮口最为酷烈，非蜈蚣不能取效。蜈蚣息风，中病即止，不可多用。同时为防其燥血之弊，必须配合当归、生地黄等养血药，所谓治风必兼养血。

僵蚕药力较之全蝎有更为平和。蕲蛇也亚于全蝎，少用无效，多用味腥，令人作呕。至于蝉蜕药力更次于僵蚕，对于惊风已无甚用处。

观恽铁樵在《保赤新书》所列"惊风成方甲级"（即治疗惊风发作时用方）二十一方：辰砂膏（朱砂、硼砂、元明粉、全蝎、珍珠粉、麝香）、宣风散（全蝎、麝香）、丹溪金乌散（蜈蚣、川乌尖）、调黄益气散（蜈蚣、蝎尾、僵蚕、瞿麦）、夺命散（铜青、朱砂、轻粉、麝香、蝎尾）、演山截风丹（全蝎、僵蚕、白附子、天南星、天麻、朱砂、蜈蚣、麝香）、全蝎散（全蝎、荷叶）、郑氏驱风膏（朱砂、蝎尾、当归、栀子、川芎、龙胆草、羌活、防风、大黄、甘草）、南星散（天南星、琥珀、全蝎）、本事保命丹（虎睛、朱砂、全蝎、麝香、蜈蚣、天麻）、牛黄丸（胆南星、全蝎、蝉蜕、防风、牛黄、白附子、僵蚕、天麻）、钩藤饮（钩藤尖、人参、犀角、全蝎、天麻、甘草）、天麻丸（天麻、天南星、白附子、牙硝、五灵脂、全蝎、轻粉、巴豆霜）、罗氏牛黄丸（白花蛇、全蝎、白附子、生川乌须、天麻、薄荷、雄黄、朱砂、冰片、牛黄、麝香）、一字散（天南星、蝉蜕、全蝎、僵蚕）、牛黄散（牛黄、天竺黄、朱砂、麝香、钩藤尖、蝎尾）、三解牛黄散（僵蚕、全蝎、防风、白附子、桔梗、大黄、炙甘草、茯苓、黄芩、人参、郁金）、牛黄膏（牛黄、蝎尾、巴豆霜、冰片、朱砂、郁金、麝香）、至宝丹（犀角、玳瑁、琥珀、朱砂、雄黄、牛黄、麝香、安息香、金箔、银箔）、蚕蝎散（全蝎、蝉蜕、天南星、甘草）、蝎附散（全蝎、泡附子、泡南星、泡白附子、木香）。从用药来看，虫类药的使用频率是最高的。正如恽铁樵所说："凡惊风，虫类为特效药，此是事实上积久之经验。"

6. 调护

恽铁樵指出，惊风拘挛抽搐停止之后，当及时调护善后，防止再发，故列"惊风成方乙级"十三方：六神散（茯苓、白扁豆、人参、山药、白术、甘草）、半夏丸（半夏、茯苓、枳壳、风化朴硝）、宽气饮（枳壳、枳实、人参、甘草）、宽热饮（枳壳、大黄、甘草、元明粉）、五和汤（当归、赤芍、茯苓、炙甘草、大黄、枳壳）、安神镇惊丸（天竺黄、人参、茯神、天南星、酸枣仁、麦冬、生地、当归、赤芍、黄连、薄荷、木香、木通、栀子、朱砂、犀角、龙骨、青黛），青州白丸子（半夏、天南星、白附子、川乌）、醒脾散（白术、人参、甘草、全蝎、橘红、茯苓、木香、白附子、天南星、莲子肉）、黄芪益黄散（黄芪、人参、甘草、陈皮、白芍、茯苓、黄连）、天麻散（半夏、天麻、炙甘草、茯苓、白术）、神芎丸（生大黄、黄芩、牵牛子、滑石、黄连、薄荷、川芎）、茯苓补心汤（茯苓、甘草、桂心、人参、麦冬、紫石英、大枣）、薏苡汤（薏苡仁、当归、秦艽、防风、酸枣仁、羌活）。从用药来看，补益药的使用频率很高，目的就是为了固护正气，既能助正祛邪，又能防邪内传。

7. 禁忌

恽铁樵特别指出治疗惊风应慎用忌用三类药。

（1）慎用大黄、芒硝等峻下药

恽铁樵指出，惊风的发生乃因热、积与惊怖，故清热导积，弛缓神经则愈。清热的时候必须要注意给热邪以出路，宜疏解清透。但同时又要防止热邪内陷，故当以消导药和透发药合用，选用麻黄、葛根等发散药，而慎用大黄、芒硝等峻下药。

（2）忌用羚羊角

羚羊角有息风止痉之功，但专能泻肝，克伐生气，虽能防止抽搐，但可能导致患儿迷睡无神，引起后遗症，以致预后不良。

（3）忌用回春丹

此类方药功擅清解血毒，而不利于热邪的清透，会导致热邪直折入里，变证百出。

案例

丁孩。十二月十四日。病才瘥后，受惊致见抽搐，人王部隐青色，迷睡，行且大抽搐，有甚大危险在后。钩尖三钱（后下），蝎尾二分（炙，冲），滁菊二钱，归身四钱，象贝三钱，杏仁三钱，炙草八分，枳实一钱。

二诊：十二月十五日。热退抽搐止，惊风已告一段落。象贝三钱，杏仁三钱，归身三钱，焦谷芽三钱，炙草六分，橘皮一钱五分。

（《药盦医案全集·小儿门·惊风类》）

按语：患儿惊风已成，故当清热泻肝，药用钩尖、滁菊；伍用蝎尾乃弛缓神经之要药；食积是导致惊风的常见病因，故配以象贝、枳实、杏仁消积化痰；当归养血护正；炙甘草调和诸药。二诊时因热退抽搐止，惊风已告一段落，故去清热泻肝、弛缓神经之品，而用消积化痰法以善后。

（二）痧疹

痧疹是中医对儿科一切发疹类疾病的总称，包括麻疹、奶麻、风疹、丹痧等。其中最常见的是麻疹。恽铁樵所讨论的痧疹也以麻疹作为代表。麻疹为感受麻毒时邪引起的急性肺系时行病，以发热咳嗽、鼻塞流涕、泪水汪汪、全身发红疹及早期出现麻疹黏膜斑为特征，一年四季都可发病，多流行于冬春季节。麻疹传染性很强，自古以来属儿科四大要证之一。恽铁樵对于麻疹的诊治，提出不少新颖的见解，确是临床经验之谈。对于其他发疹类疾病，也可参照于此进行诊疗。本部分内容，根据恽铁樵所著《保赤新书》《论医集·痧子调护法》《幼科》《中医新论汇编》等著作整理而成。

1. 诊断与病情演变

（1）痧疹初起的三大症状

恽铁樵指出痧疹初起的三大症状：第一，咳嗽；第二，发热；第三，心里难受。

（2）痧疹初起病程的三大时期

恽铁樵指出，痧疹初起病程可划分为三大时期：第一，前驱期。患儿出疹之前，最先出现的症状是咳嗽，多伴见眼泪鼻涕，并且有喷嚏、呵欠，此为痧疹的前驱症状，十有八九会出疹，不能误诊为重伤风。第二，发热期。发热在咳嗽以后出现，此时发热与咳嗽同见，以发热为主，此为痧疹的前驱期。但需指出的是，此期发热和咳嗽在此期都逐渐加重。咳嗽并不减轻，或者还更厉害，咳甚而呕吐，或者完全咳不出，咳不爽快，面色绯红，眼睛亦红，神气昏沉，常默默不肯多话。热重而咳不畅，是痧疹最常见的表现。第三，传变期。发疹在两三天以后，就可看见疹点了，此为普遍现象（亦有特殊情况：初发热便见疹点者）。初见疹点时不能称为发疹期，因为疹点样式很多，有顺有逆，顺者平安，逆者危险，而且逆证变化，尤其捉摸不定。所以此时是病程演化发展的一个节点，故称之为传变期。

（3）痧疹初起的三大逆证

恽铁樵指出，痧疹初起的三大逆证：第一，前驱期的逆证：气急、鼻扇。咳嗽是痧疹的最初见症之一，咳嗽程度无论如何重，咳至呕吐，完全咳不出，都不算逆证。如果出现气急、鼻扇，就是逆证的表现了。究其咳嗽原因，乃是因为气管中有风。咳的作用，就是要使风外出。若风不得外出，咳嗽就会格外厉害，喉咙、气管都会红肿起来，这就是西医所说的发炎，起初是气管发炎，接下来就会波及支气管，甚至细支气管等，一步重过一步，这就叫做传里。而气急、鼻扇是支气管发炎的证据，因此这也是痧疹初起的第一个险症。第二，发热期的逆证：高热无汗、面部鼻旁口唇发青。发热，热度高，指头寒，都是痧疹初期的普遍见症，不算险症。但是如果出现高热无汗、面部鼻旁口唇发青，那就危险了。究其缘由，此乃病毒内攻，胃不能受，温温欲吐，则面部发青。鼻准两旁谓之人王，人王属胃，要判断患儿胸中是否难受，主要的标准就是看人王部发青与否。若鼻准旁边连及近口唇处一大片都是青的，说明病情就更深一步危险了。此时患儿手足逆冷也势必明显。需特别注意，此时病证有寒、热、虚、实之分，一旦辨证不准，用药略微错误，都会导致变断四起，非同小可。第三，传变期的逆证：泄泻不止。痧疹初见以后，治疗的关键在于要透发疹子，皮肤红点见得越多说明病势在逐渐减轻，若是红点见之无可再见，就是病毒净尽病愈之象。在传变期最应注意的是大便不可泄泻，泻则导致病毒内陷，痧子不得出，以后就步步棘手。若因泄泻，皮肤红点不见，或见得很少，甚至泻下剧烈导致红点已见又忽而不见，说明病势加重，病毒深入，源源不断从大便排出。因此泄泻是痧疹最危险的逆证。

2. 治法

（1）治法总则

痧疹必须从皮肤透发而解。就病之性能推考，人体蕴毒皆以皮肤为宣泄之出路，此乃体工自救之唯一妙法。痧疹的病理是只病三阳，透疹外出是治疗痧疹的第一要义。恽铁樵指出，对于痧疹的顺证、轻证，可依赖人体自然抗病本能，不药也可自愈。而对于痧疹的逆证、重证，治疗时要做到"因势利导""拨乱反正"八个字。人体抗病趋势向外，助疹透表，就是"因势利导"；邪毒不达表而内陷，使之达表，就是"拨乱反正"。

痧疹是肺胃两经病，热责之于阳明胃，咳责之于太阴肺。譬如发热不咳嗽，或者咳嗽不发热，都不是痧疹。咳嗽与发热在痧疹病程中有交互的关系。咳若不畅，热就郁而不达；热势增高，咳就格外厉害。咳若能畅，痧疹便能鲜红地透发出来；反之，咳若不畅，痧疹便出不来。痧疹不出即入，手脚就会冷，热就会向里攻，肺的方面就会气促、鼻扇，胃的方面就会面青、呕吐。正确的治法就是一方面疏散肺中的风，另一方面清凉胃家的热。所以，宣肺、解肌、清热、透疹，是治疗痧疹的根本原则。其基本法则可分为三个步骤：初期宣肺疏表，中期解肌透疹，后期养阴清化。

（2）痧疹初起三大逆证的治法

第一，前驱期的气急、鼻扇。恽铁樵指出，咳嗽实际上是机体对外来刺激的一个保护反应。痧疹的咳嗽根源在于风寒袭肺，气管发痒，自然要驱逐风寒，故而咳嗽。因此对于气急、鼻扇这第一逆证，只要帮助肺脏驱逐风寒就是正当不误的治法。若是无汗，便用荆芥、防风、葛根等药疏散为主，再用杏仁、象贝、桑叶、橘红等宣肺化痰药为副。若是只用药物来抑制咳嗽，则有闭门留寇之弊，是大错特错的方法。

第二，发热期的高热无汗、面部鼻旁口唇发青。恽铁樵指出，首先要明白手冷面青的机理是热向内攻。发热是痧疹的一个主症，因此痧疹属于热病的范畴。从六经辨证来看，表为太阳，里为阳明。太阳就是皮毛，阳明就是肠胃。发热手冷、人王部位发青是阳明经证，自然当为热证而非寒证。表卫闭郁，热不得出，不出则入，所以热邪向里逼攻，影响到中焦胃家。所以，在治疗上要注意两个方面：其一，是主药的选择。既然表闭是手冷面青的原因，因此当以解表为治疗大法。无汗用麻黄发汗，有汗则用葛根解肌。其二，是副药的选择。若是舌润苔腻（夹湿），用厚朴为副药；若是舌绛口苦（热毒），以黄芩为副药，若是舌干汗多烦躁（热盛伤津），以石膏为副药；咳甚以象贝、杏仁、橘红为副药；痰多热重以瓜蒌、桑叶、黄芩、黄连为副药。

第三，传变期的泄泻。恽铁樵指出，首先应当结合脉象、面色、证情、舌苔等辨清寒热。例如热泻可见舌色必红绛而干糙，粪必甚臭，带老黄色。若属热泻是两阳合病，以葛根为主药；若属寒泻是太阴中寒，以炮姜为主药。其中葛根在治疗痧疹方面有着广泛的应用。因为痧疹最怕出不出来，或一出就没，而葛根具有辛凉透达之性，若配以柴胡、升麻，则既能解肌退热，又能升阳举陷。痧疹不透、泄泻不止，都是"陷"的表现，《内经》说到"陷者举之"，故凡是陷的都当升，而葛根就能担此重任。因此就是治疗寒泻，在以炮姜为主药的同时也应当配以葛根为副药。

（3）痧疹而见肺炎时的救治急性肺炎法

痧疹而见肺炎，表现为咳嗽不爽、气急、鼻扇。此时若用葶苈子、远志等化痰之品，由于前述各种原因，反使病情加重。当以无价散予以治疗（无价散系用腊月中健全小儿之粪便，倾入银罐内，盐泥封固，炭火煅赤，令成灰，加麝香、冰片少许，同研而成）。无价散只能用一次，且最多不过一分，最好先予半分，不瘥者再予半分，用清透药冲服。痧透咳爽、鼻翼不扇，是病情好转之象。若不出痧子，即便有咳嗽、气急、鼻扇，亦是病情减轻之征。要注意无价散只能用于治疗痧疹而见肺炎、支气管炎危象者，而对于寻常伤风咳嗽、慢性咳嗽、肺燥肺痿等则忌用无价散。

3. 用药

对于痧疹的治疗，恽铁樵提出二十九味最重要药和十八味次要药。

（1）治疗痧疹最要药

①麻黄、葛根、柴胡、炮姜

以上4味药是治疗痧疹最重要的主药。其中葛根、柴胡以其辛凉疏表、升阳举陷之力在痧疹中用得最多。而麻黄用得较少，必须无汗时方可使用。干姜则用得更少，只有泄泻属寒时才能使用。

②黄芩、黄连、石膏、竹叶

以上 4 味是清热药，性味寒凉，必须阳证、热证方可使用，为重要副药。若见太阴寒证则忌用。

③杏仁、象贝、川贝、桑叶、橘红、瓜蒌、半夏、枇杷叶

以上 8 味是宣肺化痰药，药性平和，针对痧疹必见咳嗽之症，为治疗痧疹的重要副药。

④枳实、槟榔、大腹皮、山楂炭、枳壳、焦谷芽

以上 6 味是消食导滞药，药性平和。当痧疹兼有食积之症时，此为重要副药。

⑤赤茯苓、猪苓、通草、六一散、泽泻、车前子

以上 6 味是利小便药，药性平和。当痧疹兼有咳嗽厉害、小便短赤以及泄泻不止之症时，此为重要副药。

以上 29 味，是治疗痧疹的最重要药，亦最为平正王道之品，用之得当，治疗痧疹可随手而愈，免却许多危险。

（2）治疗痧疹次要药

①发汗：荆芥、防风、葱白、豆豉。

②止泻：扁豆衣、芡实。

③清热：栀子、连翘、蝉蜕、元参、天花粉。

④治疗咽喉肿痛：牛蒡子、马勃。

⑤用于代茶品：西河柳、白茅根。

⑥化痰：地枯萝、莱菔子、冬瓜子。

以上 18 味，是治疗痧疹的次要副药。恽铁樵指出，治疗痧疹的重要正药及副药，用之得当可以弭患无形，用之不当则有生命之险。但次要副药却不然，用之得当固然也有功效，用之不当也无甚大危险。医生需要判断患者病情，若患者病情危重之时，只贪图安全而只用次要副药，则有病重

药轻之嫌，也不足以充分发挥治疗作用，达不到治疗效果也会贻误病情，反而危及患者生命。

4. 禁忌

恽铁樵特别指出，对于痧疹的治疗，有三类药物属于忌用之品：第一是石斛，第二是远志，第三是玉枢丹（即太乙丹，又名紫金锭）、保赤丹等攻泻之药，以及回春丹、至宝丹、牛黄丸、万氏牛黄丸、金鼠矢等香药（凡含有麝香的丸药统称香药）。

（1）用药第一禁忌：石斛

发热是痧疹的一大主症，因此有医家就认为，患儿热盛，最怕灼伤阴液。阴液枯涸，惟恐病重难治。而石斛具有补阴生津之功，若用石斛，原本很糙的舌苔就会转润。舌苔既润，说明阴分不涸，即使患儿有发热也不要紧。甚则还有医家认为，各种养阴药都有滋腻之性，惟有石斛绝不滋腻，所以放胆用之，别无顾忌。

但恽铁樵指出，热甚津涸主要责之于少阴经。只有热病初起未见传变的证候，也就是古人用天冬、玉竹、阿胶、鸡子黄的证候是可以用石斛的。若是病在三阳，是绝对不能用石斛的。对于热邪炽盛的阳证，如果贸然使用石斛，则舌润阴可不竭，但又可因其滋腻之性闭门留寇，以致养阴病不得出。痧疹是病毒感染所致之病。病毒经石斛甘凉抑遏之后，胸脘痞满变为烂喉、口糜、白瘖，以致出现不易收拾的种种恶候。恽铁樵特别提到，石斛不可用于伤寒系之温病，尤不可用于痧疹。对于痧疹已化燥未尽达之时，可用鲜生地清热凉血生津，而绝不可用石斛。若用石斛，因其养阴滋腻，未尽达之痧疹必不能外达，以致热邪未除而阴亏津涸，唾液涸竭，舌干而劫津，血液干极，热邪炽盛而神经失养，从而病重难治。

（2）用药第二禁忌：远志

咳嗽是痧疹的一大主症，而远志具有止咳之效。但恽铁樵指出，咳嗽是机体本能的反应，可以保护气道。患儿痧疹咳嗽是风寒袭肺，气管发痒所致，因此应当用到麻黄、葛根等主药，以及象贝、杏仁等副药，才能对证。而远志能补肾阳，适用于年老肾阳虚弱，肾不能正常蒸腾气化水液所致的黏痰咳喘，而绝不能用于风寒袭肺所致的咳嗽。

（3）用药第三禁忌：攻泻之品与香药

①保赤丹、玉枢丹

保赤丹中以巴豆、胆南星为主药，其效用在于攻伐食积和祛痰。如果没有太阳表证，也就是没有出现发热、有汗、手脚不冷、舌苔黄厚等症状，方可使用攻泻之药。而痧疹手脚厥冷的机理是表闭，是热向里攻。若妄用攻泻之药会导致痧疹热毒内陷。痧疹最忌大便不实，因此在痧疹初起的三个时期断可不滥用保赤丹。恽铁樵提到他所见到的痧疹逆证多半是误用保赤丹所致的，并分析了误用的原因：其一是以意为之，以为患儿的并不过是风寒、食积，既然有食积便使用攻泻之药。其二是抱定一个成见，以为伤寒下不厌迟、温病下不厌早，又以为南方无真伤寒，所以热病都是温病，于是乎只要见到发热便使用攻泻之药。从而导致大便泄泻不止，逆证由生。不能使用玉枢丹的原因也与之类似。

②牛黄丸、回春丹

恽铁樵从中西医汇通的观点出发，指出痧疹是热病之一，热病的变化趋势总是由外向内，先太阳，后阳明，如果正气既虚就传到少阴。痧疹传至少阴时，症情已然厉害，但其内的路径还有一条——神经系。如若病毒侵及神经系，会表现为角弓反张，类似于中医传统所讲的"痉病"，西医所讲的"脑膜炎""延髓炎"。热病传神经系也有两条途径，一条是误汗，一条便是误用香药。牛黄丸、回春丹以及太乙丹、神犀丹、至宝丹、紫雪丹、金鼠矢的重要成分是麝香、牛黄。而麝香会入脑，牛黄也会入脑。原本热病在太阳及阳明经的时候，本来是要向阳明腑顺传，或者向少阴经逆传。

如若一旦使用香药，因为香药入脑，于是病情便换了一条路径传变而直向神经系了，显示种种败象。而医生针对此类变证又多用仲景治三阴的方药如附子、吴茱萸、干姜、桂枝等，药不对证，当然不效。

由此，恽铁樵强调，高热用香药是引狼入室。倘若症情真的影响到神经系，出现神志昏迷、手脚抽搐等表现，须用疏散解肌、消导清热等治法，才能使高热速退，病证得愈。

5. 调护

（1）不可泻大便

详见前述。

（2）衣被寒暖要当心

痧疹的调护要注意温保，衣被常要带暖，患儿不可吹风。但要注意温保，只能适可而止。如若被子盖得过暖，衣物穿着过多，会导致患儿大汗淋漓，有亡阳漏汗之弊，已出的痧疹亦能隐没，因此受热引起的变证较之受凉更为难救。判断衣着被盖的多寡，要以患儿浑身蒸蒸有汗为标准。最好用三层被履，汗多则去一层，汗少则加一层。尤其要注意根据季节气候进行调整，冬天可用毛织物，春夏只能用棉织物。

（3）患儿的面孔不可露在外边

痧疹有一个特点，热即出，凉即隐。所以说痧疹贵在保温。正在出痧之时，如若将患儿重重厚履，却将面部露在外边，那么面孔定不出痧，而身体其他部位则因过热而汗多，结果痧点虽然甚多，亦无益于病，反而有因此殒命者。所以患儿出痧时其面孔不可露在被外，在冬令时节最为重要，春寒时尤当注意。

（4）不可吃荤

《内经》中提到热病不可吃肉，凡是发热之病都应守此禁，痧疹尤应特别注意。若犯此禁则危险异常，难以救治。不但是吃荤，即使是猪油气味亦不可闻嗅。而且茶食中有猪油者，如杏仁酥、米花糖之类，皆在禁忌之列。如果是哺乳期间的患儿出痧疹，乳母也必须吃素。

（5）药禁

除前面提到的石斛、远志、回春丹等特别需注意的三类禁药外，恽铁樵还提到以下几类药对于痧疹也需慎用或禁用：

①葶苈子

葶苈子有泻肺止咳平喘之功。痧疹发病虽总以伤风咳嗽为起端，而且咳嗽会逐渐加重，甚则气急鼻扇，但要注意的是这是肺闭而不是肺实。古人用葶苈，以胸中有饮、喘满不得卧为标准，主要是痰，是水。但小孩出痧疹，症见咳嗽气急鼻扇，是肺为风束，主要是风。从药性的升降浮沉来看，葶苈子的作用趋势为向下，能开胸结、利水肿。但痧疹的治疗宜透发不宜攻下，所以用葶苈子是不合适的。

②猴枣

猴枣具有清热化痰之功，能治痰热惊痫，其药性功用类似于犀角、马宝。但有的痧疹患儿服用猴枣后可能会出现变证。这是因为痧疹无论在初期或末传，其咳嗽完全是风热，即便是初起受寒亦无不化热。此为风热，而非痰热，故绝非清热化痰可以济事。痧疹的发病机制是血中热毒向皮肤宣泄，故其初起时在治疗方面要做到苦寒兼透发。而猴枣的作用则与之不相符合，且其与犀角有类似之处，反而会导致邪毒内陷。

③麻黄、石膏

麻黄、石膏是治疗痧疹的当用之药。痧疹初起之时，出现咳嗽不爽、壮热无汗，非麻黄不解；若复烦躁引饮口渴，更是非用石膏不可。但是也须注意，麻黄、石膏在治疗痧疹时也不可妄用。用麻黄、石膏须有两个条件：其一，须壮热、无汗而喘、烦躁、大渴引饮，且此四种见症皆具；其二，药量与病候宜相符。恽铁樵指出，凡用伤寒方而未见效者，小半是见证未能吻合之故，大半是药量不中肯之故。恽铁樵在研读《伤寒论》和《圣济总录》后悟出，用麻黄以三分至四分为止，石膏以一钱半至三钱为止，如其药力不能及够，则继进一剂。若见痧疹夹惊风而发者，则极为难治，绝非麻黄、石膏可以济事。若予大剂量膏、麻，则病症不吻合，药量不中肯，变证百出。

（6）芫荽烫熨

芫荽即香菜，此物最能透发痧疹。但芫荽之效力，不在内服，全在烫熨。

芫荽烫熨法：于患儿咳嗽发热，身上已见红点之时行之。用芫荽一斤，分两次，先用半斤，沸水一大壶，大盆一个。将芫荽放入盆中，以沸水泡之，切不可煎煮，亦不可用火炖。泡时须将房间中门窗皆关闭，使香菜气味充满室中，最为合法。既泡之后，乘热用洁净毛巾，醮透绞干（巾须甚热，绞须极干）。用此热巾，向患儿面部轻轻熨之，频频熨之，毛巾须着肉即起，不可掀紧在面上，也不可揭，须连续不已，使患儿面部肉红，红则为痧透之征。毛巾不须摊开，只须总把握在手中，以一部分着患儿之面。毛巾的一面冷却后，则翻转用较热之一面。一张毛巾全部冷却后则换另外一张热巾。盆中的水冷却后则更换一盆热水（此盆热水为第二个半斤芫荽所泡）。烫熨之主要部位，在患儿之人王部（即鼻旁、口唇之上，颊肉之微近中部处）。注意烫熨当专注于人王部，他处（包括手脚、胸背部）可以不问。烫熨之时间以药后五分或十分钟时开始行之最为适当。烫熨之后，既行温保，勿使面部外露，如此则病机必转。若翌日热尚未退，痧尚不多，咳尚不爽，可再如上法烫熨之。

案例 1

陆女童，12 月 26 日。发热见红点，泛恶。是将作痧疹，当达之。葛根一钱五分，淡芩八分，茅根三钱，橘皮三钱，炙草六分，川连三分，象贝一钱五分，炒荆、防各五分，香葱白二个。

二诊：10 月 27 日。痧子，面部不见，头眩，口苦，舌尖绛，但头汗，热有起伏，宜外熨。淡芩八分，栀皮一钱（炒），薄荷一钱，炒香豉三钱，炙草六分，炒牛蒡二钱，杏仁三钱，桑叶三钱，茅根三钱。

三诊：10 月 28 日。热不扬，痧点不透，胸闷。是病不得外达也，色脉尚无他，透之。葛根一钱，杏仁三钱，炙草六分，归身三钱，象贝三钱，橘红一钱五分，茅根三钱，淡芩一钱，无价散半分（冲）。

（《药盦医案全集·小儿门·痧疹类》）

按语：透疹外出是治疗痧疹的第一要义，患童因发热见红点，故用葛根、荆芥、防风等药疏散为主，再用黄连、黄芩等清热解毒药为副，以及象贝、橘皮等宣肺化痰药为副。二诊时面部痧疹已退，但头汗，故减荆芥、防风以减弱发汗力量，加桑叶、牛蒡、薄荷、香豉等清凉透散之品。三诊时因热不扬，痧点不透，胸闷，继续用透散清热化痰之品巩固疗效。

案例 2

朱姓小孩，可四五岁，今年三月初来诊，面色白，唇色并不绛，面上有已枯之小点，其小点与已回之痧子不同。痧子当其发出时，颜色鲜明，当其回时，作暗红色隐于皮肤之下，皮肤之外层，平滑无疬。此则如焦头痦子，有小黑疬，脉尚无他，而病孩躁甚，反侧都无所可。问其病状，先起发湿气，其后出痧子，余思此必痧子未透，否则不躁。又此必误服大剂温药，然后面色发白。问果曾服温药否，病孩之母示余前诊之方，初起麻黄四分、七分，其后葶苈一钱、钱半；其后附子三钱，黑锡丹五钱，磁石一两，附子、黑锡丹方服三五剂，麻黄、葶苈子各两剂。余谢不能治，约延喘四五日而死。

（《临证笔记》）

按语：恽铁樵指出，初诊时即知其必死，其判断之关键在于"面白而躁烦"。痧疹出现面色白者有两种情况：其一，痧子不得出而面色白，其热必向里攻，其人王部必隐青，必然咳不出，其甚者气急鼻扇而泛恶，此为肺闭，闭者开之可以生；其二，痧子已出，忽然隐没，则面色亦白，咳不出之外必然再见泄泻，此者为陷，陷者举之亦可以生。但此例患儿，面白而躁，既不见气急鼻扇之闭症，亦不见泄泻之陷症。躁者面色当赤，但今反白，神色不安详，是为阴躁，病位在肾，乃肾热之症也。所以恽铁樵一望而知其误服温药，其受病最深，故云必死。

案例3

一黄姓小孩，兄弟两人，大者九龄，小者五龄，皆出痧子，皆逆，小者为尤甚。大者汗出不止，咳不爽，无力，神气萎顿。小者咳不爽，不能啼，唇舌都从热化，手自搔鼻，咬牙，寐中惊悸，兼之泄泻，最奇者，喉下锁骨及缺盆约四寸许方积，隆然肿起，按之中空，皮肤甚厚，并非水疱，其余症象是阴虚而热，兼惊，兼急性肺炎。检其前方，则麻黄、葶苈、附子、鸡金，其余为寻常副药，麻黄两剂，葶苈两三剂，附子两剂。余思此亦坏症之必死者，其缺盆处之肿，则属创见，病家强之，因为治大儿，其小者阅四日而死，大者得止汗药得愈。

（《临证笔记》）

按语：恽铁樵指出，前医用麻黄虚其表，复用葶苈泻其脏气，更用附子以温之，又用鸡内金以补之，则生理之经气，因药力之蹂躏，而大为耗损。黑锡丹用在此处也实为不妥，使用黑锡丹的标准是肾喘痰多，病从寒化，适用于高年老者，或虚劳肾衰无阳之人。因小龄者病情原本危重，又加之误治，故最终不治身亡。

二、内科常见病证治

（一）咳嗽

咳嗽是肺系疾病的主要证候之一。恽铁樵将咳嗽分为外感咳嗽和内伤咳嗽辨治。外感咳嗽又分为伤风咳嗽、风温证咳嗽、发热与咳俱来（急性支气管炎与急性肺炎）三类，内伤咳嗽又分为阴虚咳嗽和阳虚咳嗽，此外还有一特殊类型脏腑咳（其中又以胃咳与肾咳最常见）。

1. 外感咳嗽

（1）伤风咳嗽

①临床表现

鼻塞多涕，嗅觉减退，喉痒，咳嗽多痰，痰黏稠或稀薄，口味减淡，常兼见头痛形寒，背拘急，脚酸。病程约一周，一周后逐渐自愈。发病具有季节性，大约春寒及秋凉时最易患此病。

②发病机理

咳嗽种类最多，伤风咳嗽是最轻者。该病的发生与肺系有着密切的联系，恽铁樵将该病的病机归纳为"肺为风束"四个字。

恽铁樵指出，内部脏器与外界空气直接相通者，只有肺脏。肺脏与肩背、胸膈、臂腕、手指有着密切的联系，这些都是肺脏的势力范围。凡一鼓作气，则其气在身半以上，这恰恰是肺脏权利所至之地，所以说肺主气。肺脏健全，则身半以上肌肉坚实而腠理固密，所以说肺主皮毛。

伤风感冒的发生与人的体质强弱、季节气候特点等有着密切的联系。恽铁樵结合具体的实例加以说明。比如拳师等健壮之人，肺脏功能健全，其肩背、胸膈、臂腕等均强壮，对于气候的寒温变化，有着极强的抵抗力，甚至在气候骤变，温差波动较大之时，即使不及时增减衣物，也不会出现伤风感冒。如若是瘦人感觉灵敏，通常感寒则极易化热；而胖人脂肪较多，感觉相对比较迟钝，则往往不容易化热。再如春寒时空气比较湿润，不容易化热；而秋凉时空气比较干燥，则比较容易化热。所以旁人在春寒时感冒而见咳嗽者，必从寒化，表现为舌面润，口味淡，涕清而痰薄；而瘦人在秋凉时感冒而见咳嗽者，必从热化，表现为唇舌绛，口苦而渴，甚则喉痛。此外伤风咳嗽的发生还和患者的起居、饮食、有无冒雨，以及平素嗜好有着一定的联系。

伤风咳嗽的表现，往往第一步是鼻塞，第二步是涕多，第三步是咳嗽、喉痒。患者往往还会出现肩背、胸膈的胀痛，以及头痛。肩背、胸膈的胀痛是因为其为肺脏的领域，为手太阴肺经经气所过。头痛则是因为风寒外束，则卫气不得四散，上行而迫于头部，因此疼痛且胀。

③治法与用药

因为伤风咳嗽的病机是"肺为风束"，所以在治疗上唯一的方法是"宣达"二字，所谓宣达，就是要驱逐束缚肺脏之风寒。常用的药物有：荆芥、防风、薄荷、浙贝母、杏仁、桔梗、橘红等。

荆芥、防风有疏散的作用，但与麻黄、桂枝之发表解肌不同，因此称之为宣剂、疏剂，而不称为表剂。荆芥为阳药，能刺激肌表浅在神经，使之分泌疏泄。防风与荆芥的作用相类似，但二者的作用部位有区别，荆芥的药位在肩背，而防风的药位在头部两太阳。

浙贝母、杏仁、桔梗、橘红等都具有止咳化痰的作用。恽铁樵指出，浙贝母、杏仁都是咳嗽之特效药。桔梗为开宣肺气的药物，最适合于伤风咳嗽不爽。橘红也是化痰之良药，该药中含有挥发油，通过其刺激作用能减轻气管及喉头黏膜发痒，痒瘥则咳嗽减少。

恽铁樵强调，在使用以上这些药物治疗伤风咳嗽时要注意三点：其一当知药量，其二当知药禁，其三当明兼症。

第一，当知药量。荆芥、防风、浙贝母、杏仁、桔梗、橘红都具有平和的药性，即使是没有疾患的人服用，也不会有什么痛苦。这就容易给医生造成一种误解，就是此类药物的分量轻重可以随意而定，认为小有出入也并无大害。例如杏仁的临床常用分量为三钱，但是用杏仁做成的杏酪，多吃也并无感觉，因此就误认为杏仁在做药物使用时加大用量也没关系。但须注意，用药的目的是拨乱反正，以能取得疗效为度，不是韩信用兵，多多益善。而取效须待脏气转变，太骤则无益。恽铁樵以亲身之经历加以说明：曾见有医家一次让患者服用大剂量杏仁精，而致其浑身震颤。又如有医家治伤风，用桔梗四钱，连服三剂，结果因其过于宣发之力致使患者呕血半痰盂，后来恽铁樵急用大剂麦冬、五味子，也没能挽救回患者的生命。

第二，当知药禁。恽铁樵指出，治疗伤风咳嗽，当禁用鸡内金、葶苈子，而这两味药又是当时上海医生治疗小儿伤风的常用药物。

有医家认为，小孩常为表里同病，表症是风寒，里症是食积，停积于胃容易招致风寒，太阳外感又容易停积，二者常相互影响，因此小孩之病无非风寒与食积，而鸡内金则是消食之要药。但恽铁樵认为，咳嗽是体工本能所表现的一种救济作用，肺为风束，咳以驱之。而鸡内金专能补膜，具有收涩的作用，患儿本能顺畅地咳嗽，结果服用鸡内金后咳即完全不爽，欲咳而不能。

又有医家用葶苈子来治疗伤风咳嗽，认为该药能止咳化痰，其一能泻肺，其二以为咳嗽有力为肺实。但恽铁樵再次强调，咳嗽是体工本能所表现的一种救济作用，肺为风束，咳以驱之。咳剧面红，乃邪正相持，并非肺实。因咳甚气血上壅，第一步表现为喉痒、面赤、痰多、涕多，下一步表现为肋膜震痛，其痒从喉头渐渐下移。患者咳虽有力，但这只说明正气未虚，而并非邪实。其症结是肺为风束，祛风才能祛病之因，乃釜底抽薪之正法。如果泻肺的话则是诛罚无罪，会导致肺气虚弱，肺虚则正虚，正虚则病进，甚至会出现气急鼻扇、胸背高起之急性支气管炎，预后极差，此之谓病随药变。而且葶苈子因其峻猛的泻肺力量，在使用时用量不宜过大，以三四分为止，而且往往需要炮制使用，即隔纸炒黄。但当时的医生在使用葶苈子时用量至少七八分，甚则多至钱半、二钱，并且往往生用不炒，以致流弊无穷。

第三，当明兼症。恽铁樵所说的明白兼症，即识症之谓，也就是要将相似病证相鉴别。恽铁樵特别指出伤风咳嗽须与风温证、痧疹前驱期相鉴别。

风温证中咳嗽也是一大主要表现，有风温之发作者辄先咳嗽，延至一候之久然后发热者，这种未发热之前一候咳嗽谓之前驱症，常伴见喉痒、鼻塞、多涕、头痛等，与伤风相类似，故二者须做鉴别诊断。恽铁樵提到，单纯伤风咳嗽不会出现形寒骨楚，而风温前驱多会出现形寒骨楚，而且骨楚以两脚为甚，此乃足厥阴之见症，二者可以资鉴别。

痧疹在前驱期，未发热未见点之前，往往也会出现咳嗽、鼻塞、头痛等诸多见症，与伤风相类似，故二者须作鉴别诊断。恽铁樵提到，痧疹前驱之伤风，其面必赤，其目皆必含润，病孩必多嚏，多呵欠，其指尖必冷，而这些表现都是单纯伤风不会出现的，故二者可以资鉴别。

④兼症

热化征象

临床表现：在伤风咳嗽见症的基础上出现唇舌燥绛，口渴喉痒，而痰涕较少，以秋冬时节多见。甚者会出现喉痛，往往成为喉证之诱因。

治法：疏风宣肺，润燥清热。

方药：因肺为风束为基本病机，故荆芥、防风、薄荷为必用之品。因有化燥生热之征象，故用麦冬、桑叶、枇杷叶润燥清热。若形寒无汗，喉头见白点者，则用麻杏石甘汤为主方。

寒化征象

临床表现：在伤风咳嗽见症的基础上出现舌润，口味淡或微咸，清涕，痰薄，以春寒多雨时节常见。

治法：疏风宣肺，理肺化痰。

方药：以杏苏散为主方。因肺为风束为基本病机，故荆芥、防风、薄荷也为必用之品。

湿化征象

临床表现：在伤风咳嗽见症的基础上出现咳声如在瓮中。患者往往素体湿胜，又复值冒雨中湿。

治法：疏风宣肺，祛湿分利。

方药：因肺为风束为基本病机，故荆芥、防风、薄荷也为必用之品。祛湿分利常用薏苡仁、赤白茯苓、黄芩、木通等。

⑤重症

流行性感冒

详见风温证咳嗽。

百日咳

临床表现：百日咳又称顿咳、天哮呛。咳声阵作，发则连续数十声不已，无汗或有汗。该病应注意与哮病相鉴别。

基本病机：风寒束肺。

治法与方药：无汗者，是肺为风束，胃气不降，当以解表为主，可选用鹭鸶咳丸。若无汗又兼见唇不干，舌不绛，多清涕薄痰，形寒而不渴，是寒化之症，不宜选用鹭鸶咳丸，而应当首选小青龙汤。

有汗者，忌用鹭鸶咳丸、小青龙汤。若有汗而从寒化，当温肺散寒，轻者选用杏苏散，重者选用干姜、细辛、五味子。若有汗而从热化，症见唇舌燥绛、口渴、目赤、头痛，则宜选用北沙参，忌用苏叶、干姜等。

百日咳因有呼吸道痉挛表现，故宜加用缓解痉挛之品，轻者选用钩尖、蒺藜、桑枝、独活，重者选用清咽太平丸（因该方中含有犀角之故）。

（2）风温证咳嗽

①临床表现

风温证咳嗽类似于西医所讲的流行性感冒，其症情较单纯伤风咳嗽更为严重，往往头痛、鼻塞、喉痒、咳嗽更为剧烈，痰涕多，发热明显，形寒骨楚。

②治法

第一，风温证咳嗽属于热病，该病以热为主，以咳为副。中医治疗热病主要就在于退热，而退热有种种方法，皆是拨乱反正之手段。热势既退，种种兼症也随之而解，咳亦不能为患，这就是《内经》所说的"先其所主，伏其所因"。退热当用伤寒法，而忌用叶派温病之法。

第二，该病之原因仍涉及肺为风束，假使宣达疏解，则有助于病势减退。

第三，凡热病皆须忌口。注意要忌食肥甘肉食。

（3）发热与咳俱来（急性支气管炎与急性肺炎）

①临床表现

初起时表现为咳嗽、鼻塞、头痛、形寒，与伤风咳嗽相类似。同时可见气急（伤风不气急；此则必气急）、发热（伤风发热者为温病，不发热不名为温病；此则恒与发热并见）、鼻扇（风温初起虽气粗而喘，且鼻孔必不扇；此则必喘，且必见鼻扇）。

②分型辨治

特发性

特点：该病初起即见气急、鼻扇，来势急暴，传变凶险，往往二三日之间即能致人死命。其病多从寒化，表现为其舌必润，舌质不红，不渴，不引饮，唇亦不绛，溲不赤，面色咳剧则红，咳略停则不红，有汗或无汗。亦有从热化者，表现为其咳必剧，舌质必绛，口必渴，唇必绛燥，脉必洪数，有汗或无汗。

病因：恽铁樵指出，西医谓"有微菌窜入气管之故"，中医谓是岁气关系（所谓岁气者，即气候变化，人身应之）。

治法与方药：

病从寒化：治当宣肺散寒，药用麻黄、桂枝、干姜、细辛、杏仁，方选小青龙汤。但麻、桂、姜、辛之分量都不可重，麻、桂不过三四分，干姜不过两分，细辛不过一分。如未能达效，则继服一剂，以知为度。如其有汗者禁用麻黄，无汗者禁用桂枝。若汗出如珠、气急鼻扇者，可用附子（其理由有二：第一，肺寒当温；第二，气逆上壅，而附子之药位在下，能导之下行）。

病从热化：治当清解肺热。无汗者，用麻杏石甘汤加细辛一二分。有汗者，用上方去麻黄代之葛根。

并病

特点：一经证候未罢，又出现另一经的证候，发病有先后次第之分。例如，先有伤风咳嗽发热，为热病，其后因咳剧而见气急鼻扇，是热病之外兼患急性支气管炎。有如先病为痧疹，其后又见气急鼻扇之急性支气管炎。

治法：起病有先后次第，治疗也需注意把握主次轻重。例如热病之外兼患急性支气管炎，当一面治热病，一面治支气管炎，双管齐下，方能济事。而痧疹兼见急性支气管炎者，其症结在于痧疹不得透发，故治疗当以透发痧疹为主，若痧疹透发净尽，则气急鼻扇不治自愈。

恽铁樵强调，尽管当时对疾病的治疗已有西医的介入，但对病证的认识也应遵循中医自身的规律。他曾在《临证演讲录》中记载了自己亲身诊疗的痧疹兼见咳嗽喉痛病患：盛杏荪夫人庄氏，尝介我诊其嫂。入病房，有二西医二中医先在。其病是出痧子而胸闷喉痛。上海人知喉痛是微菌，宜请西医；又知痧子是热病，宜请中医，故有此中西合璧之治法。西医以全力治其喉，而喉痛如故；中医见痧子已出，而喉痛又剧，则不敢再予透发，而胸闷无法以使其舒。所以然者，西医对证治疗，只知解剖之体工，不明生理之形能；中医又不知病证之主从，故屡治而不效也。此证痧子是主病，喉痛是副病。凡痧疹兼喉痛者，即西医所谓猩红热。痧子之已净未净，不在痧子之疏密，须问其胸闷与否。胸闷舒，虽痧点稀疏，亦为已净；否则虽堆叠遍身，犹须透发。痧子净，则喉痛不治自除。余与葛根等透发剂二服，而诸恙悉除。由是言之，治病尤须识孰为主证，孰为副证。又凡痧疹必兼咳嗽副证，治之不能得法，往往成百日咳，不可不戒。因此恽铁樵强调：治咳不如法，易成痼疾。

转属性

特点：该病多由误治而来。例如初起是单纯伤风咳嗽，但误给病人服用鸡内金，或不忌口而吃肥甘肉食，皆可继见气急鼻扇。此种情况皆从热化，且多预后不良。

末传

特点：各种热病，包括伤寒、风温、暑湿等，都发展到阴虚而热的阶段。在气急鼻扇的基础上，多与脑症并见。此种情况预后极差。

2. 内伤咳嗽

（1）阴虚咳嗽

临床表现：干咳少痰或无痰，烦热咽干，口渴多饮，舌红少苔，脉细数。恽铁樵将此证称之为"血少而咳"。

治法与用药：滋阴润肺止咳。药用沙参、麦冬等。

（2）阳虚咳嗽

临床表现：咳嗽痰多，形体肥胖，形寒多喘。恽铁樵将此证称之为"肺失弹力而咳"。

治法与用药：温肾止咳平喘。药用附子、肉桂等。或艾灸关元、气海。

恽铁樵指出，患者"喉辣"是肺气虚寒之征。辣即辛也，肺应味为辛。咳而伴见喉辣，即是真脏味现，可等同于真脏之脉。这种情况非杏、贝等药所能愈，而必须使用附、姜、桂等。恽铁樵曾在《临证演讲录》中记载了自己亲身诊疗的两则病案，足以说明此乃临证经验之得。

案例 1

湖北刘姓妇，年四十许，侨居沪上。患咳，屡治不效，延余诊治，其证形寒剧咳，与寻常感冒之咳无甚显异，惟咳时觉喉间味辣，为此证关锭。可以知其是肺气虚寒。当用猺桂、干姜、桂枝等药，以温纳肾气而敛其咳。药后病良已。越数日，到敝寓复诊。因其舌边色绛，乃减姜、桂，加地骨皮三钱。岂知翌晨即请拔早出诊，谓服前数方病大减，服昨方乃忽加剧。其夫复言曾有房事，不知是否因此致剧。余谓夫妇之际，乃天地生理之自然，何致于此？所以致此，乃地骨皮之过也。原方除地骨皮，加重姜、桂，一剂霍然。

案例 2

忆五年前，四川人郭子明家之西席陈某，年近五旬，有阿芙蓉癖，患咳而喉辣。服某医之药，咳加剧，甚至摇身滚肚，不能平卧。索阅其方，则先用杏、贝，不效；则加麻黄、细辛各一钱，又不效；则加葶苈钱半。虚寒之证，得此重量宣泄药，实足以致死。然而意不遽死者，以其方中又有重量之归身、白芍为之维持故也。余诊察脉证，知其是肺虚，因其误药太甚，尤非姜、桂莫救。如法疏方与之，而明日未见复诊，心以为异。后见其友人来离门诊，询之，知此人服药二剂而全愈，故不须复诊也。

按语：该二例患者咳嗽均有喉间味辣的共同特点。诚如恽铁樵所述，辣即辛味，与肺相应。咳而伴见喉辣，即是真脏味现，等同于真脏之脉，故均投用姜、桂之品而获效。

（3）脏腑咳

①胃咳

临床表现：多见于小儿。症状与伤风咳嗽有相似之处，但其成因不是肺为风束，因此没有咳时带有涕泪、鼻塞头痛、痰多等表现。本证具有两个特点：第一，是舌苔有剥脱，其状略如地图，故有地图舌之称。第二，此种咳嗽，其最剧烈时总是出现在夜间，而白天却不甚咳。

发病机理：小儿在生长发育迅速之时，往往贪吃嗜食，体中需要者嗜之，不需要者亦嗜之，乃至进食过多而消化力又不够。胃气在消化正常情况时是下行的，不能正常消化时胃气会出现上升，胃气受损而又出现上升故导致地图舌的出现。脾胃中宫壅滞，导致汗孔启闭失常，故引起外邪侵袭，肺失宣降而咳嗽。

治法：消导去积，益气和胃。

此病肺与胃并病，而主要在胃。咳虽在肺，咳之原因却在胃。胃中停积为此病之第一个症结，故治当消导去积。地图舌乃因胃气受伤所致，是虚弱之征，是不足之症而非有余之象。因此胃中消化力不足为此病之第二个症结，治当益气和胃。正如恽铁樵所说："治胃咳，不当治肺，当治胃。"

②肾咳

临床表现：咳嗽虚喘，痰多白沫，严重者喘甚不能平卧。伴见自汗、盗汗、腰痛、腿酸、口唇干红，面色苍白，两目无神，男子遗精，女子带下增多，脉来不流利而带数，左手迟脉弦。

治法：补肾纳气，止咳平喘。

首选生脉散加蛤蚧。其从寒化者可用金匮肾气丸，喘甚者可用炙甘草汤、黑锡丹。忌用发散之品如麻黄定喘丸。

3. 伤寒以咳嗽为轻，杂病以咳嗽为重

清·尤怡《金匮翼》曰："伤寒以嗽为轻，而杂病以嗽为重也。"恽铁樵在《读〈金匮翼〉》对此论有所发挥，颇具新意。他指出，所谓伤寒，即感症也。伤寒咳嗽，即初起伤风咳嗽，继而发热，此种情况四时皆有之，类似于西医的流行性感冒，只要治之得法，即可痊愈，当然不是重症而是轻症。但是也有开始即见气急鼻扇者，类似于急性支气管炎，颇为难治，不可谓之轻症。杂病以咳嗽为重，并非各种杂症皆出现咳。仅有以下几种病症，有传肺之病势：一曰吐血，二曰胃病，三曰湿。

（1）吐血

吐血之病，有先咳而后吐血者，其病由肺而起。然后在各脏递传，入肝胆则善怒，心悸不寐；入肠胃则消化不良；入脾则贫血；入肾则遗精，骨蒸潮热。其中以传肾者病情最深。凡痨病最后出现瘰疬者，皆是传肾之征。有先吐血而后咳者，其病从肝而起，肝受病则为肝虚。凡善怒、多思虑、冲气上逆者谓之肝旺。但这里所说的旺，并非真旺，乃是假象之有余。此时不宜泻肝，当以补肾为正法。因为肾脏受病儿吐血者，皆肝先受之，所以补肾即是补肝。若肝虚而又疏泄不及，则上盛下虚，血菀于上。生活力救济既穷，若更值拂逆，可导致血管猝然破裂，发为薄厥。此时吐血可以倾盆盈碗，治之得当则血止。所谓治之得当，就是一方面补虚，一方面变更意志，摄养以复元。如果用凉药逆折，就是治之不得当。因为用凉遏之法止血，会导致寒胜，寒胜则热，上行冲肺可加重咳嗽。

（2）胃病

胃炎患者往往与咳嗽伴见，以小孩最为显著。此种情况即是前面所讨论的胃咳。舌苔多表现为花剥苔，咳嗽多在夜间发作或加重，因胃不和则不寐，胃气上逆则发为夜间之咳。此种情况病位在胃，表现在肺，治当节食与和胃。节食当令一日三餐，屏除杂食；和胃用半夏、秫米、枳实、竹

茹、枳术丸等。同时再配用润肺宣肺之品。

（3）湿病

此种情况多是由肾传肺。感湿的途径有外湿和内湿之分。其中一部分湿毒，从皮肤宣泄；但有一部分之湿毒，随血液渐传肝胃，上行以至于肺，最后表现为咳嗽、吐血或气喘，发为前面所讨论的肾咳。

（二）肺痿（肺劳）

肺痿（肺劳）是具有传染性的慢性虚弱性疾患。由于劳损在肺，故称肺痿。主要以咳嗽、咳血、潮热、盗汗以及身体逐渐消瘦为其特征。本病类似于西医所讲的肺结核。恽铁樵认为，初病咳嗽吐血，不以为痿，必待初期症状已过，见潮热掌热，然后谓之痿病，这就说明古人从形能立论定名。因此，恽铁樵对肺痿从形能推考，观察到肺的健全与否，关乎于肾，体会到古人肺肾同源、金水相生的义理甚精。

1. 病因与发病机制

恽铁樵将肺痿的成因分为两类：一是肺病肾者，一是肾病肺者。其中，由肺病肾者，谓之劳；由肾病肺者，谓之瘵。

（1）由肺病肾者谓之劳

肺病导致成劳的原因，多半由于吐血所致。而患上吐血的原因，又有以下三种情况：

第一，初起只不过是轻微的伤风咳嗽，但是因为起居、饮食、服药等调护不当，久咳不已，致使气管受伤而发为吐血。而吐血之后，又再次调护不当、治疗不当，引起吐血之病屡次发作，最终导致肺萎的发生。这就是所谓的"伤风不醒便成劳者"。

第二，举重伤力，因而吐血

但凡举重由力举之，力在躯体之筋肉，所以古人说力出于膂。假使举重伤膂并不致吐血，但是要注意举重不仅仅是以力举之，而且是以气举之。

肺主气，气出于肺，肺健者力亦健，肺弱者力亦弱，这在各种运动项目中都得到充分的体现。因此，如果举重超过了肺的耐受能力，则受伤而致吐血，其伤必在肺络。

第三，因盛怒而吐血

古人将这种情况称之为肝血。但是以理推之，由实证验之，这多半还是肺血。肝胆之气皆为下行，如果突然盛怒，则骤然上逆，上逆则肺举叶张，从而导致吐血，这就是古人所说的薄厥。

（2）由肾病肺者谓之瘵

其原因也可分为以下三种情况：

第一，由于房劳。此种情况男女皆然。盖肾为作强之官（恽铁樵将其阐释为：人之所以耐劳，以肾腺内分泌健全而后可，老人所以不能耐劳，即因肾腺枯竭之故），肺与肾有着密切的联系，肺主气，而肾为气之根。肺之所以能扩缩有度而富有弹力，呼吸之所以有正常的节律，全是依赖于肾脏内分泌的接济功能。但凡好色之人，损伤肾气，接下来就会影响到肺，表现为肺量减少，其背必驼，面色苍白，抵抗风寒侵袭之力量也会减弱，表现为咳嗽痰多。这就是古人所说的"肺肾同源"。

第二，由于勉强操劳，而复不知摄养，如手淫之类。此类情况多见于青年学子，据说因读书用功而致吐血者。殊不知仅因为用功绝不会导致吐血，而其真正的罪魁祸首多半是手淫。

第三，由于遗传。恽铁樵将遗传所致的肺痨分为衰弱性和中毒性两种。第一类是衰弱性，即通常所说的先天不足，此类小孩的俞气皆表现出薄弱之象，其耳轮、鼻翼、口唇的薄弱之征尤其明显，幼时看似聪明，但必不能成大器，即古人所说的"小时了了，大必未佳"。第二类是中毒性，此类情况很不容易被识别。因毒有轻重之分，重的往往在襁褓之中已然夭折，轻的则可能完全没有征象而潜伏数年。其伏病之发作可分为四个时期：第一期为生齿期，第二期为毁齿期，第三期为发育期，第四期为长成期。而长成期，女子是以七为基数计，男子是以八为基数计，即女子到了二十一岁，男子到了二十四岁，就表现出明显的征象，出现咳嗽，严重者甚至出现痫证。也就是说，潜伏之毒最后的传变是在肺与脑。其在肺者，咳嗽必兼见吐血，声音嘶哑，面色苍白，这就是古人所说的童劳。

2. 预后判断

恽铁樵将肺痨的成因分为肺病肾者和肾病肺者两大类，每大类下又分三小类，共计为六类原因。恽铁樵指出，这有助于制定治疗措施和判断预后。从大体来看，肺病肾者比肾病肺者较易医治，其预后相对也较好。

在肺病肾者，第一种情况即伤风咳嗽而又调护不当所致者为最轻。初起伤风，由伤风而吐血，见血之后，伤风即愈，这是临床上的常见情况，不会发展为肺痨。但是倘若伤风不忌口，或者误服补药，就会导致久咳不愈，病情逐渐加重，伴见腰酸、遗精等症状，最终由肺影响到肾，然此种情况也是诸因中最轻者。第二种情况是因劳力而伤肺络，这时应当判别所伤之轻重，以及用药摄养是否得当，但即使是病情较重者，也是痨病中之轻者。第三种情况是因盛怒而吐血，看似危重，但如果能及时改变环境，调节情绪，而且患者体质禀赋不过于虚弱，也是此病中之轻者。所以说肺病肾者较肾病肺者的总体愈合为好。

在肾病肺者，第一种原因是由于房劳，如果其症情不是十分危重，也有可愈之理，只不过较为费事。例如当时有夫妻新婚后一方患上吐血的，医生将男女双方隔离，对患者多方设法调养，如临帖作书、柔软运动、转地治疗等，也有最终痊愈的情况。第二种原因是手淫等，这种情况更为麻烦，但假使患者的父母能明白事理，医生能熟悉症情，改变患者的生活环境，培养患者的意志，如亲贤远佞，多看哲理书，开阔其心胸，提高其志气，然后予以相应的药物，也有治愈的情况，但发生的概率少之又少。第三种原因是由于遗传。这种情况预后极差，因其来源深远，基础先坏，为医药力量所不及，其病不可治，诚如恽铁樵所说："即使不死，亦是废物，况在理无有不死者。"

恽铁樵还指出，西医对于肺痨的治疗，多从结核菌立论；而中医讲究的是治病求本，审因论治。这是东西方学术的差异，也是中西医的差异。

3. 诊治

（1）肺病肾者

①伤风咳嗽而又调护不当

此为劳病中之最轻者，但其症情又有轻重之分。因为最初的原因是伤风失治，调护不当，其病机是肺为风束，因此当以宣肺为主要治法，同时要讲究忌口，节食节劳，调其寒温，将有助于病愈。

伤风初起有一种情况是先寒化后热化，初起时痰薄，后来痰黄，痰中偶见血点，这是伤风将愈之候，并不是吐血，用药凉解清疏即愈，不药亦愈。

但是，如果伤风初起，肺为风束，又误用补药，导致久咳不已而见吐血两三口，或四五口，或半痰盂血，胸膈旁隐隐作痛，这就是真正的吐血。其成因是肺气不得疏泄，因剧咳震动损伤肺络。在治疗上，要做的第一步工作的就是停用补药，接着疏泄肺气，兼予止血消炎，其病不久可愈。疏泄肺气，可用荆芥、防风、薄荷、杏仁、浙贝母等；止血，可用茜根炭、藕节、童便等；消炎，可用淡黄芩、款冬花、麦冬等。如果还有食积、肝郁等兼症，可同时治其兼症，将有助于病愈。

②因劳力而损伤肺络

其症情也有轻重之分。其初起时患者虽有吐血，呼吸微短或气粗，但色脉不变，惟有上膈及胁下必有痛处，其痛处即受伤之处。此时医生必须向患者询问其职业。如果患者的职业须劳力负重，则其成因必然属于因劳力而损伤肺络。治疗上当予疗伤止血药，轻者如七厘散，重者如地鳖紫金丹。倘若属于此类情况，医生还必须辨识患者有无感受风寒，如其肺为风束，在使用止血药治疗的同时仍须兼用疏解之剂。若不治外感，专予止血，则外邪不去而咳嗽不止，膈膜受到震动，血虽止而又复见，不但不能达到止血的效果，风寒之邪反会逐渐里传导致变证的发生。

③因盛怒而吐血（薄厥）

薄厥之病，因怒而吐血，初起即倾盆盈碗，血奔薄而上行。薄厥之症用药可止，但常因外界环境影响，内外相值，反复发作，经过再止再发，则变为夹痰血，最终发为肺痨。治疗薄厥出血的特效药是花蕊石、童便，止血副药有茜根炭、地榆炭、仙鹤草、五胆墨、藕节、荷叶、三七等。此证忌用生大黄攻下，非但不能引血下行，反有徒伤脏气之虑。

（2）肾病肺者

①房劳而得

②手淫而得

此两类成因的病机、发病机制大体相同，故合并讨论。病症的发展可分为三步：第一步表现为面色苍白，腰腿酸软，唇色干红，呼吸微粗，痰多，目光不致无神，无危重之意；第二步表现为目光无神，多痰多涕，两肩髃微促，背微驼，头微倾，腰酸腿软，男子遗精，女子带下增多，有带下如水奇多者谓之白淫，若发展到白淫阶段则其手常干而热，咳嗽痰中开始出现血丝，说明劳瘵已成；第三步表现为骨蒸潮热，自汗盗汗，说明病情已极为危重，去死不远矣。其咳嗽与痰有多种表现，有阴虚而咳，干咳无痰者，有痰涕多甚不可制止者，此乃肺肾不和，肺气不降，痰浊上壅所致。若患者表现为出痰如珠，十数声咳然后有痰，质干而硬，破之奇臭无常，则说明病情也十分严重。在治法上，其主治在肾，而兼治在肺，多宗补中地黄丸、菟丝子丸等。

对于此类情况是要做好鉴别诊断，特别是不要因为患者出现潮热而将其误认为是疟疾，须结合患者的面色、呼吸等，规矩权衡综合判断。在具体的治疗上可选用獭肝散。

③遗传而得

此证预后极差，极为难治，无特效方药。

4. 用药

恽铁樵指出，对于肺痨的用药要注意两个方面：

第一，知病理。洞明病理，则知何药可用，何药不可用，不致于以药试药。

第二，知病候。做到知病候又要做到三要点：要点之一是辨别可治和不可治，生气尚存、真脏未见者可治，否则不可治；要点之二是辨别药量与病情相得与否，药虽无变化，但药量之轻重，配合之节制，与病情之进退联系紧密；要点之三是辨别病候，肺痨病属慢性，有服药须七八剂然后略见微效者，有须二三十剂然后见效者，药不对病不能变通是需要忌讳的，而药未能及够半途更张尤属大谬。

在具体用药上，如果由肾病肺而咳者，药以紫菀、麦冬为主；阴虚肺燥者，沙参为主；骨蒸者，桑白皮、地骨皮为主；气喘者，蛤蚧为主；自汗、盗汗者，獭肝散为主。此乃其临证用药心得。

案例 1

赵先生，10 月 9 日。寒热如疟久不愈，前曾吐血，现在仍形寒发热，五月起直至于今亦仍见咳，喉音哑，不能饮食。此非疟，肺痨也。现在病势已臻峰极，法在不救，勉强维持正气，一面以药丸治之，聊尽人事。归身三钱，麦冬三钱，杏仁三钱，川贝三钱，白芍一钱五分，炙草六分，橘络一钱五分，知母一钱，炙僵蚕一钱。丸药方：獭肝一个（研炙），杏仁五钱，炒怀药三钱，蒺藜三钱，虎骨五钱（劈去髓），天、麦冬各三钱。上药烘干研末，加新鲜猪脊髓一条，同捣数百杵，酌加炼蜜，丸如绿豆大。每日中、晚、夜半各服十丸，开水下。丸装绢袋内，一佩，一挂房门口，先服佩身者，后服门上者。

（《药盦医案全集·虚损门·肺病类》）

按语： 患者形寒发热，咳嗽音哑，不能饮食，此为肺痨虚损，当与疟疾相鉴别。病势已重，肺气不得疏泄，故用杏仁、川贝、橘络、僵蚕以疏泄肺气为主药，知母、麦冬清热润燥，当归、白芍止咳养血。同时丸药则以獭肝、虎骨、天冬、麦冬等滋润肺燥为主。

案例 2

徐先生，11月4日。舌色略见虚象，脉则平正，咳嗽，痰中带血，膈旁痛，是肺伤也。归身三钱，炙紫菀一钱，茜根炭一钱五分，知母一钱，炙草六分，杏仁三钱，赤芍一钱五分，川贝三钱，橘皮一钱，云苓三钱。

二诊：11月9日。色脉尚不为劣，症不妥当。每晨先紫血后鲜血，是有成薄厥之倾向，非速止不可，意中不适是虚。茜根炭三钱，归身三钱，老三七一分半（冲），小蓟炭一钱五分，大生地四钱，竹茹一钱五分，炙紫菀一钱，杏仁三钱，桑皮一钱（炙），藕汁一酒盅。

三诊：11月12日。血不止极可虑，因此种症状是薄厥前一层，其倾盆盈碗而来，则猝难措手。花蕊石三钱（煅研），棕皮炭三钱，杏仁三钱，小蓟炭一钱五分，荷叶一角（烧），川、象贝各三钱，茜根炭一钱五分，童便一杯，炙紫菀一钱，赤芍一钱五分，三七一分（研）。

四诊：11月14日。血止之不止，色脉实是慢性肺病，本有回旋余地，若薄厥则祸在眉睫，或者气候转变。血可以止，然必须以药力杜之。丹皮一钱，桑皮一钱五分（炙），川贝三钱，藕汁一酒盅（冲），三七三分（研），杏仁三钱，橘红、络各一钱五分，神品京墨半杯（冲）。

五诊：11 月 16 日。血只不止，脉虚，自觉升火，似此情形，极可虑。

童便半杯，胆草一分半，三七二分（冲），墨汁半酒盅（冲），真陈阿胶二钱（蒲黄炒）。

（《药盦医案全集·虚损门·肺病类》）

按语： 患者咳嗽，痰中带血，血出不止，脉象由平转虚。此为肺痨虚损，将成薄厥之势，故逐渐加强止血力量，用到止血的特效药是花蕊石、童便，亦用茜根炭、棕皮炭、仙鹤草、小蓟炭、京墨、藕汁、荷叶、三七、阿胶等止血副药。同时配以紫菀、杏仁、川贝、橘皮等药疏泄肺气。

（三）霍乱

霍乱是以起病急骤，猝然发作，上吐下泻，腹痛或不痛为特征的疾病。因其病变起于顷刻之间，挥霍缭乱，故以名之。鉴之于当时正值霍乱的世界大流行，中国也受到波及。因此，恽铁樵讨论的霍乱与中医传统所讲的霍乱有所区别，而主要是指西医所讲的具有强烈传染性的霍乱。

1. 病因

恽铁樵认为，霍乱的成因有三：第一，气候太热；第二，人烟稠密；第三，饮食起居失调。

（1）气候太热

恽铁樵以《内经》中气标本为着眼点，指出《内经》提到本气为热，则中见之气必寒。本气为阳，则标气为阴。霍乱以夏秋季节气候炎热之时流行最多，原因就在于夏气通于心，夏季是心脏主政之时，心为手少阴，其本气是热，其标气为阴，其中见之气是太阳，从寒化。故天气炎热时则人之脏气应之以阴，而其变化之可能性则是寒。机体在阴阳气机运动中，所能耐受之寒热均有限度，超过这个限度，则有反常之变。因此，在炎热之夏季，就出现霍乱的一大主症——洞泄，这是泄泻无度，寒化太甚的缘故，是寒中之象。所以，气候太热是霍乱的主要成因之一。

（2）人烟稠密

霍乱发生的场所，不是在山野，而是在上海等大都市。因为大都市中人烟稠密，房屋小而空气秽浊，所以在这样的环境中容易加重传染病的流行，导致霍乱容易发生而难以预防。

（3）饮食起居失调

劳工过于辛苦，又贪凉饮冷，家贫屋小；而富商大贾又过于安逸，喜深夜乘汽车兜风，或出入于各种游戏场所，都容易导致感染霍乱。

2.诊断

恽铁樵指出，霍乱的诊断要点是：①猝然发作；②吐泻交作；③手背汗出；④眼眶陷；⑤手脚麻。其中必先有第①、②项，兼见第③、④、⑤项，才能诊断为霍乱。

霍乱起病急骤，发展迅速。恽铁樵将霍乱的病状发展分为四步，并指出从第一步到第四步，不过三、四个钟头，可能就气绝而死，病情极为凶险。

第一步：头昏、胸闷、泛恶。

第二步：呕吐、泄泻并见，有先泻后呕吐者，有先呕吐后泻者，有腹痛如绞者，也有不腹痛，指头必冷，手脚自觉发麻者。

第三步：汗出如雨，手脚逆冷，手冷过肘，足冷过膝，即亡阳四逆。

第四步：舌强、言语不清，指头螺门皮绉，口唇爪甲变为紫色，须臾之间手脚抽搐、目暗无光，此时已不可救药。

恽铁樵指出，从霍乱的发展来看，第一步易治，第二步可救，第三步危险，第四步绝望，以此可判断预后。

霍乱第二步吐利并作的机理：恽铁樵指出，脾与胃的关系极为密切，胃气下降，脾气上升，升降互相呼应，则脾胃协调。如果胃气不与脾气协调，则胃气上逆而发生呕吐；脾气不与胃气协调，则胃肠失于张弛而洞泄，所以呕甚必见泄泻，泻甚必见呕吐。因此霍乱表现出呕泻并见。

霍乱第三步汗多四逆的机理：中宫脾胃与肌表形能有着密切的关系，两者在生理病理上相互呼应。脾胃升降失调，不能立刻拨乱反正，则中宫有阴阳决离之危象，故表现为汗出。此种汗出常呈一种涣散现象，体温也随之涣散，故手足逆冷。加之洞泄不止，全部水分都奔腾向下，阴血极度亏竭，所以躯体机能呈现总体崩溃现象。

霍乱第四步螺门瘪陷的机理：此时已至亡阳地步，涣汗洞泄，阴液如决堤溃防，所以大肉削瘦，尤以螺门表现最为突出，很快地从螺门发麻，发展到螺门肉绉，再到螺门瘪陷。此时霍乱的发展已到绝望境界。

3. 鉴别诊断

恽铁樵指出，霍乱须与走哺、中暍鉴别。

走哺又称假霍乱，其症状与霍乱相似，表现为猝然胸闷呕吐，指头凉而汗出。但走哺发生的机理与霍乱不同。走哺的成因是热聚于胃，因胃热而导致胃气上逆，所以表现为呕吐；热向里攻，故指头凉，但绝不会出现螺门发麻、手腕背面冷等见症。故治疗与霍乱也大相径庭。霍乱的用药必须姜、附同用，而走哺的用药则是以芩、连、朴、枳、栀皮为主。

中暍乃因感受暑邪所致，在烈日之下，负重行远，或辛苦劳作而发。其主要表现有猝然头眩、眼目发黑、泛恶呕吐，甚则泄泻、汗出、指头发麻。但其病位较浅，虽有出汗，但不是涣汗，手腕背部不冷；虽有泄泻，不是洞泄，眼眶上廉不陷；虽有手麻，但不是阴液耗竭，而是血行太速，不循常规。故其症情远不及霍乱凶险，通过在阴凉处休息，兼进痧药，服明矾少许即可痊愈。

通过鉴别诊断，恽铁樵也强调了霍乱的三大必俱症状：眼眶陷、手指麻、腕背冷。

4. 方药

恽铁樵提到，常用于治疗霍乱的三类方药是：第一，附子、吴茱萸、干姜；第二，辟瘟丹；第三，十滴水。

（1）附子、吴茱萸、干姜

恽铁樵提到，霍乱的本气是热，其标气为阴，其中见之气是太阳，从寒化，从而出现洞泄、亡阳等表现。因此在治疗上需用温阳回阳的附子、吴茱萸、干姜。若用附子、干姜，附子以钱半为中剂，三钱为重剂，姜半之；若用姜、萸、附，则以吴萸半附子，姜半吴萸，尤其妥当。而且附子以熟附子为宜。

恽铁樵分析了萸半附、姜半萸的机理。他指出，附子是少阴药，在足少阴能温肾，在手少阴能强心；干姜是太阴药，能温暖腹部，增强肠道弹力；吴茱萸是厥阴药，能开胸痞，亦能止呕。而霍乱之症结即在此三处，故加吴茱萸，较之单用姜附效果更好。吴茱萸力量雄悍，是将药，绝非人参、甘草等补益平和之药能够匹敌。故恽铁樵提到，洞泄之泻，非姜不止；亡阳之汗，非附不敛；阴阳决离之胸痞，非吴萸不能纠正。附子、吴茱萸力雄效捷，其性下行而无持久力，而干姜则性缓而有持久力，是故萸、附走而不守，干姜守而不走。因此萸、附不妨多用，干姜则不宜过多。否则病情缓解之后，干姜之效力依然存在，则会出现热化过当之征象，流弊无穷。

（2）辟瘟丹

组成：羚羊角、朴硝、牙皂、广木香、黄药、茅术、茜草、黄芩、姜制半夏、文蛤、银花、川连、犀角、川厚朴、川乌、玳瑁、大黄、藿香、玄精石、广郁金、茯苓、香附、桂心（各三两）、赤小豆、降真香、鬼箭羽、朱砂、毛茨菇、大枣（各四两）、甘遂、大戟、桑皮、千金霜、桃仁霜、槟榔、蓬莪术、胡椒、葶苈子、西半黄、巴豆霜、细辛、白芍药、公丁香、全当归、禹余粮、滑石、山豆根（各一两）、麻黄、麝香、菖蒲、水安息、干姜、蒲黄、丹参、天麻、升麻、柴胡、紫苏、川芎、草河车、檀香、桔梗、白芷（各二两）、紫菀（八钱）、芫花（五钱）、雌黄、琥珀、冰片、广皮、腰黄（各一两五钱）、斑蝥（三十双）、蜈蚣（七条）、石龙子（三条）。

制法：各研净粉，糯米糊为锭，每重一分，密收勿泄气。

用法：每服一锭，重者倍之，小儿减半。周岁儿一、二分熟汤或温酒调下，如急暴恶证不限锭数，小儿痘后余毒磨研患处，已有头者圈头出毒，无名肿毒醋磨敷之。对于霍乱之证，但呕者予之，但泻者予之，呕泻交作者予之，每服一分，幸勿多服。

功用与主治：治时行痧疫初起，呕恶、霍乱、转筋、吐泻、绞肠腹痛、中风、中暑、中痰猝然倒地不省人事、山风瘴疠、痧疹初起、烂喉、瘾疹、伤寒、疟疾初起、肝胃疼痛、久积、哮喘、呃逆、心腹胀痛、周身掣痛、二便不通、虫积、虫毒、癖块、妇女腹中结块、小儿惊痫、十积、五疳、痘后余毒、无名肿毒。

杂论：此方攻病之力极大，不伤元气，夏秋感证服之无不应手立效。取汗、吐、下三者，得一为度，若服之过少，药力不足，未免自误。虚弱之人宜乘病证初起元气未润者，急服立效，倘迟延多日，邪气入里，正气已亏，神昏自汗，则宜斟酌。然香味甚重，孕妇三、四个月胎气不足者忌服，如月足胎元实者遇此急证不妨酌服。

（3）十滴水

组成：印度蔗酒六钱四十滴、樟脑酒六钱四十滴、樟脑杂酒八两四钱、淡氢盐酸一两五钱廿滴、薄荷酒一两五钱廿滴、辣椒酒六两五钱廿滴、白兰地二两四钱、淡硫酸二钱。

用法：最少当服半瓶，病重者酌量多服。

5. 霍乱的特殊证型

（1）干霍乱

症状：患者异常不适，欲吐不得，欲泻不得，面色多隐青，唇色多隐白，亦有黑者，脉伏不出，胸腹常痛。病之甚者，亦见四逆，有汗或无汗，爪甲青紫，唇色转黑，气急喘促，双目无神。该病多发于六七月间，常猝然发作。

发病机理：干霍乱呕泻不得，阴液并不损失。恽铁樵指出其致命的关键全在血不得行。血液瘀滞不畅，故见爪甲与口唇紫黑。欲吐不得，欲泻不得，其病不在脾胃，而是寒邪直中少阴，轻者是中手少阴经，重者可兼足少阴经。手少阴经气其部位正好位于中脘正中。手少阴标阴而本热，中寒则经脉凝泣不通，不通则痛。

治法：温阳散寒，开闭止痛。

方药：

①外治方

豆豉（五钱），鲜石菖蒲（三钱），小茴香（一钱五分），公丁香（三十个），香葱（五茎连根须），老生姜（二两），酒药（鸽蛋大一枚）（此即造酒用之酵母，又名并药）。上药，石臼中捣烂，和饭热，做一饼，置病人胸脘间，不及五分钟，即觉舒适，干呕与痛，都能停止。

此方由恽铁樵得之一湖南老中医。恽铁樵指出，其中酒药一味，由于难以购买，故可以不用。他还提出该方的变通之法：用制川乌、桂枝亦有效，用盐拌炒、布包、连熨，也有良好的效果。若研末，与艾叶拌匀，用布包，缚胸脘，亦有良好的效果。如果女性患者用该方又正值哺乳期，则不用小茴香以防乳汁减少。

②内治方

辟瘟丹、十滴水。若干霍乱重证，波及足少阴肾，宜附子、肉桂同用。

（2）妊娠霍乱

恽铁樵指出，妇女在妊娠期间患霍乱极为少见。但一旦出现妊娠霍乱，则极为难治。因为霍乱之病，救治当用麝香、樟脑、蟾酥等开闭之药。而麝香、樟脑、蟾酥等又是妊娠用药禁忌，用之则易伤胎元，从而形成一对治疗矛盾。

（3）产后霍乱

恽铁樵指出，产后霍乱在临床上亦不多见。其成因大多因为盛夏坐蓐，又恐产妇感寒，从而紧闭门窗，导致产妇受热，此种情况多半也是闭证。病位在胃者，表现为闷眩而呕，治疗可以酌用辟瘟丹。病位在脾者，表现为洞泄不止，治疗可用生化汤。倘若患者表现为汗出、手腕背凉、口味淡等寒化症状，可用生化汤再加炮姜四五分、荜澄茄四五分、木香一二钱。

6. 善后调护

（1）慎用五苓散

当时的医生对霍乱善后常用到五苓散。但恽铁樵指出，五苓散的功用在于利水，而霍乱之病本身由于涣汗洞泄的缘故，体内水分有大量的丢失。霍乱在及时得以救治之后，多半表现出阴虚内热的征象，所以利水不是很好的治法。然而霍乱患者本身又因为引饮过多，可能会出现水逆症状，此时也有用五苓散利水的必要。因此，霍乱的善后是否用五苓散，应以患者当时的见症作为判断标准，具体问题具体分析。

（2）慎用大苦大寒之药

霍乱本身会导致津液的大量亡失，加之治疗霍乱又会用到附子、干姜等辛温燥烈之品，因此霍乱愈后常出现目赤口干等阴虚内热之象，此时须用寒凉之品。但要注意寒凉药的选择，最好选用石斛、生地、生甘草等滋润平和之药，而不用石膏、黄芩、黄连等大苦大寒之品，否则会克伐生气，反而加重脏腑功能的紊乱。

案例 1

董右，6 月 23 日。上为呕吐，下为泄泻，胸闷，泛恶，汗多，脉沉，面色枯白，目眶下陷。此霍乱重症，大危险。制附块二钱，吴萸六分，姜夏一钱五分，川朴四分，干姜六分，辟瘟丹一粒（磨冲），鲜藿香叶一钱五分。

二诊：6 月 24 日。得温剂，霍乱遂定，胸闷未除，脉尚未起，宗前方小其制。川朴三分，姜夏一钱五分，炮姜三分，炙草六分，辟瘟丹半粒（磨冲），鲜藿香叶一钱五分。

（《药盦医案全集·时病门·霍乱类》）

按语： 患者吐泻并作，胸闷泛恶，汗多脉沉，面色枯白，目眶下陷，此为霍乱重症，三阴同病。故治以温阳回阳为主，以附子、吴茱萸、干姜为主药。附子是少阴药，在足少阴能温肾，在手少阴能强心；干姜是太阴药，能温暖腹部，增强肠道弹力；吴茱萸是厥阴药，能开胸痞，亦能止呕。洞泄之泻，非姜不止；亡阳之汗，非附不敛；阴阳决离之胸闷，非吴萸不能纠正。伍用半夏、厚朴行气祛湿散结，藿香芳香化浊，再配以治霍乱呕泄之辟瘟丹。二诊时霍乱已定，故去萸、附等温药，干姜改为炮姜，并继以行气祛湿法加辟瘟丹以善后。

案例 2

沈左，六月一日。色黄且晦，肢寒，胸闷，脉沉细，唇黑。病属干霍乱，尚未发作，然潜伏于中者极可怕，恐有生命之险。藿香一钱五分，干姜二分，杏仁四钱，辟瘟丹半粒（冲），姜夏一钱五分，川朴三分，陈皮三钱。

（《药盦医案全集·时病门·霍乱类》）

按语： 患者尚未吐泻，但色黄且晦，肢寒，胸闷，脉沉细，唇黑。故用干姜温护中阳，半夏、厚朴、陈皮行气祛湿，藿香芳香化浊，杏仁疏泄肺气，再配以治霍乱呕泄之辟瘟丹，以先安未受邪之地。

（四）痢疾

痢疾是以腹痛，里急后重，下痢赤白脓血为临床特征的一种疾病。

1. 病因病机

恽铁樵指出，本病的发生具有明显的季节性，多在秋季发病，少数亦可发生在春夏季节。轻者发作于夏末秋初，重者常在深秋之时。其诱因多半是起居不慎，进油腻，受风寒。痢疾是肠病，病位在大肠而非小肠，其症结所在是结肠而不是直肠。

秋气通于肺，大肠为肺之府。所以痢疾好发于秋季，是手阳明经气为病。但亦有夏末冬初发生痢疾者，亦是秋气为病，而气候有至而不至，未至而至的缘故。

痢疾为病，是肠道失去弹力。恽铁樵提到，凡燥化则各组织拘急，湿化则各组织弛缓。痢疾之所以会出现里急后重，就是因为各组织弛缓，其病性绝不属寒，而是湿热为患。

2. 临床表现

痢疾首先表现为腹痛，继之出现滞下（即里急后重，欲便不得），接着出现粪中有胶黏物如涕状。此时痢疾已成，腹痛频作，如厕亦频，才离厕牏，又欲大便，努力作势，而所圊无几，最剧者完全无粪，只有涕状之白色胶黏物，亦有作红色者（谓之冻）。凡无粪而仅有冻者，里急后重必甚，如厕之次数必多，少者一昼夜三十余次，多者可以至百二三十次。

3. 病程进展

痢疾是进行性疾病，恽铁樵将痢疾的病程进展划分为五个阶段。

第一阶段：腹痛滞下，粪中夹有痰状物。

第二阶段：里急后重益甚，仅有痰状物而无粪。恽铁樵分析到，痰状物实为肠壁分泌之黏液。痢疾患者肠道组织失去弹力，气血下坠，以致回肠不能驱动粪块下行，故欲大便而不得。但患者又作势努责其下，结果粪便仍盘踞不下，体工起反应救济，肠壁分泌增加，导致完全无粪而仅有痰状物。

第三阶段：里急后重加甚，所下之涕状物必杂有红色血液。恽铁樵分析到，下血的原因是因为努责太甚，损伤肠壁血络所致。出血渗于黏液之中，出血量少表现为粉红色，出血量多则表现为纯红色，称为红痢。

以上三个阶段，是痢疾未虚之候。

第四阶段：红白并下之后，忽然变为纯白痢。恽铁樵分析到，因代偿作用，肠壁分泌增多，来不及化为涕状，而形成透明胶状分泌液体。此时患者表现为倦甚而锐瘠，故虚象明显。

第五阶段：表现为各种变证，有四条变化途径。

其一，舌苔厚而松浮，不能食，迷睡，语声低微，脉沉微，肌肤津润，痢则不止。此与伤寒少阴证相类似，病位由肠及胃，是胃气衰败之象。

其二，原本是下透明胶状物，忽然变为白色结块，其状如鱼脑，亦杂有黑色、红色、青黄色者，气味腥臭难闻，称之为五色痢。此乃肠败（肠组织腐烂）之象。预后较差，恽铁樵说"十人之中可以治愈五人"。

其三，劫津打嗝而成噤口痢。劫津是指舌苔枯而无津液，是胃液枯涸之征象，继之胃气衰败，胃气上逆而发生呃逆打嗝。预后不良，恽铁樵谓其"百人之中可愈者仅仅一二人"。

其四，患者忽然手足抽搐，神昏谵语，目上视而阵发，甚则手足反揆。此为脑症，病情凶险，若发展到手足反揆便无药可救。

此外，肠穿孔也是痢疾的严重并发症，恽铁樵将肠穿孔痢称为至极险之症，预后极差。

4. 治法与用药

恽铁樵明确指出，治疗痢疾的特效药是白头翁和木香，而针对里急后重的特效药是油当归。

白头翁性升而上行，与柴胡的药性相类似，具有提掣的作用，能升气坠。油当归可资其利滑，木香可增加肠道弹力，再配合枳实导滞丸等攻药下其粪块，是治疗痢疾病程前三个阶段（实证）最恰当的方法。

此时还可将木香与川黄连同用，既能消肠中炎症，而且具有化湿之效。黄连的作用部位本是在中脘，但是与木香相配则其作用部位变更为肠道。从用量来看，黄连的分量以三分为最佳，木香的分量可以为一钱半，亦可多用至三钱。黄连用量过大有破血之弊，木香用量过少则无济于事。

随症加减：舌质绛者，宜知母、天花粉；舌苔厚结者，宜枳实、竹茹；小便不利者，宜赤白苓、木通、车前子；见风化而骨楚者，宜秦艽、羌活、防风；兼有表热者，宜葛根、白薇；无汗头痛者，宜荆芥、防风、葱白；汗多者，宜牡蛎、小麦。痢无止法，治疗痢疾初起最有效而平稳的方法是将枳实导滞丸与上述这些药同用。

痢疾发展到第五个阶段，变证突起。若表现为舌苔厚而松浮等胃气衰败之象，则不能贸然攻之而致患者虚不任攻最终死亡，当以补益为正治之法，用人参为主药以扶助胃气。若表现为五色痢，正治之法是用干姜、赤石脂、禹余粮温中涩肠，或再配以人参、附子温阳扶正，即《伤寒论》桃花汤之法。若发展至脑症，初见惊厥之象，可在痢疾药中加入犀角一二分以清热定惊。

恽铁樵在《临证演讲录》中，提到其治疗痢疾的二则经验。其一，阳证变阴，用附子治愈；其二，初起即属阴证，用白头翁收功。

痢疾阳证变阴，用附子治愈者。恽铁樵结合实际诊疗病案记载到：跑马厅对面，别克登餐馆居近，有王姓者延诊。幼女痢疾，年约十一二，病已入危境。多汗，遍身凉润，目光无神，大小便均闭，脉似有似无。询之病家，知已经上海最负盛名之西医灌肠四次。盖社会习惯，对于痢疾，恒先西而后中也。其时去今已七八年，余尚未敢薄西医，第知病情决不若是简单，仅一灌肠可以了事者。目下已至亡阳地步，则救阳为主。时正悉心研究《伤寒论》，喜用大剂，乃予附子三钱，柴胡钱半，薤白钱半，干姜四分，半夏、白芍等称之。明晨又拔早邀诊，病无出入，汗仍不止。因思如此大药，若不对证，不死亦当剧，是药不误。药不误而病仍不差，必处方佐使有未尽善耳。即于前方加桂枝六分，药下得阳回汗敛。复减去药量三分之二，连服四帖，病乃转疟。其实非疟，乃厥阴耳。以其背恶寒，用阳和膏药，加胡椒、麝香等贴之。内治始终以小柴胡汤，重用参须、当归扶正达邪，以迄于愈。

初起即属阴证，用白头翁收功者。恽铁樵结合实际诊疗病案记载：会计师童某，素相识，曾为其家人治愈大证多次。五六年前其母夫人病，余适回乡应诊，而求治者坌集，不得去。童某由北京以急电转辗飞召，乃匆匆乘夜车来申。病者年五十余，嗜鸦片，日可五六钱。因食黄鱼子致洞泄无度，十二小时达百次，且所下奇多。至第三日，已无物可下，仍数如厕如前。饮水则下水，服药则下药。切其脉如弓弦，余知其为厥阴证。著神经已变柔软为强硬，食物与肠道不相得，不能停留消化，故不完谷；神经紧张，故弦脉应之。方用附子三钱，薤白钱半，乌梅丸三钱，病则如故，而余技已穷。因思厥阴必并少阴，舍附子莫属。如药与病不相得，必动血，今不动血，是药未尝不合也。乃加白头翁三钱，并调大烟炮一枚，药下而泄止。越廿四小时而病若失，不过罢乏甚，用补药调理得愈。时医恒以痢为滞下，为湿热，用香连丸，用白头翁汤。亦有訾议白头翁有川连、黄柏之苦寒，不适于寒痢者，不知白头翁固可与附子同用，药贵应变。仲景初不教人用白头翁必偕连柏也。前数年沪上有治痢专家，恒于病家见其方，一例雷同药共廿余味，而木香占其七八。有煨木香、青木香、广木香等名目。殊不知病之变化无穷，痢疾尤为突出，拘一方以应无穷之变是不切实际的行为。

5. 用药禁忌

在痢疾病程发展的前三个阶段，应忌用或慎用温药、峻下药、补药。

（1）忌用附子、干姜等温药

痢疾初期的根本病因是湿热，痢疾患者在初起时弊不见寒象。不要因为痢疾病在腹肠，以为此乃太阴之证而用附子、干姜等温药，否则导致变证百出。

（2）慎用大黄等峻下药

痢无止法，是尽人皆知的道理。但是如果恣意滥用大黄，有的患者有效，有的患者却无效，而且以结果不良者居多。痢疾初期表现为腹痛滞下，无论舌上有苔无苔，痛都是积痛，积痛不除则痢不止。恽铁樵潜心研究痢疾用大黄的标准，指出：胸脘痛、小腹痛、满腹痛，都不是积，须别求原因；惟有绕脐痛是积，非大黄不效。而且用大黄不如用枳实导滞丸，最少用四分，多则用八分，更多则用一钱半，最多可用至二钱，通常以八分连用数帖最为妥当。

（3）忌用人参等补药

痢疾初起多以湿热为患，若滥用人参则犯虚虚实实之戒。故有"痢无补法"之说。恽铁樵曾在《临证演讲录》中记载其亲身诊疗的一则医案，足以说明此问题：尚文门郭妇年廿三，发热十二日不退，汗出黏痛，腹痛泄痢，所下如胶，气急，胸腹皆肿（水肿肿及四肢，单腹胀不及胸，与此病有别），脉躁急，舌干，无味蕾，舌边做锯齿状（此与舌胀大着齿而破碎者有别）。先请某医治之，进豆卷、石斛之属，十余剂不差。又请他医治之，改用补药，加人参辈，胸腹始肿。余诊其舌色，已著败象恐不可救，姑予犀角、地黄、白头翁、木香之类，得药而吐。再诊谓其脾虚甚，木香补脾而不受，是以致吐。遂改用石斛，三诊气急腹肿均差。利下加多，而不频数，舌润，睡颇安，是为有机转。凡八诊而所苦均差，用药不过石斛、天冬、地黄、当归之属，已可收功。盖此证本为痢疾，痢疾无补法，而进人参，故使病情加重。

6. 调护

（1）避风

痢疾之症结在手阳明大肠，其俞是肩背，肩背寒则腹痛，肩背温则痢减。因此避风当以保护肩背为主。

（2）吃素

痢疾应注意忌口，民间谚语有"吃不杀的痢疾"的说法，此乃大谬。因为痢疾为肠病，肠病者胃亦病，其消化吸收都不良，因此如果进食过多只会加重病情。痢疾最怕出现噤口，有病家以为噤口后便不食，便认为少吃可怕，故勉强拼命进食，以致胃气大伤。因此，在饮食调护方面，不仅要强调吃素，而且应做到少吃，略进米汤足以维持胃气即可。

（3）保护胃气，勿伤胃阴

恽铁樵指出，凡病以胃气为最紧要，胃气伤不能食，则病情加速恶化，无论何病皆是如此，而痢为尤甚，所以保护胃气很重要。要保护好胃气，就要做到勿伤胃阴，因为胃具有喜润而恶燥的生理特性。但是痢疾的根本病因是湿热，其主症里急后重又是因为气滞所致，所以医生在治疗痢疾时最喜用厚朴、槟榔。厚朴、槟榔能破气燥湿，痢疾得此，诚足以取快一时。然而用此类药物的时候要特别审慎，凡唇燥舌绛、液干口渴者，此药则不宜用，用则伤阴，胃中阴枯则舌苔劫津（舌苔枯而无津液），劫津则发展为噤口痢。所以治疗痢疾运用厚朴、槟榔时应控制好其用量，不宜过大：厚朴少则三分，湿甚者多至六分为止；槟榔少则五分，以一钱为止。要知道伤阴的第一步是劫津，再发展到下一步就是呃逆。呃逆是胃气大败之征象，百无一愈，极为难治。

（4）忌用附子、干姜治痢疾之完谷

痢疾因消化不良、吸收不良的缘故，再加之勉强进食，则往往会出现完谷（粪便中夹杂不消化的食物）。仲景《伤寒论》中完谷的病机是肠中无热，与痢疾正好恰恰相反（痢疾的根本病因是湿热）。若以附子、干姜等温药治疗痢疾之完谷，会立即导致药随病变，甚至危及生命。

案例

尚先生。八月二十一日。舌苔颇腻，大便日三四行，腹痛是将作痢，当从痢治。油当归三钱，枳实八分，腹皮三钱，方通八分，白头翁三钱，竹茹一钱五分，赤、猪苓各三钱，青、陈皮各一钱，楂炭三钱，木香一钱五分。

二诊：八月二十三日。药后下痢次数反多，腹痛则除，舌糙，脉数。痢本无止法，次数多不妨，特伤阴宜兼顾。油当归三钱，细生地三钱，川连三分，扁豆花一钱五分，白头翁三钱，西洋参一钱五分，木香一钱五分，楂炭三钱。

（《药盦医案全集·时病门·痢疾类》）

按语：患者痢疾腹痛，故用治疗痢疾的特效药白头翁和木香，伍用针对里急后重的特效药油当归。白头翁性升而上行，具有提掣的作用，能升气坠；木香可增加肠道弹力；油当归可资其利滑。舌苔颇腻，故用枳实、竹茹除湿化痰。陈皮、青皮疏理气机；赤茯苓、猪苓、木通清热利湿；楂炭消积导滞。服药后下痢次数增多，气机得畅，通则不痛，故腹痛则除。二诊时为防止胃阴耗损，故减行气消导之品，并加生地、西洋参等滋阴之药。

（五）疟疾

疟疾是由感受疟邪而引起的以寒战、壮热、头痛、汗出、休作有时为

临床特征的一种疾病，好发于夏秋季节。

1.临床表现与分类

疟疾的常见症状为寒热往来、口苦、咽干、胁痛等。疟之大纲，可分为正式疟、非正式疟两大类。

正式疟又称为痎疟，其临床表现为：寒热往来，先寒后热，发作有定时。当其发作之时奇寒壮热，而发作之后并无热度，行动举止悉如常人。具体来看，又有三种情况：①逐日发作者；②间日发作者；③虽逐日发作，其寒热却一日轻一日重者。

非正式疟表现复杂，有温疟、寒疟、瘅疟、牝疟等之分。先热后寒者为温疟，先寒后热者为寒疟，但热不寒者为瘅疟，但寒不热者为牝疟。

2.病因病机

（1）痎疟

正式疟又称为痎疟。疟即惟火沴金，酷虐殆甚，日作日休者是也；痎即间日而发，深入阴分者是也。其发病原因乃夏伤于暑，热气炽盛，藏于皮肤之内，肠胃之外，募原六腑之间。如客于头项或肩背、手足者，则藏于皮肤之内；客于胸胁或脘腹者，亦藏于皮肤之内，或肠胃之外，或募原，或六腑之间。这些部位都是营气居舍之处，以夏气通于心，心主营血之故也。卫气在肌表具有防御的作用，昼行于阳，夜行于阴。暑性宣发，令汗孔疏腠理开，风邪乘势入里，或淋浴之时水气舍于皮肤之内。风与水气得阳随卫而外出，得阴随卫而内薄，所以痎疟得以日作。当作之时，阳虚而阴盛，卫气虚弱，因此痎疟的最初表现是寒栗。卫气虚则毫毛伸欠，阳明虚则寒栗固颔，太阳虚则腰背头项痛，三阳俱虚则骨寒而痛。三阳俱陷则阴气逆，阴气逆极，则复出于阳，阳与阴并行于外，则阴虚而阳实，阳实而外热。

恽铁樵指出，痎疟舍于不同部位会有不同表现：如舍属足太阳者，更令人头重腰痛，寒从背起，先寒后热，熇熇喝喝，然热止汗难已；舍属足阳明者，更令人洒淅寒，寒甚，久乃热，热去汗出，时喜见日月光，得火气乃快然；舍属足少阳者，更令人身体解㑊，寒不甚，热不甚，恶见人，心惕惕，热久汗出甚；舍属足太阴者，更令人不乐，好太息，不嗜食，多寒热，汗出多，病至则喜呕，呕乃已衰；舍属足少阴者，更令人呕吐甚多，寒热，热多寒少，欲闭户自处，其病难已；舍属足厥阴者，更令人腰痛，小腹满，小便利如癃状，非癃也，数便耳，意恐惧气不足，腹中悒悒然。舍属肺募者，更令人心寒，寒甚热，热间善惊，如有所见也；舍属心募者，更令人烦心，甚欲得清水，反寒多热不甚；舍属脾募者，更令人寒，腹中痛，热则肠鸣，鸣已汗出；舍属肝募者，更令人色苍苍然太息，其状若死；舍属肾募者，更令人洒洒然，腰脊痛宛转，大便难，目眴眴然，手足寒；舍属胃募者，更令人善饥，不能食，食则腹支满也。

（2）温疟

先热后寒者为温疟。温疟的发病机制有二种：

第一，夏亦伤暑，秋亦中风，后更伤寒，则暑热在内，风气在中，寒独在外，故风寒互为上下。之所以先有发热的原因，是以风为阳邪，先外出而上从乎寒，则外胜而热。后有恶寒的原因，是以逆则复入内而下从乎风，则外负而寒。

第二，证兼脑髓，消烁肌肉，亦表现为先热后寒。这是因为先有冬中寒风藏于骨髓，以冬气通于肾，肾藏骨髓之气。等到春天阳气大发，邪气不能自出，又遇大暑，腠理发泄，或有所用力，邪气与汗皆出，先从内出之外。正是因为如此，阴虚而阳盛，阳盛故而先热；衰则气复入，入则阳虚，阳虚故而后寒。

（3）寒疟

先寒后热者为寒疟。寒疟的发病机制为：夏伤大暑，其寒大出，腠理开泄，因遇夏气湿气，寒藏于腠理皮肤之中，秋更伤风，而成寒疟。此乃先伤水寒，后伤风气，所以表现为先寒而后热。

（4）瘅疟

但热不寒者为瘅疟。瘅疟的发病机制有二种：

第一，阴气先绝，阳气独发，则少气烦冤，手足热而欲呕，以阳即热，不假外邪，一唯是暑，故无寒也。

第二，肺素有热气盛于身，厥逆上冲，中气热而不外泄，因有所用力，腠理开，风寒舍于皮肤之内、分肉之间而发，发则阳气盛，阳气盛而不衰故得之。不及于阴，故但热而不寒；其气内藏于心，而外舍于分肉，故令人消烁肌肉。此种情况以暑之肺热为内因，外受寒风为外因。

（5）牝疟

但寒不热者为牝疟。牝疟的发病机制为：夏亦伤暑，秋亦中风，但阳气独沉，不能挈阴，自下而上，为阳实，阴虚仍实。

恽铁樵还结合当时的西医知识，指出引起疟疾的病原体是疟原虫。而蚊是中间宿主，在疟疾传播过程中起着重要作用（编者按：现在的认识为，人是中间宿主，而蚊是终末宿主）。

3. 治法与用药

（1）痎疟

恽铁樵提出，常山是治疗痎疟的特效药。无论逐日发还是间日发，都当以常山为主药，再随症加减：兼虚者补之，兼积者攻之，兼湿者燥之，小便不利者利之，无汗者汗之。运用常山的指征为：须先寒后热，起迄分明，发作有定时。运用常山的分量为：轻则四分，重则八分，服用二三剂。

时医常因疟疾寒热往来而以小柴胡汤为正方，但恽铁樵却认为小柴胡汤不是治疗疟疾之首选。柴胡具有发汗之力，而痎疟是少阳手经病，如兼呕泻而用柴胡，会导致汗出不止而泻乃益甚，多半转属为痢疾，病情加重而正气虚弱，非常难治。小柴胡汤只适合于春日发疟，表现为口苦咽干、胁痛胸痞而呕者。

（2）恶性疟与疟母

恽铁樵指出，有一种疟疾，其发间日，或间两日，先寒后热，发作有时，面部黯然而黑，胁下或腹部有大块癥瘕，病情持续半年或一年不止。此种情况与西医所说的恶性疟相类似，其癥瘕称之为疟母。病机是肝胃脾脏脉络不同，瘀血阻滞。治疗方药首选《金匮要略》鳖甲煎丸，且须大剂攻之，轻则不效，若兼虚证另加补药调节。该病可向两条途径继续发展：其一为发黄，为湿化、热化，面部黯黑之中透出黄色，甚则可以深黄如橘子色，治疗药物选用茵陈蒿、大黄、丹皮等；其二是腹肿（鼓胀），此最难治，当随证治之，如实者攻之，湿盛者燥之。

4. 鉴别诊断

（1）妇人产后发热

妇人产后未满月，恶露未尽，因感冒而发热，表现为其热起伏有定时，恶寒或不恶寒，亦有胁下痛，头痛，先寒后热。其症情与疟疾十分相似而并非疟疾。其成因一方面是因失血过多而虚，另一方面是因感冒而血滞。其特征为表热必兼见掌热，又必恶露不多而腹胀。治疗的特效药是白薇、鳖甲、青蒿，酌加四物汤（川芎不得重用，三四分即可）。白薇、青蒿用于退热，鳖甲用于行瘀血，四物汤用于补虚。此外还当随症加减：若胁下痛而泛恶者，是兼有肝气，可加柴胡四分或八分；若汗多形寒肤凉，可加桂枝二三分；若其热化而无汗者，可加炒荆芥八分乃至一钱；若有食积者，可加消导药；若虚甚者，可加人参三五七分。

（2）食积

初起为温病，数日后热势起伏，或一日两度发，发作之时指头微凉，状如形寒，与疟疾相似，但此实为食积所致。凡诊胃中有积而无苔者，其舌虽润，其唇必燥，其热虽起落，热度不甚高，其肌肤必润而有汗，其人必迷睡而不爽慧，其胸必痞闷，甚则拒按，其舌虽无苔而舌面之味蕾则粒粒耸起。凡此表现为唇燥、舌润、迷睡、胸脘痞闷悉备而寒热起伏者，当以去其胸脘之积为治疗大法。轻者用枳实、竹茹；稍重者用瓜蒌、黄连、半夏；尤重者可以加少量之巴豆霜。即第一步是消导药，第二步是小陷胸汤，第三步是大陷胸汤。药物之分量都不宜重，黄连不得过三分，巴豆霜不得过一小豆许。

（3）肺痨

肺痨在病程发展的一定时期，表现为每至下午则发热形寒，先寒后热，发作有定时，起落清楚。当其发时，寒不甚，热度亦不高，而寒热截然分明；当其退时，全无热度，与疟疾十分相似。但肺痨没有头痛、口苦、胁下满痛、呕吐等诸多见症。而且肺痨有一个显著征象——多汗，汗多异乎寻常，可以使内衣尽湿，如浸渍水中，亦有头部汗多使枕头尽湿者。此外肺痨还表现出特殊的面色，面色必苍白而红，口唇却异常之红，每至下午申酉之间，两颧见红色，此红色与苍白之面色相映，往往如施粉涂脂，异常鲜艳，故可以资与疟疾鉴别。治疗肺痨可用獭肝散。

案例1

徐先生，十月五日。常有寒热，冷热不定，时间亦不定，然毕竟是疟。

青蒿五钱，常山三钱，苍耳子一钱五分（绍酒浸一宿）。此三味分研，筛过后再合研，用红枣泥同捣丸如芡实大。每早晚服二丸，开水下。

（《药盦医案全集·时病门·疟疾类》）

按语：患者常有寒热，冷热不定，当为疟疾。故用治疟之特效药常山，加青蒿截疟退热，苍耳子疏散透邪。

案例 2

叶奶奶，十月十二日。脉滑，舌黄润，泛恶，逐日寒热，夜不安寐。病已月，是温疟夹食夹湿者。枳实一钱，青蒿一钱，淡芩八分，腹皮三钱，竹茹一钱五分，槟榔六分，楂炭三钱，常山八分，秦艽一钱五分。

（《药盦医案全集·时病门·疟疾类》）

按语：患者温疟，故用治疟之特效药常山，加青蒿截疟退热。脉滑，舌黄润，泛恶，乃夹食夹湿之征，兼积者攻之，兼湿者燥之，故用黄芩清热燥湿，竹茹化痰降逆，枳实、槟榔理气消积，秦艽祛风除湿，楂炭消食导滞。

（六）鼓胀

鼓胀是指患者腹部膨胀如鼓，皮色苍黄，脉络暴露的一类病证。恽铁樵指出，风劳鼓格为真脏病，极为难治。鼓胀皆有皮急紧张之象，但又可细分为脉胀、肤胀、五脏胀、六腑胀、水肿、蛊胀、单腹胀、石水等。

1. 诊断

（1）鼓胀的表现

①脉胀

营气循脉，卫气逆之为脉胀。

②肤胀

肤胀者，寒气客于皮肤之间，鼛鼛然不坚，腹大，身尽肿，皮厚，按其腹窅而不起，腹色不变。

③五脏胀

心胀：短气烦心，卧不安。肺胀：虚满而喘咳。肝胀：胁下满而痛引小腹。脾胀：善哕，四肢烦冤，体重不能胜衣，卧不安。肾胀：腹满引背央央然，腰髀痛。

④六腑胀

胃胀：腹满，胃脘痛，鼻闻焦臭，妨于食，大便难。大肠胀：肠鸣濯濯而痛，冬日重感于寒则飧泄不化。小肠胀：少腹䐜胀，引腰而痛。膀胱胀：少腹满而气癃。三焦胀：气满于皮肤中，轻轻然不坚。胆胀：胁下痛胀，口中苦，善太息。

⑤水肿

初起时目窠上微肿，如新卧起之状，其颈脉动，时咳，阴股间寒，足胫肿，腹乃大，其水已成矣。以手按其腹，随手而起，如裹水之状。

⑥蛊胀

又称虫胀。乃感染寄生虫，又加之脾胃湿热积滞或内伤瘀血而成。

⑦单腹胀

又称蜘蛛鼓。四肢不肿，但腹胀，腹鼓绝大，而四肢则奇瘠如柴。

⑧石水

阴阳结邪，多阴少阳，少腹肿。其病位不在肾而在膀胱。

（2）胀与肿的辨别

①起病先后

先腹大，后四肢肿者，为胀病；先头足肿，后腹大，为水肿。

②发病部位

但腹肿，四肢不肿，为胀病；脐腹四肢悉肿，为水肿。

③肌肤改变

皮厚色苍或一身皆肿，或自上而下，为胀病；皮薄色白，自下而上，为水肿。

（3）胀与肿的发病机制

肤胀、鼓胀，都是气化失常所致之病。肤胀病根在肺，鼓胀病根在脾。脾阴受伤，胃虽纳谷，但脾不运化；或怒气伤肝，克伐脾土，导致脾虚，阴阳不交，清浊相混，肝郁化热，脾虚生湿，湿热交阻，发为鼓胀。

水肿的病根在肾与肺，肾为本，肺为标。肾不能蒸腾气化水液，肺不能通调水道，津液运行壅滞，发为水肿。

（4）胀肿虚实的辨别

①实热

先胀于内，后肿于外，小便赤涩，大便闭结，色泽红亮，声音高爽，脉滑数有力。

②虚寒

先肿于外，后胀于内，小便淡黄，大便不实，气色枯白，语音低怯，脉细微无力。

2.治法与方药

（1）五脏六腑胀

以理气为治疗大法，用藿香正气散（藿香、紫苏、白芷、厚朴、桔梗、茯苓、半夏、陈皮、甘草、大腹皮、灯心草）、木香调气散（木香、藿香、白豆蔻、砂仁、甘草）、苏子汤（苏子、大腹皮、草果、半夏、厚朴、木香、陈皮、木通、白术、枳实、人参、甘草）三方为主方，再根据各具体脏腑加引经药。心胀：黄连、细辛；肺胀：桔梗、升麻、白芷；肝胀：柴胡、川芎、青皮、吴茱萸；脾胀：升麻、苍术、葛根、白芍；肾胀：独活、知母、细辛、肉桂；胃胀：白芷、升麻、葛根、石膏；大肠胀：白芷、升麻、黄芩、石膏；小肠胀：黄柏、藁本、赤茯苓、木通；膀胱胀：滑石、羌活；三焦胀：柴胡、连翘、地骨皮；胆胀：柴胡、青皮、连翘。

（2）单腹胀

以理气疏肝，温中健脾为治法，用香砂六君子汤（木香、砂仁、陈皮、半夏、人参、白术、茯苓、甘草）为主方，加干姜、附子、蒺藜、桂枝、白芍、红枣、檀香、杜仲、益智仁等。亦可用沈氏调中健脾丸（人参、苍术、黄芪、吴茱萸、茯苓、白术、沉香、莱菔子、陈皮、半夏、香附、山楂肉、薏苡仁、黄连、白芍、五加皮、苏子、泽泻、草豆蔻、瓜蒌、川椒、石碱、荷叶、大腹皮）。

案例

董奶奶，十月二十四日。腹胀，多坐更甚。决为虚胀，其难治处因有风。体衰病显，药物不易图功。高丽参八分（另煎），天麻三钱，钩尖三钱，蒺藜三钱，白芍一钱五分，归身三钱，细生地三钱，杭菊一钱五分，橘络一钱五分，回天丸半粒药（化服）。

（《药盦医案全集·杂病门·鼓胀类》）

按语： 患者为虚胀，故补益与理气之法同用。因兼夹风，故用天麻、钩尖、蒺藜等平肝息风之品。

（七）中风

中风是以卒然昏仆，不省人事，伴口眼㖞斜，半身不遂，语言不利，或不经昏仆而仅以㖞僻不遂为主症的一种疾病。该病起病急骤，证见多端，变化迅速，与风性善行数变的特征相似。

1. 病因病机

恽铁樵指出，对中风发生机理的认识，历代医家有不同的见解，即东垣主虚，河间主火，丹溪主痰。因此明清已降的医家多推崇此说，对中风以风火痰理论。但恽铁樵从中西医汇通的角度，认为中风的发生与神经、血管、内分泌等有着密切的联系，即"纤微神经断绝""血管破裂""细胞崩坏，内分泌失职"。

2. 临床表现

中风的临床表现复杂，证候多端，可见卒然昏仆，不省人事，伴口眼㖞斜，半身不遂，语言不利等。清·尤怡在《金匮翼》中"拟五脏中风分治之方"，但仅有方药而无临床症状，恽铁樵则在《金匮翼方选按》对五脏中风的表现补充完善之。

（1）肾风

遗尿不自禁；腰腿酸软；颜额色黑；肾不纳气，气上壅，喘不能自还；自汗、盗汗见寒化征象；病者年龄未至五十而发白；眸子之边，为眼白所掩；黑珠四周，形成一白圈（老人圈）。

（2）肺风

面色苍白无血色，呼吸室，气管中多痰声；手臂酸，手指胀，面白唇红，目光无神而喘；两肩促，头前倾，背微驼；久咳吐血。

（3）脾风

为湿化之证。肠部少弹力，神经弛缓而涎多，舌本强，目连搭。其成因有二，一为平素体肥痰多，二为中毒性（可兼见爪疔、鹅掌、鼻渊、黄带等）。

（4）心风

神志不清，舌绛津伤。

（5）肝风

瞤动不仁，热而上逆。

3. 治法与方药

（1）回天再造丸

恽铁樵对中风的治疗常用回天再造丸。回天再造丸，由蕲蛇、当归、血竭、没药、川楝肉、龟板、元参、天麻、白芷、当门子、犀角、两头尖、毛姜、全蝎、冬白术、乳香、细辛、首乌、熟附子、制松香、青皮、黄芪、山羊血、制香附、广地龙、赤芍、麻黄、乌药、大黄、红袖、虎胫骨、熟地、母丁香、威灵仙、草豆蔻、防风、羌活、甘草、白蔻仁、姜黄、川芎、葛根、冰片、藿香、僵蚕、川草薢、天竺黄、广三七、犀黄、沉香、桑寄生、茯苓、肉桂、辰砂、穿山甲等组成。具有祛风散寒，理气豁痰，通经活络的功效。

恽铁樵指出，凡中风猝然昏迷，手足抽搐，两目上视或不上视，手握或手开，便溺不禁者，可急用此丸一粒，开水化开，扶病人仰卧，徐徐灌之，但悉数下咽便有良效。但此事之效力，表面是看不出来的。过两个小时后，再灌服一粒。服第二粒时，便不如第一粒之艰难。以后每隔六个小时服药一粒。随症加减：痰多者可加龙胆草、竹沥、半夏；火盛者（如目赤、唇干、舌绛）可加菊花、钩尖、鲜生地；风盛（即抽搐厉害）可加虎骨、天麻、独活；虚甚者可加人参。若上述诸证并见，即诸药并用。若全见寒象，痰窒不通而有冷汗者，可重用附子、吴茱萸。其诸药分量，须延医生临时酌量配合。以上为中风的急救法，有病重两三日不能清醒者，只要坚守此法，不疾不徐，锲而不舍，服丸至二三十粒，将自然清醒。清醒之后，即是危险时期已过，进入调理时期。

在进入调理时期后，便只能缓药缓治，清心寡欲，修身养性，期以半年一年可收尺寸之效。

（2）对尤怡"中风八法"的发挥和应用

"中风八法"，是清·尤怡在《金匮翼》中提出的：一曰开关，二曰固脱，三曰泄大邪，四曰转大气，五曰逐痰涎，六曰除热风，七曰通窍隧，八曰灸腧穴。而恽铁樵在《金匮翼方选按》对其有进一步的阐释和发挥。

一曰开关。"开关"包括搐鼻、揩齿、探吐等方法，尤氏所选的方剂为白矾散（白矾、生姜；又方：白矾、巴豆）。恽铁樵指出，该方适用于中风从寒化者。中风从寒化者表现为唇舌都润，舌质不红，口液奇多，喉间痰声辘辘，目瞑或虽张而无神，其眼球不能自由转动，左侧卧则目向左，右侧卧则目向右，其舌常萎缩。从西医来看，这是神经麻痹的征象，肌肉亦不能随意运动。故凡见此种征象者，当用辛温下行之品，如干姜、生姜、附子、吴茱萸等，以此辛辣之性刺激神经，解除其麻痹。恽铁樵还提出，"开关"最有效的方剂是苏合香丸。用温开水化一丸，灌入病人口中，如不能咽则可任其徐徐渗入。而且无论寒化还是热化征象都可用苏合香丸，寒化者可加姜。苏合香丸既能刺激神经，亦能令患者呕吐，从而达到治疗目的。

二曰固脱。尤氏所选的方剂是参附汤（人参、制附子）。恽铁樵指出，中风脱证的主要表现是涣汗、遗尿、目无神。若情况万分危急，可用艾灸关元、气海。艾炷如莲子大，隔姜一片，约灸至三壮，多至七壮。

三曰泄大邪。中风多是由痰、火、气所致，此三者谓之大邪。尤氏所选的方剂是小续命汤（麻黄、川芎、桂枝、防己、杏仁、黄芩、芍药、附子、甘草、防风、人参）、三化汤（厚朴、枳实、大黄、羌活）、肘后方（鸡屎、大豆、防风）、荆芥散（华佗愈风散）等。但恽铁樵认为以上诸方，与中风完全不相符合。恽铁樵指出，中风热化者多属肝胆上逆证，寒化者多属湿痰或中毒性。中风的主要表现是动作不仁，其症结是神经为病，绝对不是麻黄、桂枝、附子、人参可治之病。发汗、攻下之药可以充当佐使之选，断不在主要之列。

四曰转大气。大气即真气。尤氏所选的方剂是八味顺气散（人参、白术、茯苓、陈皮、青皮、乌药乌、白芷、甘草）、匀气散（白术、乌药、人参、天麻、沉香、青皮、白芷、木瓜、紫苏、甘草）。恽铁樵认为，以上两首方剂对于中风都是平和可用之品，但同时不能过于拘泥用平和的治法。

五曰逐痰涎。尤氏所选的方剂是涤痰汤（制南星、半夏、枳实、茯苓、橘红、石菖蒲、人参、竹茹）、清心散（薄荷、青黛、硼砂、牛黄、冰片）。对于涤痰汤，恽铁樵认为，此方的有效成分只在胆南星和石菖蒲，其余都是副药。凡副药有两种作用：一是对副症而言，如有痰加二陈，气虚加甘草，外感加羌、防等；二是对主药而言，如用生大黄嫌其峻可用甘草调之，用厚朴嫌其燥可用人参调之。恽铁樵还指出，如果中风舌本强，语言不利者，仅用胆星、菖蒲则力量太弱，最好配加回天再造丸。对于清心散，恽铁樵认为，此方治疗中风甚好，用法亦好（上为细末，先以蜜水洗舌，后以姜汁擦舌，将药末蜜水调稀，搽舌本上）。惟使用牛黄时需注意该药能清心热，然不能去外感。

六曰除热风。尤氏所选的方剂是竹沥汤（竹沥、荆沥、生姜汁）、地黄煎（生地汁、枸杞根汁、生姜汁、酥、荆沥、竹沥、栀子仁、大黄、茯苓、天冬、人参）。恽铁樵认为，地黄煎组方甚好，使用时须注意方中药物的分量。

七曰通窍隧。尤氏所选的方剂是苏合香丸、至宝丹。恽铁樵认为，开关与通窍隧的意义略同，只是开关是指初起时闭证而言，通窍隧则指半身不遂而言。

八曰灸腧穴。恽铁樵认为，卫气、血液、淋巴三者在躯体之内运行不息，与外界环境冷暖燥湿、潮汐之涨落、月魄之盈亏、时序节候之转变都息息相关。太过、不及、不通、上下四方不平衡都会导致这三者运行失常而发生疾病。针灸的治病之理就是治这三者，不通者使之通，不平衡者使之平衡，有余不足者亦能治之。例如下脱者用艾灸可以升之举之，上燔者可用针灸引火归原。

4. 预后判断

凡卒中初起见种种险状，如眼㖞、口张、舌缩不能言、遗尿诸症，虽极险恶，其实并不危险。只要医治得法，脏气得以调和，脉象表现为缓和有胃气者，都是渐转佳境。患者虽不能言，但通过逐渐调理，必然日有起色。但是，如果失治误治，初起卒中，三数日后则目光转枯，脉无胃气，四肢或一肢自动，是转入险恶境界的征象。若见一侧肢体动摇者，预后极差。

5. 鉴别诊断

中风须与风痹相鉴别。风痹是痹证的一种，以两脚不仁、不能行步为主要表现。中风和风痹都是风气致病，但恽铁樵鉴别指出，凡半身不遂或颊车舌咽不能动之中风，乃中枢神经为病，而风痹不过是末梢神经钝麻。风痹可治之痊愈，常用回天丸、天麻、虎骨等。

恽铁樵提道，自己所治中风达证颇多，论成绩大约十愈其七，并在《风劳鼓病论·中风》中记载亲历诊治的五例病案，加以按语说明，足资启发。

案例 1

民十，家眉卿先生邀治其老姨太太，其时为端午黄昏，病者年五十余，因食角黍，卒然不省人事，眼闭口开，舌缩手纵而遗尿，脉尚起落分明。余用苏合香丸一粒，和开水灌之，尚能咽，须臾，更以多量淡盐汤予之，遂得吐。吐两次而口闭目张，手亦微握，乃以胆星、竹沥、羌、独、秦艽煎汤，化大活络丹一粒灌之，当时亦无所谓好歹，能进药而已。明日再诊，颇见热象，乃于前方中加杭菊、钩尖、鲜生地、天冬。药后目能视，右手能动，惟不能言，仍见热象，乃加重诸凉药，竹沥自一两加至二两，鲜生地从五钱加至一两。如是者七八日，病人知识，颇见恢复，能寻觅其最关心之储藏首饰小箱。侍婢以箱，渠更摸索贴身所佩之锁钥。既得钥，始安心熟寐，惟仍不能言。余见其热象虽减，舌色仍糙，乃用鲜生地四两、天冬四两，捣汁，文火收膏，和前药予服。其大活丹则改用回天再造丸，每日一剂。连进三五剂，舌转润而神色较好，亦能进食，惟总不能言，然其舌伸缩自如。自中风日起，两星期始有大便，衡量病情，药实中肯，乃不复更张，不过分量略有增损。直至六月六日，侍妪进菜粥，病人啜之，忽曰咸，从此便能言而话甚多，久之，眠食如常，惟左手足拘挛日甚，如是五年。至去年腊月，旧病复发，进前药无效而殁。五年中，曾有多次小感冒，其脉悉与常人同，用药亦与寻常感冒同。其不遂之半身，肌肤爪甲均不变色，惟四肢皆拘挛，知识方面亦无异征。

按语： 恽铁樵指出，此案为中风之正轨，临床上具有此种表现者为最多。古人谓舌缩为心绝，遗尿为肾绝，是不可救治之危象。但恽铁樵认为并非如此，遇到此等危象通过正确的救治是能够化险为夷的。如果才发病时就能施治，可以及时解除危险。如果经过六个小时乃至十个小时还不予医治，病人的危险程度将大为增加，也错过了最佳治疗时机。所以初患病的六个小时，称之为可治期。

初发中风之时，其病猝然而来。但顷刻之间，就会发生神经断裂、血管破裂。体工不能及时救济，脏气出现紊乱。中风的病灶在脑，但其病之根源却在肝，而首当其冲的则是心与肺。中风常有痰火两种见证，第一步表现为猝然不能言，接下来一步为喉间有痰弦壅塞，再后一步为唇殷舌燥。如果发展到唇殷舌燥这一阶段，已错失可治之机，预后每多不良。

因此，治疗此类中风最恰当的方法是：第一步吐其所食，使腑气先通，不能为梗；第二步弛缓神经，兼用除痰清热之药。第三步用甘凉稀血，使其不致于化火。如此调护一个星期以上，可逐步恢复紊乱之脏气。这一个星期可称之为中风的险时期，如能平安度过这一时期则无生命之忧。如果继续调护得法，病情可趋于稳定，饮食起居也可恢复正常，但惟独不遂之半身难以恢复。

案例 2

余有族叔祖母，六十九而中风，病状与普通中风略同，惟既中之后半个月，病势已渐定，忽患脚肿，其肿之原因，为误食碱水面食。余以龟苓集疗之。尽龟集六剂而肿退。通常治此病，以增多血中液体使不发热为主。故鲜生地、钩尖、菊花乃重要副药，惟此病不用甘凉而用温补，乃例外者。

按语： 恽铁樵指出，此案为中风险证。患者年事已高，正气已虚，故难医治。脚肿也提示为虚象。碱水面食为发病之诱因，致使脾胃无权，气不能摄。所用方药龟苓集是太原出品秘方，性温补肾，能治疗血亏气弱，正气得以固摄，则脚肿自退，有助于中风患者贞疾延年。

案例 3

敝邑某绅，讳其名，年五十左右，患病多年不愈。去年延诊，其病状颊车、唇吻、喉舌不能动，食物须流质，灌入口中，听其自下，居恒以巾围项间及胸前，涎唾涔涔下，以唇舌皆不能动之故。目光直视，眼球亦不能动，健忘，手足与寻常人略同，惟异常衰弱而已。凡诊三次，第二次往诊，病人方与其眷属作叶子戏，可见局部虽病，知觉情感仍在，病家谓我病已八年，前后历医生无数，西医谓是脑病，中医谓是奇病，大约与少壮时色欲斫丧有关，按此病亦中风也。其所断绝者，为颜面及舌咽运动神经，故眼皮颊辅之肌肉均不能运动，喉舌眼球亦不能动。其灶当在神经索，或中枢神经为病，决非末梢神经为病，故西医谓是脑病。中医奇病之说，固属不识病，然谓与色欲斫丧有关，则甚真确，此不须解释，仅将多数病者比类而观，便显然可见。

按语：恽铁樵指出，患者色欲斫丧过当是导致中风的重要诱因。凡多欲之人，无不早衰，而早衰之证大多会出现风病。所以，恽铁樵认为，"细胞崩坏，内分泌失职"是中风之真因。

案例 4

族叔祖母四太太，年六十四，患中风，初起口眼㖞斜，左半身不遂，不能言，其病状不过普通中风病状。初延余诊治。第一日，脉带数而硬，予以大剂甘凉及回天丸，佐以风痰药。二日夜后，脉顿软缓，余知有希望。语其家人曰：是虽不能言，然病势顿趋缓和，可以静待开口。翌日，忽延西医康科，则因献殷勤者多，病家慌乱无主张。康科见病势缓和，声言能治，病家自不免贵耳贱目，以为外国博士自较自家人为优，遂决计延康治。惟仍一日两次延余诊脉，余乃悉心静气，详觇病候，以外国博士之成绩，与余向来至此病之成绩，一相比较。病之第三日，即康科接受诊治之第一日，病情色脉无甚出入，不进亦不退。第二日之下午，脉微数，爪下及口唇均作殷红色，此为阴液渐涸，酸素自燃，病人危境之最初一步也。病家问如何？余曰：就色脉论，实为病进。旋康科来诊已。病家问如何？康曰：药效尚未著，病无出入。第三日，即得病之第五日，上下午色脉均与前一日同，德医循例诊脉去，未有何说。病家问余。余曰：以今日与昨日较，可谓维持现状。以昨日与前日较，则病进而色弊，以理衡之。此现状恐不能维持，明日其有变乎！病家大恐，家四叔祖欲舍康科而就余。余曰：此不能矣，余仅凭色脉言耳，若举棋不定，必促其生而无益。第四日，即得病之第六日，上午脉益硬，口角见白沫，呼气从口出，一目闭，一目微张。强启其眼帘视之，黑珠皆斜，余知病已无望。须臾，医来诊已。病家问何如？康言病增重，且言所以增重之故，因此病不能断饮料，看护人不知常予水饮，故病变。余固心知其故，彼所言常予水饮，即所以保存血中液体，不使酸素燃烧之谓。然何以不用盐水针，使血液稀薄，以事挽救。岂康此时已知其无益，故不为焉。若仅不断水饮，则其法不为健全，远不如中法用大剂甘凉。是日下午病状益劣。病者之手频频自举，为不随意之机械运动。口中白沫愈多，目光已如鱼目。如是者又一昼夜，乃逝。

按语： 此案为中风失治案，并由此可以证明中风可治时期与难治时期定名的真确。初中之时，患者仅不省人事，为可治；然而此后经过三数日失治，以致后来出现不随意之动作，并最终死亡。

案例 5

去年八月中，有一男子，年三十余，来门诊。其病为舌颤，舌本掉运不灵，语言不清，他无所苦。据云患此已数月，服药无效。余以回天丸治之，凡来三次，服丸七八粒，病愈八九。此盖舌面神经钝麻为病，亦中风之类也。

按语： 此案为中风中经络之轻证，容易治愈。但此证容易复发，三五年后就会再发，再发者难治。所以医者才会有中风第一次可治，第二次难治，第三次不治的说法。

（八）梅毒（梅疮）

梅毒是一种传染性疾病，又称之为花柳病。在当时的中国，特别是上海等大城市也广泛流行。当时西方医学已传入我国，恽铁樵已认识到引起梅毒的病原体是"梅毒螺旋菌"，并在其著作《梅疮见垣录》中对梅毒的发病机制、传变有了详细的论述。

1. 病因病机

恽铁樵指出，梅毒的发病有一定的过程，其病原体是"梅毒螺旋菌"。第一步与两性媾合有关，并指出该病是一种性传播疾病：一者有毒，一者无毒，有毒之体必传无毒之体。第二步则表现为发病，人体的免疫系统在其中也发挥着一定的防御作用：所受之毒从输精管逆入，至膀胱下口之底面，则其毒不得再入，因此处有腺体，具有一定的滤毒作用。如果此腺体发生炎性肿痛，其附属连带之组织亦出现炎肿，分泌增加，此时则显示出病态——尿道痛而尿混浊，男子表现为白浊，女子表现为带下。症状轻微者，所下之物微带黄色，痛亦不甚，量亦不多；症状重者，痛甚量多，色黄而腥臭；症状尤甚者，尿道口亦炎肿作痛，病情进一步发展则出现溃烂，谓之鱼口、便毒。以后经过一定的潜伏期，再出现头面部的损害。

2. 临床表现

梅毒一开始以生殖系统症状为首发。男性表现为阴茎焮红肿痛而溃烂者，谓之"下疳"；裤褶间肿硬，其形如鸡蛋者，谓之"横痃"。女性表现为尿道痛、下黄带。

此时若用轻粉等治疗，便能很快控制症状，不过三五日，患者的病痛得到明显缓解。但这只是表面现象，梅毒并没有被清除，而是潜伏下来。

而且此毒内传，不向他处，而是专入督脉。当此毒在督脉时，完全潜伏，无症情可见，而且病势进展极为缓慢，可以二年、三年绝无病状，最长者可以至十四五年。

若一旦发病则毒由督脉上行，逆入延髓，至会厌而出，表现出头面部症状。首先表现在喉头上颚，一开始患者感觉喉痛，继一步焮肿，再一步出现白腐，此时喉不甚痛而头剧痛。患者喉痛十日半月，或一月二月，便渐渐溃烂，入于鼻腔，脓涕从眼鼻流出，其鼻筛骨下之肉团溃烂至尽，鼻梁及鼻准都发黑。最后鼻准亦溃烂，乃至鼻梁骨脱落，面部之正中显露一大圆孔，而其人不死，饮食、睡眠、二便都如常，谓之"开天窗"。还有的患者表现为不烂鼻而烂脑，当其喉痛、头剧痛之时，出现一些小疮疖，继一步疮疖渐渐增多，约数十百枚，状如癫痢，其后头皮完全脱落，甚至脑髓隐见，而患者亦不死，谓之"烂头顶"。该病男子多变现为开天窗，女子多表现为烂头顶。

还有的患者在梅毒治愈后数月或三五七年，出现鼻梁塌陷。一开始患者无端感觉鼻塞涕多，其后出现鼻腔发炎，表现为黄涕，而患者自觉鼻腔热甚。再之后涕黄而干，如脓而粘，患者往往早起时从鼻孔中取出两条似鼻涕又似脑髓之物，日日如此。如此者日复一日，至于三五七月，患者的鼻梁出现低陷，甚者与面部齐平，而鼻准位置不动，谓之"柱塌陷"。

3. 鉴别诊断

恽铁樵指出，梅毒影响到头面部，出现喉痛表现时，应与喉症（疫喉、白喉）相鉴别。其鉴别要点为：喉症为疫毒，病从胃来，其势急；梅毒病从督脉来，其势缓。喉症腐烂处在扁桃腺；梅毒腐烂处在喉头下壁，连及上颚鼻腔。喉症或愈或致命，不过三五七日；梅毒则十日、半月，乃至一月、二月，无甚变动。喉症常兼发热，梅毒则否。

"柱塌陷"患者，初期出现鼻塞涕多之时，应与伤风鉴别。其鉴别要点为：伤风多咳嗽，此则不咳嗽；伤风见黄涕则愈，此则不愈，而且会越来越严重。

4. 治疗

梅毒的治疗在当时，多用西药。其特效药有：六〇六、九一四黄色素等。但恽铁樵已认识到耐药性的问题，提出"药能杀菌，菌亦能抗药"。

5. 传变及预后

恽铁樵指出，梅毒在治愈之后，仍可能会有以下四种较为常见的传变：

第一，梅毒经过六〇六或黄色素治疗后，患者绝无所苦，病状亦不可见，通常以为如此者其病已愈。若其人再事冶游，发第二次梅毒，更用前法治之，则疗效不显，而其病势向上发展，出现头晕目眩、耳鸣耳聋、面部浮肿、手脚不仁、口臭、记忆减退。如此则无办法，唯有听其自然，其人乃同废物，延喘三五年而死。

第二，梅毒治愈之后，不再冶游，患者可以二三年无所苦。二三年之后，因气候关系，人事转变，而发生特殊之病症。若其人原本肺气虚弱，或因其职业关系，肺部受病，则容易伤风。如果失治误治，则初一步常常伤风，继一步则腰酸气急，第三步出现两臂酸痛，第四步则发生痰中带血，此时已发展为真肺病。此后又有两种发展途径：一种是表现为自汗、盗汗、潮热、吐血，至死；另一种是表现为杵状指，即手指两面突出，指头作鼓槌形，气促、呼短、痰腥、遗精，此为慢性肺病，亦不免于死。

第三，梅毒愈后三五年，患者因环境关系，肝气郁逆（此为主因），天气变迁（此为副因），人事之偶然，如饮酒盛怒，或猝遇变故（此为诱因），则猝然而发为特殊之病症。其最恶劣的一种表现，是患者突然吐黑水，其所吐之水如淡墨汁，一发不可制止，有三五日死者，亦有立刻死者。第二种表现是患者猝然呕血，所呕之血黑色结块，量多，一次的呕吐量可至半面盆许。恽铁樵遇此种情况用大剂补血止血之品，止之得止，其后用徙薪丹去毒。第三种表现是因气候燥热之故，邪毒随肝胆之经气上行入脑，而发为中风。此种中风多表现为风缓之证，患者往往目连搭，不能言语，预后极差，得愈者不过百分之一二。第四种表现是爪疥鹅掌，筋骨酸楚，应节气而发，浑身拘急，都无所可，其最后之变化为麻风，亦有入肺、入脑成中风、成肺痨者。

第四，梅毒愈后三四年，患者出现咳嗽、遗精、腰酸、面色苍白、精神萎顿、气短息浅、自汗盗汗、气急多痰、骨蒸潮热，合目则梦而见鬼，无论见鬼或梦则遗精，同时伴见耳聋、耳鸣、目光无神，同时颈部、腋下肿痛而为瘰疬，如此者其病是痨。

恽铁樵指出，上述四种情况，以从梅毒发展而来者多见，往往具有以下特征：①面部见小痤痱，约十数点，其痤痱不甚大，颜色亦不变；②面部作棕红色，黝然而暗；③掌皮厚硬而亮，所谓鹅掌；④爪疥，即石灰指甲；⑤鼻中息肉；⑥黄涕，女人黄带。凡是有以上特征，而又患上述四种情况者，预后不好。

附：先天梅毒

先天梅毒见于小儿，有以下四种情况：①初生婴儿，头骨不圆整，一块突起，或一块坳下。②先天梅毒之婴儿，若罹患天花、麻疹，则天花、麻疹发作时，皆是逆证，逆者必死。③先天梅毒之婴儿，若罹患惊风，其惊风十之九都会转属风缓之证，或者死于风缓，或者不死于风缓而转属为解颅。④先天梅毒之婴儿，可变端百出，有盲者，有聋者，有哑者，有口中生疮溃烂者，有下部生疮溃烂者。

6. 预防

预防梅毒的关键在于洁身自好。

恽铁樵指出，梅毒泛滥成灾的原因，其一是中国固有的，其二是外国输入的。所谓中国固有的，淫书是也。凡人皆有性欲，是造成根本不净的根源。圣贤虽立礼教之大防，但礼教只防得表面，却防不住根本。礼教既坏，则淫书淫画充斥于国内各处。饱暖思淫欲，因此淫书之传布，多在饱暖阶层。所谓外国输入的，欧化是也。欧洲文化是物质的，是讲乐利主义的。西风东渐，造成乐利主义的盛行。

有人认为，造成梅毒流行的原因是冶游为害，倘不冶游，而广纳姬妾，是否就不会有梅毒之流弊？恽铁樵给予了否定的回答。原因是有两不可：其一是事理上不可，其二是生理上不可。所谓事理上不可，是因为有妾者往往无家政可言，争妍则财用不节，妒宠则骨肉不亲，流弊众多。所谓生理上不可，是因为人世一切烦难问题，皆依赖忍耐力解决之；一切重大事业，皆须有志者成就之。恽铁樵解释忍耐力即《内经》所谓"作强"，若妻妾成群，则多内精空，其人必无大志，就更谈不上其他一切成就。

为避免罹患梅毒，有人主张节育之说。恽铁樵特别指出，节育之说断不可取。大约节育之法，大部分是忍精不泄。忍精不泄，败精为患，就容易发生疾病，可表现为癞疝、木肾。若传于谿谷、关节，则发为癞风。若兼有中毒性，则二种情况均会发生恶劣之变化。其患木肾者睾丸可至溃烂，其患癞风者可至苟性癞风，男子浸淫于面部，女子发生于颠项。严重者还会从腰尻骶骨部位发生痈疽，谓之肾俞发。因此，物理的节育，往往适得其反，造成对身体的伤害。

总之，恽铁樵提出，要预防梅毒，当注重个人之修身养性，远离淫书、淫画。心神方面，当以道德自克；躯体方面，当以锻炼自全。

（九）十二经穴病候

1. 手太阴肺经

手太阴肺经的常见病候有：肺胀、肺痿、肺痈、息贲、咳嗽、哮喘、诸气、疹子。

（1）肺胀

肺胀是多种慢性肺系疾患反复发作，迁延不愈，导致肺气胀满，不能敛降的一种病证。临床表现为胸部胀满，胀闷如塞，喘咳上气，痰多，烦躁、心慌等。其病程缠绵，时轻时重，日久则见面色晦暗，唇甲紫绀，脘腹胀满，肢体浮肿，甚或喘脱等危重证候。

辨治：肺胀咳而上气，其人喘，目如脱状，脉浮大者，可用越婢加半夏汤；肺胀咳而上气，烦满而喘，脉浮者，心下有水气，可用小青龙加石膏汤；肺胀咳嗽，或左或右，不得眠，此为痰滞兼气血凝滞，治宜养血活血以平气降火，疏肝以清痰，可用四物汤加桃仁、诃子、青皮、竹沥等，或用沈金鳌清化丸（贝母一钱、青黛一钱、杏仁五钱、姜汁、砂糖丸含化）。婴儿若出现猝然喘满，手脚牵掣，胸背皆高起，即肺喘惊风者，实际也是肺胀之候，此乃大险之象，并没有太好的办法，可尝试用牛黄夺命丸。

预后：此病多为慢性，可延喘至十余年，但并无特效疗法。恽铁樵曾回忆到：谢蘅窗先生之老太太患此，中西名医毕集，无药不尝，卒未得一当也。

（2）肺痿

肺痿是指肺叶痿弱不用，为肺脏的慢性虚损性疾患，临床以咳吐浊唾涎沫为主要表现。

辨治：虚热肺痿，病在上焦，其症状为咳嗽日久、寒热往来、自汗、气急、烦闷、多唾或带红线脓血，宜急治之，用举肺汤（桔梗、甘草、天冬、竹茹、阿胶、沙参、贝母、百合）、元参清肺饮（元参、柴胡、陈皮、桔梗、茯苓、麦冬、苡仁、人参、甘草、槟榔、地骨皮、童便），若虚人较甚者可用人参平肺散（桑白皮、知母、人参、地骨皮、炙甘草、天冬、赤茯苓、青皮、陈皮、五味子、生姜）。虚寒肺痿，其症状为吐涎沫而咳或不咳、口不渴、遗尿或小便频数，头眩，当以温法，可用生姜甘草汤（生姜、炙甘草、人参、红枣）、甘草干姜汤（炙甘草、干姜）。若肺痿喘急而面部浮肿者，可用葶苈汤（炒葶苈三四分为末，大枣十枚煎汤，调末服）。总之，肺痿的治疗大法当以养气、养肺、养血、清金、降火为主。若肺痿将变为痈，又当兼以调理脓毒，可用紫菀散（紫菀、人参、知母、五味子、桔梗、贝母、茯苓、阿胶、甘草、生姜）。

案例

夏先生，十月六日。面色枯萎，手鱼冷，舌有虚象，咳三个月不瘥。肺叶已焦，爪下色紫，血行已失常度，难治。炙紫菀一钱，天、麦冬各三钱，炙桑皮一钱，炙款冬一钱，杏仁三钱，芦根四寸，归身三钱，炙草六分，川贝三钱。

二诊：十月九日。肺痿，面色枯，爪下血色紫，脉无胃气，其病已成，无能为役。天、麦冬各三钱，瓜蒌皮一钱五分，炙草六分，苡仁三钱，人参须一钱，炙桑皮一钱，归身三钱，杏仁三钱，川贝三钱。

三诊：十月十一日。肺痿已成，药后觉瘥，瘥亦不足言。此病为程甚远，须三五个月方小效，转瞬立春，须急起直追方可幸免。天、麦冬各三钱，炙苏子三钱，炙桑皮一钱，杏仁三钱，川、象贝各三钱，炙紫菀一钱，炙款冬一钱，橘络一钱五分。

四诊：十月十四日。脉躁急，面色枯萎，舌边光，近更脚肿。虚劳证最忌脚肿，是不能治，勉强用药，亦无大效。天、麦冬各三钱，杏仁三钱，法夏一钱五分，川贝三钱，炙紫菀一钱五分，人参须一钱，炙草六分，炙款冬一钱。

（《药盦医案全集·虚损门·肺病类》）

按语：患者肺痿虚损，面色枯萎，舌脉有虚象，治以补肺润肺为大法。药用人参、当归等补气养血，天冬、麦冬等滋阴养肺，贝母、杏仁等润肺化燥，紫菀、款冬花、桑白皮、苏子等止咳化痰。

（3）肺痈

肺痈是肺叶生疮，形成疡脓的一种病证。临床以咳嗽，胸痛，发热，咯吐腥臭浊痰，甚则脓血相兼为主要特征。

辨治：肺痈为肺热极盛之病，脓成之时已有脾虚肺弱、虚火上燔之征象，治宜选用清金散（苡仁、橘叶、黄芩、天花粉、贝母、桑白皮、桔梗、牛蒡子、蒺藜）。肺痈初起时咳嗽气急，胸中隐痛，吐痰如脓，宜用麦冬平肺饮（麦冬、人参、赤芍、槟榔、甘草、赤茯苓、陈皮、桔梗）。若咳吐脓痰，胸膈胀满，气喘发热，宜用元参清肺饮（元参、柴胡、陈皮、桔梗、茯苓、麦冬、苡仁、人参、炙甘草、槟榔、地骨皮、童便）。若病重不能卧，宜用宁肺桔梗汤（桔梗、贝母、当归、黄芪、枳壳、桑白皮、防己、瓜蒌仁、甘草节、五味子、百合、苡仁、葶苈子、杏仁、地骨皮、知母），如咳甚者倍百合，发热加柴胡，便秘加大黄三五分。若已吐脓血，则当以去脓补气为治法，宜用排脓散（人参、黄芪、白芷、五味子各等分）。总之，肺痈无论其脓已成还是未成，总以清热涤痰为治疗大法。

预后：若肺痈患者出现手掌皮粗、气急脉数、颧红鼻扇、不能饮食者，预后不良。

（4）息贲

息贲乃肺积病也，在右胁下如覆盆状，令人洒洒然寒热，背痛呕逆喘咳。

辨治：当以降气清热，开痰散结为治法，方用息贲丸（组成：川黄连一两二钱，厚朴八钱，干姜、茯苓、紫菀、川椒各钱半，人参二钱，桂枝、枯梗各二钱，天冬、陈皮、川乌、白蔻仁、青皮各　钱，巴豆霜四分。用法：茯苓另研，余为末，筛过和茯苓研匀，再入巴豆霜研匀，蜜丸如梧桐子大。初服二丸，每日加一丸，渐加至大便微溏，再从两丸加服，积去大半便勿服）。

（5）哮

哮证是一种发作性的痰鸣气喘疾患。临床以发作时喉中哮鸣有声，呼吸气促困难，甚则喘息不能平卧为特征。哮当与喘、短气鉴别，哮以声响言，喘以气息言。

辨治：哮证当辨寒热虚实。凡病暴者多实，久者多虚；暴者属热，久者属寒。亦有暴病属寒者，患者多汗，乃阴盛于内，阳亡于外之危候。亦有久病属热者，患者舌质干绛，两颧发赤，乃阴分既虚，水不涵火之象。然哮证往往以寒证最为常见。

治疗哮证的基础方是千金汤（麻黄、桑白皮、苏子、杏仁、白果、黄芩、半夏、甘草、款冬花）。若哮而兼饮者，称为水哮，宜用水哮方（芫花、紫背浮萍）。若为久哮，可用皂荚丸（皂荚、明矾、杏仁、白牵牛、紫菀、炙甘草、桑白皮、石菖蒲、半夏、胆南星）。若为风痰哮，宜用千缗导痰汤（姜半夏、胆南星、陈皮、赤茯苓、枳壳、皂荚、甘草、生姜）。若为肺寒而哮，宜用参苏温肺汤（人参、紫苏、木香、肉桂、五味子、桑白皮、陈皮、半夏、白术、茯苓、甘草、生姜）。

（6）诸气

①中气

中（此读去声，如"中风"之"中"）气乃暴病也。暴喜伤阳，暴怒伤阴，忧愁怫意，气多厥逆，皆能导致中气之病。其中又以忿怒所致者为最甚。怒则气上，肺举叶张，气有升而无降，可以导致患者出现痰涎壅塞，牙关紧闭，一时昏倒，不省人事。此时当以姜汤急灌之，立时可醒。既醒之后，随症调治，虚证可用八味顺气散（人参、白术、云苓、炙甘草、青皮、陈皮、白芷、乌药），实证可用四七汤（姜半夏、茯苓、厚朴、苏叶、生姜）。

②短气

短气以虚证多见，因元气虚乏所致，表现为呼吸浅促，对面微闻声息，治当补气而不能泻肺，并分清标本缓急：无急病者，当视其所亏为何脏，斟酌调理；若急病末期出现呼多吸少者难治，宜用生脉散（人参、麦冬、五味子），并加阿胶、白术、陈皮。

③气逆

气逆乃火病也，正如《内经》所说："诸逆冲上，皆属于火。"该病以妇人为多，其病位多属冲任肝胆。当遵沈金鳌所说"治逆惟有散火"之治法，火清则逆自平，方用退热清气汤（柴胡、陈皮、赤茯苓、半夏、枳壳、香附、川芎、砂仁、木香、炙甘草）。若火盛者用滋阴降火汤（白芍、当归、熟地、天冬、麦冬、白术、生地、陈皮、蜜炙知母、蜜炙黄柏、炙甘草、生姜、大枣）。

④气痛

气痛乃三焦内外俱病也。该病初起宜辛温，以开郁行气，豁痰消积为治法；久则宜辛寒，降火以除根。亦可遵沈金鳌之法：气滞上焦则为心胸痞痛，宜枳橘汤（枳壳、陈皮、生姜）、清膈苍砂丸（苍术、香附、黄连、黄芩、瓜蒌）；凝滞中焦则腹胁刺痛，宜木香破气散（香附、乌药、姜黄、炙甘草、木香）、撞气阿魏丸（莪术、丁香、青皮、陈皮、川芎、炙甘草、茴香、砂仁、肉桂、白芷、胡柳、阿魏）；凝滞下焦则为疝瘕腰痛，宜四磨汤（枳实、乌药、槟榔、沉香，虚者加人参）、木香槟榔丸（大黄、黑牵牛、黄芩、木香、槟榔、黄连、当归、枳壳、青皮、香附、陈皮、莪术、黄柏）；凝滞于内则癖积疼痛，宜化积丸（三棱、莪术、阿魏、海浮石、瓦楞子、香附、雄黄、五灵脂）、三棱散（三棱、川芎、煨大黄）；凝滞于外则为遍身刺痛，或浮肿或膜胀，宜流气饮子（大腹子、陈皮、赤茯苓、当归、白芍、川芎、黄芪、半夏、枳实、甘草、防风、苏叶、乌药、青皮、桔梗、木香、生姜、大枣）。

2. 手阳明大肠经

手阳明大肠的常见病候有：肠痈、脏毒、肠鸣、脱肛、肛门痒痛。

（1）大肠痈

大肠痈是因七情内伤，或饮食不节，或经行产后瘀血留积，以致大肠实火兼热所生之病。该病表现为右少腹疼痛拒按，按之其痛如淋，甚则局部肿痞，或右足屈而不伸，伸则痛剧，小便自调，或时时发热，自汗恶寒等。

辨治：若腹皮急，按之濡，身不热者，乃阴寒所致，治宜牡丹散（人参、丹皮、天麻、茯苓、苡仁、黄芪、桃仁、白芷、当归、川芎、猺桂、甘草、木香）、内托十宣散（人参、黄芪、当归、厚朴、桔梗、猺桂、川芎、防风、白芷、甘草）加茯苓。若小腹痞坚，按之痛，身发热者，乃结热所致，治宜大黄牡丹汤（大黄、芒硝、瓜蒌仁、丹皮、桃仁）、黄黑散（大黄、补骨脂、牛蒡子、黑牵牛）。结合脉症有助于辨清寒热虚实：脉迟紧者，脓尚未成，急当解毒而勿内攻，兼须止痛，宜通肠饮或大黄汤下之；脉滑数者，脓已成，宜太乙膏下脓为主；脉洪数，小腹痛，尿涩者，则为脓滞，宜牡丹散宣通为要；腹部隐痛，时时下脓，说明有元气内虚之征，宜牡丹散下脓之中兼以补益；脓溃后疼痛明显，淋沥不已，说明气血大亏，宜用参芪地黄汤峻补。肠痈之病还应重视调护，宜静摄，不可受惊，不可过饱。

（2）脏毒

脏毒的病位在大肠尽处肛门之内，以大便下血为主要表现，其发病多由大肠血热或平素喜食辛燥煎煿之品而致。故治当清热凉血，止血解毒。主药则以忍冬藤、麦冬为主，并加地榆、蒲黄。

（3）肠鸣

肠鸣乃大肠气虚为病也。肠鸣的成因，一由中气虚，二由脏寒有水，三由火欲上升，四由泄泻，五由下气，六由疾行。

辨治：中气虚者宜用补中益气汤（人参、黄芪、白术、当归、升麻、柴胡、陈皮、炙甘草）加炮姜；脏寒有水者宜用理中汤（人参、白术、干姜、甘草）加肉桂、茯苓、车前子；火欲上升搏击其水者宜用二陈汤（陈皮、半夏、茯苓、甘草）加黄芩、黄连、山栀子；泄泻者宜用升阳除湿智半汤（益智仁、半夏、苍术、防风、白术、茯苓、白芍、生姜）；下气者宜用益中汤（人参、白术、黄芩、黄连、枳壳、干姜、甘草）；疾行而致如囊裹水之声者，宜用河间葶苈丸（葶苈子、泽泻、杏仁、椒目、桑白皮、猪苓）。

（4）脱肛

脱肛乃大肠气虚为病也。其发病乃因大肠之气虚衰下陷，或又兼湿热而致。当以升提为治疗大法，宜用补中益气汤重用参、芪、升麻。若因胃肠湿热者，在补益升提的同时兼以清热，宜用四君子汤加黄连、黄柏。

（5）肛门痒痛

肛门痒痛乃为湿、火所致之疾患。

辨治：大肠湿热者，宜用秦艽羌活汤（秦艽、羌活、黄芪、防风、升麻、麻黄、柴胡、藁本、红花、细辛）；生虫瘙痒难耐者，宜用神应黑玉丹（刺猬皮、猪悬蹄、牛角腮、血余炭、棕榈炭、槐米、雷丸、胡麻、乳香、麝香）、萹蓄汤，并外用苦楝根煎汤熏洗；大肠火盛，郁闭不出者，宜用七圣丸（郁李仁、羌活、煨大黄、桂心、槟榔、木香、川芎）、秦艽白术散；严重者大便燥硬、弩出肠头、下血者，宜用当归郁李仁汤（郁李仁、皂荚仁、枳实、秦艽、火麻仁、当归尾、生地、苍术、煨大黄、泽泻）。

3. 足阳明胃经

足阳明胃经的常见病候有：胃痈、胃痛、霍乱、诸痿。

（1）胃痈

胃痈是由于过食煎煿酒食，或情志郁结，复感风寒，以致化生热毒，郁滞胃脘所致。表现为其人寒热如疟，身皮甲错，关脉沉细。

辨治：患者脉烘数，为脓已成之征，当急用排脓之剂；脉迟紧，为瘀血阻滞之征，当急用泻下逐瘀之剂。若初起寒热如疟，咳吐脓血，宜用射干汤（射干、山栀子、赤茯苓、升麻、赤芍、白术）；风热固结，唇口瞤动者，宜用薏苡仁汤（苡仁、防己、赤小豆、炙甘草）；若有积热积聚者，宜用清胃散（当归身、生地、丹皮、黄连、升麻、石膏、细辛、黄芩）、芍药汤（赤芍、石膏、犀角、麦冬、木通、朴硝、荸荠、升麻、元参、甘草）；若胸乳间痛，吐脓血腥臭者，宜用牡丹散（丹皮、地榆、苡仁、黄芩、赤芍、桔梗、升麻、甘草、败酱草）。

（2）胃痛

胃痛乃邪干胃脘为病也。此处之邪所含甚广，风寒为邪，食积亦为邪，聚水亦为邪，热向内攻亦为邪。而胃痛与肝之关系最为密切。肝气调达，胃气则健；肝失其职，胃脘则痛，即木能克土。胃痛可伴见多种见症，或满或胀，或呕吐吞酸，或不食，或大便难，或泻利，或面色浮黄，四肢倦怠。

辨治：胃痛可由多种原因所致，因寒所致者，宜用二陈汤加草豆蔻、干姜、吴茱萸；寒甚者，可用草果、厚朴、高良姜、菖蒲；寒更甚者，可将荜澄茄纳去核红枣中，水草纸包煨存性，米汤送服。因热所致者，宜用清中汤（黄连、山栀子、陈皮、半夏、茯苓、甘草、草豆蔻、生姜）。因瘀血所致者，宜用桃核承气。因气壅所致者，宜用沉香降气汤（沉香、香附、乌药、砂仁、甘草）。因痰所致者，宜用南星安中汤，甚者加白螺蛳壳一钱许；因痰火所致者，宜用炒白矾朱砂醋糊丸。因诸虫所致者，宜用剪红丸（雄黄、木香、槟榔、三棱、莪术、贯众、干漆、陈皮、大黄）。因食积所致者，按之满痛，宜用大柴胡汤。因虚寒所致者，宜用理中丸。

案例1

郁先生，一月九日。胃胀痛，舌有寒象，因胃无弹力故胀。厚朴三分，枳实八分，青、陈皮各一钱，高丽参八分，竹茹一钱五分，姜半夏一钱，制香附三钱。

　　二诊：一月十五日。脉舌均有胃气，是药效也。补后得泻，旋渐止，为佳象，因是脾胃有权之故。高丽参八分，茯神三钱，川朴三分，木香一钱，制香附三钱，青、陈皮各一钱，姜半夏一钱，砂仁八分。

　　三诊：一月二十四日。旧有胃病，现在脘痛而胀，仍是胃无弹力。姜夏一钱，制香附三钱，炙草六分，炙乳香三分，左金丸四分，川椒七粒（炒），砂仁六分（研），云苓二钱，潞党八分。

　　　　　　　　　　　　　　　（《药盦医案全集·杂病门·肝胃病类》）

　　按语： 患者胃痛而胀，为虚寒气滞之故，治当温中补虚，行气止痛。药用厚朴、枳实、青皮、陈皮、香附等行气止痛，川椒、姜夏等温胃散寒，茯苓、砂仁等和胃祛湿，高丽参、潞党参补气养胃。

　　案例 2

　　朱右，一月十日。脉甚调，面色、舌色亦平正。脘痛是肝胃病，亦尚不深；胃寒，故不能食。制香附三钱，法夏一钱，归身三钱，左金丸四分，橘红一钱五分，茯神三钱，生乳香三分，青皮一钱。

　　　　　　　　　　　　　　　（《药盦医案全集·杂病门·肝胃病类》）

　　按语： 患者胃寒疼痛，故以二陈汤为主方温胃止痛，加香附、乳香、青皮增强行气止痛之力，当归温润养血。因该例胃痛与肝胃不和相关，故再配以左金丸清肝和胃而止痛。

　　（3）诸痿

　　痿证是指肢体筋脉弛缓、软弱无力，日久因不能随意运动而致肌肉萎缩的一种病证。诸痿乃热伤血脉病也，而治痿独取阳明。

　　辨治：痿证属湿热者，宜用加味二妙丸（苍术、黄柏、牛膝、龟板、当归尾、防己、萆薢）；属湿痰者，宜用二陈汤加黄柏、竹沥、姜汁；属血虚者，宜用四物汤、二妙丸合用；属气虚者，宜用四君子汤、二妙丸合用，再加当归、地黄、龟板、虎骨；属食积者，宜用木香槟榔丸；属瘀血者，宜用归梢汤（当归尾、赤芍、莪术、桃仁、红花）；属脾气不舒，四肢不举者，宜用承气汤下之；属脾气虚弱，四肢不举者，宜用四君子汤加当归；属热而痿厥者，宜用虎潜丸（龟板、熟地、黄柏、知母、牛膝、陈皮、干姜、白芍、锁阳、虎骨、当归；加附子更妙）；若痿证发于夏季者，称为疰夏，宜用清暑益气汤。

4. 足太阴脾经

足太阴脾经的常见病候有：痞气、呕吐哕、噎塞反胃、关格、泄泻、肿胀、痞满。

（1）痞气

痞气乃脾之积也，其证候表现在胃脘，如覆盆大，久则令人四肢不收，黄疸，饮食减少，心痛彻背，背痛彻心，脉浮大而长。

该病乃因脾虚气郁所致，治宜健脾为主，兼散气滞，方用痞气丸（黄连、厚朴、吴茱萸、黄芩、白术、茵陈、砂仁、干姜、茯苓、人参、泽泻、川乌、川椒、桂心、巴豆霜）、增损五积丸（川黄连、厚朴、川乌、干姜、人参、茯苓）。

随症加减：兼见胁痛等肝气郁滞，酌加柴胡、莪术、皂角刺等；兼见血热舌绛，加黄芩；虚火者加肉桂；血热者加丹参；兼有寒象者加茯苓、菖蒲；兼见肺气上逆之咳嗽，痰黏不爽者，加桔梗、紫菀；燥痰者加天冬、麦冬；湿痰者加陈皮、白蔻仁；兼见肾虚腰酸者，加延胡索；相火亢盛者加泽泻、天冬；肾阳虚弱，脉硬、肢冷、汗多者，加附子等。

（2）呕吐哕

呕吐哕乃脾胃虚弱病也。

辨治：当食毕之时，亦吐亦呕者，宜用橘红半夏汤；虚寒者，表现为喜热恶冷、脉细，宜用理中丸；如得汤仍吐者，去术、草，加丁香、沉香；

虚热者，表现出喜冷恶热烦渴、小便赤涩、脉洪数，宜用二陈汤加山栀子、黄连、竹茹、葛根、姜汁、芦根；若中脘素有痰积，遇寒即发者，宜用丁香、白蔻仁、砂仁、干姜、陈皮、半夏、生姜汁、白附子；若痰满胸膈，汤药到口即吐者，宜先用来复丹控其痰涎，继用二陈汤加砂仁、厚朴、枳实、生姜、人参；若素禀中寒，兼有肝气不舒者，宜用理中丸加乌药、沉香、木香、香附；若怒中饮食，表现为呕吐、胸膈满胀、关格不过者，宜用二陈汤加木香、青皮，如不效再加丁香、沉香、砂仁、白蔻仁、厚朴、藿香、神曲、生姜、大枣。

（3）噎塞反胃

噎塞是指吞咽之时哽噎不顺；反胃是指食入以后，停留胃中，朝食暮吐，暮食朝吐，吐出皆为未经消化的食物。噎塞乃脾虚病，反胃乃胃虚病。

①噎塞的辨治：噎塞初起之时，痰久成块，胶附于上焦，饮可下，食难入，宜用香砂宽中丸（木香、白术、香附、陈皮、白蔻仁、砂仁、青皮、槟榔、茯苓、半夏、厚朴、甘草、生姜）；若脾气亏败，血液俱耗，胃阴枯涸，小便癃闭，大便如羊粪者，宜用补气健脾丸（人参、茯苓、黄芪、白术、砂仁、半夏、陈皮、橘红、甘草、生姜、大枣）；若因痰饮阻滞者，宜先用来复丹控其痰涎，再用大半夏汤加茯苓、枳壳、竹茹等。

案例

张左，十一月二十日。面黄而暗，鸠尾间有一块如骨食物不能下，夜寐仅两三时。病膈亦贫血，难治。归身三钱，蒺藜三钱，郁金一钱（切），制香附三钱，茵陈三钱，赤芍一钱五分。另用天竹枝削筷常用。

（《药盦医案全集·杂病门·噎膈类》）

按语：患者噎膈乃本虚标实之证，治当补虚泻实，气血同调。药用郁金、香附行气宽中，赤芍、蒺藜活血祛风，茵陈利湿祛浊，辅以当归身养血润燥。

②反胃的辨治：若真火衰微，胃寒脾弱，不能纳食者，宜用附子理中汤；若胃中虚弱，脉数者，宜用异功散加沉香、黄连、当归、地黄；若口吐白沫，粪如羊屎者，为肺肾两亏之危象，治宜补气扶阳，滋血抑阴。

（4）关格

关格是由于脾肾阴阳衰惫，气化不利，湿浊毒邪犯胃而致的以小便不通与呕吐并见为临床特征的一种危重病证。上而吐格曰格，下而不得大小便曰关。关格的成因是：寒气遏绝胸中，水浆不得入，而致成格；热气闭结丹田，二便不得出，而致成关。关格阴阳并盛，预后不良。

（5）泄泻

泄泻是以大便次数增多，粪质稀薄，甚至泻出如水样为临床特征的一种脾胃肠病证。本病的发生与脾、与湿有着密切的关系。

辨治：夏日之飧泄兼寒化者，或寒湿泻利，脉迟溲清者，宜用理中丸；水泻肢冷有汗者，宜用附子理中丸；湿盛气脱，脉细而濡，困倦乏力，完谷不化者，宜附子理中、人参、升阳除湿汤（苍术、柴胡、防风、羌活、神曲、陈皮、猪苓、泽泻、麦芽、升麻、甘草）三者合用；腹鸣而兼表证者，宜用平胃散加羌活、独活、生姜、柴胡；热泻热利，稠黏垢秽者，宜用胃苓汤加黄连。

案例1

缪左，一月二十四日。脉气不宽，泄泻腹鸣。是感寒，可略温。腹皮三钱，芡实三钱，炮姜炭二分，扁衣三钱（炒），木香一钱五分，灶心土一钱（先煎），建曲一钱（炒），焦白术一钱。

二诊：一月二十六日。尚胃呆腹胀，头昏。此是余波，可健胃。象贝三钱，滁菊一钱五分，木香一钱，橘络一钱五分，枳术丸一钱五分（入煎）。

（《药盦医案全集·杂病门·泄泻类》）

按语：患者感寒泄泻，治当温中止泻。药用灶心土、炮姜炭温中止泻，焦白术健脾止泻，芡实、扁豆衣祛湿止泻，大腹皮、木香行气止泻，建曲消食和中。二诊时泄泻已止，胃呆腹胀，故用药以行气健胃为主，针对头昏，用滁菊清利头目。

案例 2

谢先生，十一月二十一日。腹痛泄泻清水，今日已有七次，且后重，脘部异常不适，舌苔厚白而干。深恐因此动气喘久病，此次因是食积而胃热脾寒，纯温纯凉均不能进。枳实一钱（姜汁，炒），槟榔六分，川朴三分，竹茹一钱五分，楂炭三钱，麻仁丸一钱五分，木香一钱五分，炙草八分，馒头炭三钱。

二诊：十一月二十二日。今日色脉较平正，泻尚未止，胃呆，形寒，口苦，大致无妨。尚须摄养，至于开胃，似不宜过急。木香一钱，川连三分（吴萸，炒），姜夏一钱，炒枳壳八分，竹茹一钱五分，春砂壳六分，淡芩八分，归身三钱，炙草六分，腹皮三钱，炒乌药六分，炙苏子一钱，炒扁衣三钱，生姜一片，红枣三个。

（《药盦医案全集·杂病门·泄泻类》）

按语：患者泄泻因食积所致，故不宜补益收涩，而当以消积导滞为治疗大法。本案也体现了恽铁樵善抓病机而不拘泥于症状的治病思想。

（6）痞满

痞满的发生责之于脾，本有脾气虚弱，加之气郁不行而致本病。在治疗上，虚则补其中气，积则消导，酌情选用相应的药物。

5. 于少阴心经

手少阴心经的常见病候有：伏梁、心痛、心痛、怔忡、卑慄、惊悸悲喜、健忘、不寐、癫狂、汗、涕泣。

（1）伏梁

伏梁乃心之积证，以心下悸动，腹痛，从心下至脐有包块突起为主要表现，久则令人心烦，身体胫股皆肿，环脐而痛，脉沉而芤。本病的发生机理为心经气血两虚，邪留不去。治当活血凉血，散热通结，方用伏梁丸（黄连、人参、厚朴、黄芩、桂枝、丹参、茯苓、干姜、菖蒲、巴豆霜、川乌、红豆蔻）。

（2）心痛

心痛乃心包络之病。真心痛为危急重症，但乃临床不经见之病。此外还有九种心痛，则为临床习见之病。

①真心痛的辨治

患者表现为猝然大痛无声，咬牙切齿，舌青气冷，汗出不休，手足青过肘、过膝，冷如冰霜，且发夕死，夕发旦死。恽铁樵治疗真心痛常用一验方：

豆豉（五钱），小茴香（研，三钱），鲜石菖蒲（二钱），酒药（一个），香葱（五茎），老生姜（一钱）。石臼中杵烂，加热饭两握，同捣做饼，著热置鸠尾骨下中脘软膛，痛闷欲死，唇白面青者，顷刻即止。

②九种心痛的辨治

一曰食。表现为饱闷，时哕噫，作败卵气。此因食生冷或伤食所致。宜用青皮丸（青皮、山楂、神曲、麦芽、草果）。

二曰饮。表现为恶心，烦闷，时吐黄水，甚则摇身作水声。此因伤水饮痰涎积聚所致。宜用小胃丹（芫花、甘遂、大戟、大黄、黄柏、白术）、胃苓汤（苍术、厚朴、陈皮、甘草、白术、茯苓、猪苓、泽泻、肉桂、生姜、大枣）；兼见热症者加黄连、甘遂，寒饮者加肉桂、茯苓、二陈、苍术；水饮留注胸膈者，宜用三花神佑丸（芫花、牵牛子、大戟、甘遂、轻粉、大黄）。

三曰风。表现为两胁引痛。此因伤风受冷，或肝邪乘心所致。宜用羌活、荆芥等。

四曰寒。表现为痛则心悬如饥，泄利下重，心背相引而痛等。此因感寒所致。寒有外来与内生之分，外寒当温散，内寒当温通，治疗上总宜术附汤（白术、附子、甘草）为基础方。虚寒者宜温补，可用归脾汤加干姜、肉桂、菖蒲；肾寒乘心者，可用五积散；寒气客背俞之脉，血虚滞不通者，可用桂枝四七汤（桂枝、半夏、白芍、茯苓、厚朴、枳壳、人参、苏叶、炙甘草、生姜、大枣）、神效散（木香、青皮、陈皮、麦芽、枳壳、三棱、莪术、神曲、肉桂、白芷、白芍、甘草、延胡索、补骨脂、荜澄茄、公丁香、生姜、大枣）。

五曰热。表现为身热烦躁，手心热，口渴，便秘，面目赤黄，大热作痛。此因积热攻心，或暑热入心所致。宜用金铃子散、剪红丸（雄黄、木香、槟榔、三棱、莪术、贯众、干漆、陈皮、大黄）；甚者用大承气汤；热痛不止者亦可用清中汤（黄连、山栀子、陈皮、半夏、茯苓、甘草、草豆蔻、生姜）。

六曰悸。表现为劳役则头面赤而下重自烦，发热脉弦，脐上跳，心中痛。此因心气耗伤。宜用辰砂妙香散（黄芪、山药、茯苓、茯神、远志、人参、桔梗、甘草、辰砂、木香、麝香）、加味四七汤（厚朴、半夏、赤茯苓、茯神、苏叶、远志、炙甘草、石菖蒲、生姜、大枣）。

七曰血。此因血脉瘀滞所致。在治疗时，要注意体质壮实者宜泻下逐瘀，方用代抵当汤（桃仁、莪术、大黄、芒硝、当归、生地）；体质虚弱者宜补血中配以活血，方用四物汤加桃仁、穿山甲、桂心、莪术、降香；饮下作呃者，宜用手拈散（延胡索、五灵脂、草果、没药）。

八曰虫。表现为面色青黄，有白斑，唇红能食，或食后即痛，或痛后即能食，或呕哕涎沫，或吐清水。此因虫积所致，多见于小儿。宜先以鸡肉汁或蜜糖饮之，继服妙应丸（槟榔、黑牵牛、大黄、雷丸、锡灰、芜荑、木香、使君子）或剪红丸。

九曰痓。表现为心痛，神昏猝倒，昏愦妄言，或口噤不开。此因突感秽浊之气所致。宜用苏合香丸。

（3）心痈

心痈乃心之热病也。多因平素好饮酒，或嗜食辛辣炙煿，以致心经积热所致。表现为胸乳间起痈疽，又名井疽。治当清心泻火解毒。宜用清心散（远志、赤茯苓、赤芍、生地、麦冬、知母、甘草、生姜、大枣；加黄连尤效）、内固清心散（白豆蔻、人参、朱砂、赤茯苓、雄黄、绿豆、朴硝、甘草、皂角、冰片、麝香）、凉膈散（连翘、山栀子、黄芩、薄荷、大黄、朴硝、竹叶）。

（4）怔忡

怔忡乃心血不足之病。表现为心中空虚，快快动摇，不得安宁，无时不作。本病多因心血不足，神失所养引起，或阳气内虚，或阴血不足，或水饮停于心下，水气乘心，或劳心太过所致。治当养心血，调心气，清热开郁为主。首选天王补心丹（生地、黄连、菖蒲、人参、当归、天冬、麦冬、五味子、酸枣仁、柏子仁、元参、丹参、茯神、远志、桔梗）。若劳心所致者可用清镇汤（茯神、酸枣仁、远志、石菖蒲、石莲肉、当归、生地、贝母、麦冬、柏子仁、犀角、朱砂、琥珀、龙齿），若有脉结代者可用养心汤（黄芪、当归、茯苓、茯神、川芎、半夏、远志、酸枣仁、人参、五味子、柏子仁、炙甘草）。

（5）卑惵

卑惵乃心血不足之病。本病与怔忡相似而病情更重，表现为胸痞，不能饮食，心中常若有所失，如痴如醉，喜独居暗室，见人即惊避，似无地可容之状，病程缠绵。宜用天王补心丹、人参养荣丸（人参、白芍、黄芪、陈皮、肉桂、当归、白术、炙甘草、熟地、五味子、茯苓、远志）、古庵心肾丸（生地、熟地、山药、茯神、当归、泽泻、酒黄柏、山茱萸、枸杞子、龟板、牛膝、黄连、丹皮、鹿耳、生甘草、朱砂）。

（6）惊悸悲喜

惊者乃心与肝胃病也。多为心气虚弱所致，表现为短气，自汗，坐卧不安，寐则易醒，多魇。宜用温胆汤、琥珀养心丸（琥珀、龙齿、菖蒲、远志、人参、茯神、酸枣仁、当归、柏子仁、黄连、生地、朱砂、牛黄、猪心血、金箔）。若其脉动如豆者，可用黄连安神丸（黄连、朱砂、生地、当归头、甘草）。

悸者乃心痹病也。表现为不以外因而自觉心跳动不宁者。多因水衰火旺所致，宜用天王补心丹。

悲者乃心肝两虚之病。心虚则神失所守，肝虚则不能生血。表现为不因可悲之事而怏怏不乐。宜用安神补心汤（当归、生地、茯神、黄芩、麦冬、白芍、酸枣仁、川芎、元参、甘草、白术、远志）。

喜者乃心肺二经之病。过喜者可用定志丸（人参、菖蒲、茯苓、茯神、远志、白术、朱砂）加天冬、麦冬。

（7）健忘

健忘乃心肾不交之病。心不下交于肾，则浊火乱其神明；肾不上交于心，则精气伏而不用。治当补肾养心。健忘因思虑过度，病在心脾者可用引神归舍丹（胆南星、朱砂、附子、猪心血）；健忘兼痰饮者可用茯苓汤（半夏、陈皮、茯苓、甘草、香附、益智仁、人参、乌梅、竹沥、姜汁）；气血两虚，形神不足者可用人参养荣汤。

（8）不寐

不寐又称失眠，是指经常不能获得正常睡眠为特征的一种病证。轻者入寐困难，或寐而易醒，或醒后不能再寐，或时寐时醒，严重者则整夜不能入寐。

心血不足，神不守舍者，可用琥珀养心丹（琥珀、龙齿、菖蒲、远志、人参、茯神、酸枣仁、当归、柏子仁、黄连、生地、朱砂、牛黄、猪心血、金箔）；肝血不足，魂不守舍者，可用陆九芝《世补斋医书》珍珠母丸（珍珠母、黄连、猺桂、薄荷、沉香、犀角、姜半夏、当归身、白芍）；肺肾阴亏，孤阳上越者，可用知柏八味丸；饮食不节，食积内停，胃气失和者，可用橘红、神曲、山楂、石斛、茯苓、半夏、甘草等和胃消导药。

案例 1

赵奶奶，二月十二日。艰于成寐，予珍珠母丸不效，色脉尚无他，病可一年余，前方以升降为用，本非强制神经，再服当效。乌犀尖二分（磨冲），沉香二分，胆草二分，薄荷一钱，茯神四钱，牡蛎三钱，猺桂三分（研冲），煅龙齿三钱，川连二分，白芍三钱，归身三钱。

（《药盦医案全集·杂病门·失眠类》）

按语： 患者艰于成寐，乃因肝血不足，魂不守舍所致。故恽铁樵用陆九芝《世补斋医书》珍珠母丸养血补肝，安神定志。

案例 2

范先生，十月二十七日。胃不和故不眠，略有积，又燥湿不能互化，故头眩、舌润。可以即除。法夏一钱五分，腹皮三钱，炒秫米三钱，瓜蒌三钱，川连三分，珍珠母三钱，枳实八分，苡仁三钱，楂炭二钱，钩尖三钱，滁菊一钱五分，猺桂心二分（研丸，吞）。

（《药盦医案全集·杂病门·失眠类》）

按语： 患者失眠，乃因食积内停，胃气失和所致。故恽铁樵用半夏秫米汤为主方和胃消导，并再配以消食、行气、祛湿、清热、平肝之品。

（9）诸汗

汗为心液。心阳虚则自汗，肾阴虚则盗汗。汗证多因心虚不足所致，治当补心养血为大法，宜用当归六黄汤（当归、生地、熟地、黄芩、黄连、黄柏、黄芪）。若肾虚而汗者，治当补肾摄纳，可用五味子汤（五味子、山茱萸、龙骨、牡蛎、何首乌、远志、五倍子、地骨皮）；肺虚而汗者，治当补肺固表，可用黄芪六一汤（黄芪、炙甘草）；脾虚而汗者，治当补益中气，可用补中益气汤；肝虚而汗者，治当调肝养血，方用白芍汤（白芍、酸枣仁、乌梅）。

6. 手太阳小肠经

手太阳小肠经的常见病候有：小肠气、小肠痈。

（1）小肠气

小肠气即疝气，表现为小腹引睾丸连腰脊痛。多因小肠正虚，风寒乘势入里，厥而上冲所致。治当散寒止痛，可用楝实丸（川楝子、小茴香、陈皮、吴茱萸、马兰花、芫花）、胡芦巴散（胡芦巴、益智仁、大茴香、莪术、牵牛子、山茱萸、酒牛膝、续断、川芎、防风、甘草）。

（2）小肠痈

小肠痈表现为发热恶寒，脉芤而数，皮肤错纵，腹急渐肿，按之内痛，大便重坠，小便涩滞如淋，或小腹隐痛，坚硬如掌大而热，肉色如故，亦或焮赤微肿，甚则脐突腹胀，转侧有水声。

治宜活血逐瘀，方用大黄汤（熟大黄、芒硝、丹皮、白芥子、桃仁）。若体虚脉散，只宜活血而不宜妄下，可用活血散瘀汤（川芎、当归、赤芍、苏木、丹皮、枳壳、木瓜、桃仁、槟榔、炒大黄）。若痈脓已成，则腹痛腹满，不食，便淋刺痛者，可用苡仁汤（苡仁、瓜蒌仁、丹皮、桃仁、白芍）；若脘腹满痛，小腹拘急，时时下脓，可用丹皮散（人参、丹皮、白芍、茯苓、苡仁、黄芪、桃仁、白芷、当归、川芎、肉桂、甘草、木香）。

7. 足太阳膀胱经

足太阳膀胱经的常见病候有：膀胱气、转胞症、小便癃闭、交肠。

（1）膀胱气

膀胱气表现为小腹肿痛，小便闭涩。治宜五苓散加茴香、葱白、盐。

（2）转胞症

转胞症以孕妇最易患。常因强忍小便而起，表现为小便淋沥急数，大便亦里急频数，腹胀浮肿。治宜用凉药疏理小肠中热，同时通泄大便。可用既济丸（菟丝子、益智仁、肉苁蓉、茯苓、韭子、当归、熟地、牡蛎、盐黄柏、盐知母、山茱萸、五味子）、葵子丸（冬葵子、赤茯苓、猪苓、枳实、瞿麦、滑石、木通、黄芩、甘草、车前子、生姜）。

（3）小便癃闭

恽铁樵认为，对于肾功衰竭、尿毒症之癃闭，若辨为寒闭者，可用猺桂作主药；辨为热闭者，可用知母、黄柏、黄连。同时配合外治法，外治用井底泥，或田螺麝香同捣烂，敷小腹。

（十）各类温病的治法

1. 湿温治法

临床症见：发热，形寒，脉缓，热不甚高，肌肤津润，舌苔纯白，舌而润，味蕾粒粒悚立，口味淡，却渴而引饮，躁烦，畏光。

处方：茅术白虎汤。焦茅术四分，生石膏三钱，知母一钱，淡芩一钱，赤白苓各三钱。加减变化：形寒甚，汗津者，加桂枝；筋骨疼痛者，加防己、秦艽；呕吐或闷者，加川连、半夏。

茅术（即苍术）性温燥，能发汗，能化湿，为湿温要药。湿温为热病，以湿胜则血行过缓，水分过剩。若单用温法，则热甚而湿仍不化；若单用清法，则闷甚而胃不能受。惟有茅术与石膏、知母同用，则诸症悉解。但此仅用于湿胜之证，若暑温掌热肌肤者，误用此方，则会加重病情。

恽铁樵指出，湿温虽然号称难治，但仔细观察，其难治者乃坏病，若本病并不难治，且治法甚为简单，远不如伤寒之复杂。关键全在辨证，辨证不清，用药小误，病则随手而变，小误则小变，大误则大变，一误病变犹浅，再三误病变遂深。需注意以下特殊情况：

（1）太阳病：发热，头痛，项强，恶寒，口中和，无汗，麻黄汤

江浙医生不敢用《伤寒论》方，此风流传已久。其实《伤寒论》方极其平正，而且果为伤寒病，则必用《伤寒论》方。临证既真确辨明病属伤寒，便可以大胆使用《伤寒论》方，稳健二字是靠得住的。此处所列病证，务必注意两个要点：第一是无汗，第二是口中和（舌面润、舌质不绛、唇不干绛、不渴）。如若有汗，麻黄是禁药，切勿尝试；如若口渴、舌干、唇绛，桂枝也是禁药。只要确定是无汗、口中和，麻黄汤是独一无二的妙方，可以药到病除。从药量来看，麻黄、桂枝可用七分，杏仁三钱，甘草七分，照此药量是中等剂量，若病重可将麻桂加倍。以上所列"发热，头痛，项强，恶寒，口中和，无汗"为主症，麻黄汤的药是主药。但病是活的，书是死的，病人决不会照书害病。患者亦可出见胸闷、泛恶，或腰酸、胫酸、遍身骨楚，则为副症，亦当再加副药。

（2）太阳病：发热，恶寒，形寒，头痛，项强，口中和，汗自出，桂枝汤

从药量来看，桂枝多则一钱，少则七分，白芍钱半，生姜钱大一片，红枣选大者三个去核，以上份量为中等剂量，病轻者减半服，重者倍服。桂枝汤的作用是退热、敛汗，假使原本无汗，则桂枝汤为禁药。须知服桂枝汤病者汗出热退是寻常之事，几乎占十之八九，然而不是发汗，因为病者本来一面怕冷，一面汗出，乃是漏汗。因为是漏汗，所以用白芍益阴敛营，这就是和营。

（3）太阳病：项背强几几，无汗，恶风，葛根汤；兼见下利者，亦葛根汤，不下利呕者，葛根加半夏汤

葛根的药力，主要作用于背部。故以背几几为用葛根的第一标准，发热而下利为用葛根的第二标准。若主证没有变动，而以呕吐为副症，即加半夏为副药。此方中有麻黄，假使有汗，仍是禁药。方中有桂枝，假使口渴、唇舌燥绛，虽恶寒也是禁药。对于项背强几几、形寒，葛根是特效药；而对于下利则有陷意，葛根为升阳举陷之品。在药量方面，葛根多用一钱半，不瘥者可继服一剂，半夏必须用制品。

（4）太阳中风，脉浮紧，发热恶寒，不汗出而烦躁者，大青龙汤主之

《伤寒论》原文有"脉微弱，汗出恶风者，不可服之，服之则厥逆，筋惕肉瞤，此为逆也"。古人指出此为大青龙汤的禁忌证，但其实只是有汗不可服麻黄，况且有汗而烦躁，乃温病非伤寒，麻黄汤当然禁用，而石膏不是禁药。大青龙汤麻、桂并用，明明是伤寒方，原文却云太阳中风，不云太阳病，可知此种病，必冬有非时之暖，春有非时之寒，然后见者。脉紧、无汗、恶寒、口中和，是麻、桂标准，烦躁是石膏标准，两种症证并见，是大青龙汤标准。此种情况在江浙罕见，症见烦躁，必唇干口渴，多属麻杏石甘汤证，或越婢汤证，而非大青龙证。

2. 温病治法

恽铁樵指出，凡温病初起，当治热以寒，所谓正治。若以热治热，则其变为热深厥深，非但不能退热，反使热向里攻。凡《伤寒论》中组方无热药者，皆治温病之方。

（1）温病：发热，唇红，舌燥，渴不恶寒，躁烦，无汗而喘者，麻杏石甘汤；麻黄四钱，生石膏三钱，杏仁三钱，炙甘草五分

适合用石膏的症状在《伤寒论》中，以烦躁为主，而在温病确是副药。温病唇红舌绛，本多烦躁，然石膏之用，却不为此。凡外感病但其人非有

宿疾者，当起病初期发热之时，正气总不虚，不虚即是实热，法当正治，治热以寒。若治热以热，则表热向内攻，外而反见寒象，此指姜、桂、附、萸而言。热药之次一等者，虽误服亦不致厥。对于不奏效者要分析原因，例如发汗非麻黄不可，而麻黄则为温性，温病初起，若用麻黄发汗，必然无效。故石膏之功用，实为调节麻黄之温性，令与病相得。从药量来看，以此所列者最为适当，乃经恽铁樵多年临证经验而得，有时药力不及，则继进一剂。所谓药力不及者，乃药与病相得，诸症减十之一、二之谓。若药后感不适，或增添其他症状，即是药与病不相得，此时不可大意，必须仔细观察，从速纠正。

（2）温病：发热，无汗而喘，不烦躁，指尖微凉，舌质红，边尖光，下利者，葛根芩连加麻黄汤，渴甚者加花粉、连翘、知母，利甚者加灶心土。**葛根一钱五分，黄芩一钱，黄连三分，麻黄三分，杏仁三钱，炙甘草五分**

此证多属内陷失表，《内经》谓陷者举之，重用葛根的目的即是举陷。药后泻止者，常见咳嗽，凡如此者，必见红点，须严谨忌口，禁食油腻，无论胸背面部，略见红点，即须照痧子调护法办理，可以万无一失。

（3）发热，怕冷，无汗，头痛，喉痛，喉间扁桃腺有白点，余处皆红（指喉头），麻杏石甘汤

此症有两种情况：其一，仅烂喉，若起首先即用养阴药遏之，则病毒无出路，烂喉亦甚，最后见红疹，其病多不救；其二，为起端即与红痧同见，所谓烂喉痧，此为一种流行疫证。无论何种情况，皆用麻杏石甘汤，无不应手奏效。若有汗、不恶寒者，麻黄禁用。此病用该方，以发热、形寒、无汗、喉有白点为标准。若以上诸症悉备，不论舌润与否，口渴与否，皆当用此方。其与红痧同见者，可加葛根一钱半；其有表寒湿者，可加厚朴三分、防己五钱、赤茯苓三钱。喉痛与汗互为进退，得汗则痛瘥，汗闭则痛剧，经一度用麻杏石甘汤后，得汗而瘥，须臾汗闭，其痛复剧，可更用一剂继进，

复得汗，痛复瘥，经二次汗后其痛不复作，汗亦不复闭，其后可继进甘凉如鲜生地、知母、甘中黄之类。凡与红痧同见者，可兼用芫荽外熨。喉头白点，初起时以在扁桃腺者为限，若在喉之后壁，小舌之下者，非喉症。亦有初起发热形寒喉痛，扁桃腺有白点，而有汗者，可用葛根芩连加石膏，合普济消毒饮。其方如下：葛根一钱五分，黄芩一钱，黄连三分，生石膏三钱，牛蒡子一钱五分，马勃八分，僵蚕一钱五分，板蓝根三钱，甘中黄八分。

（4）发热有汗，初起微恶寒，须臾即罢，骨楚头痛，或咳或否，或自利者，葛根芩连汤。葛根一钱五分，黄芩一钱，黄连三分，炙甘草五分。咳者加象贝三钱、杏仁三钱，骨楚头痛甚者加防风一钱、秦艽一钱五分，呕者加川连三分、姜半夏一钱五分

此证最为常见，凡春秋二季，在气候转变、凉暖骤更之时，发病者甚多。用此方的标准在舌，须舌面味蕾不变。若舌色光红者，或干如蒙血皮者，或鲜明如锦者，或薄砌如漆者，或剥者，或白润味蕾粒粒松浮者，皆非本方所宜。总而言之，舌色如常人者，外见发热头痛诸症，本方最为适宜。

变证者皆是坏病，而通常号称难治之湿温，其实皆为坏病。通常时医习用之套方，如豆豉、豆卷，又如四川医生常用之麻黄、细辛、吴茱萸、附子、干姜、桂枝，再如儿科之回春丹、保赤丹、抱龙丹，还如西医开场之用泻药与灌肠等，皆与湿温之病不相符合，均为误治。加之体质有强弱，受病有重轻，病候有深浅，因此其变证不可胜数。

3. 暑温治法

（1）溽暑中壮热无汗，舌质红绛，唇色亦绛，来势暴者是暑温，中暍为病也，香薷饮主之。香薷四分，银花二钱，薄荷一钱，连翘二钱，淡芩一钱，川连三分，六一散三钱

暑温来势迅疾，受热病热，属于阳明，与阴柔为病不同。溽暑、唇色绛，皆为此病之特征。病势虽暴，发之急骤，当因病浅而易愈。而一般医

生往往以重药误事，老于医者则知轻药能愈，重药不能愈。恽铁樵指出，《内经》云"体若燔炭，汗出而散"，是来暴而去速之意，惟其为病不深，故不能用重药。香薷为本病特效药，假使用麻黄比不应，若因不应而重用，即随手而变，所以当与伤害异治。

（2）立秋后天气初凉，感冒发热，骨楚头痛，热有起伏，往往如疟，一日二、三度发，舌红者，为伏暑，不得根据《伤寒论》如疟状一日二、三度发一条，当以青蒿白薇汤主之：青蒿、白薇、防风、秦艽、川连、炙甘草

伏暑之病，以舌红或绛为标准。此病最忌发汗，汗之则虚而耳聋，又忌攻下，攻之则胸痞泄泻不止，即使用葛根亦宜审慎。其汗多者，如因肌表不固而形寒，可用桂枝龙骨牡蛎，加黄芩以减桂枝之热性；若但汗多不恶寒者，可用甘麦大枣汤；热盛兼湿者，可用甘露消毒丹。此证有两种极普遍之传变，若不知其治法，无有不致命者，其一为泄泻，其二是白痦。泄泻在未虚时，乃因积而泻，可用消导之法；若已出现虚证，必见舌绛无津，且有谵语，此种是肠神经硬变而泻，可用犀角地黄汤。若误用硝黄攻之，或理中丸温之，即旋即变为危笃之证。白痦亦有两种：一种是小水疱（晶痦）；一种初起表现为肌肤起粟，其后为灌浆小蕾，最后多数小蕾并成一片，如天疱疮，当其为灌水蕾时，谓之枯痦。恽铁樵认为，晶痦乃因反汗之湿气而成，枯痦则因脾体枯萎，枯痦前一步为肌粟，后一步如天疱，当以甘凉为正治之法，特效药为石斛。

4. 痓病治法

（1）形寒发热，头痛项强，如伤寒状，后脑酸痛，连及颈项，目赤，躁烦者，痓病也。若复麻中惊，于指白动者，痓病已确，不问有汗无汗，葛根芩连加胆草良，无汗者可协麻杏石甘汤。葛根一钱五分，川连三分，淡芩一钱，炙甘草六分，龙胆草二钱，酒炒。

以上为痓病初起之时，不用其他痓药者，因痓病属神经系统疾病，往

往有与痧子并见者，若开始即用痉药，往往误事。且此病初起，不外乎因卫气被束，热向上行。《内经》云"高者抑之"，龙胆草之苦降，正与经旨相符。照仲景用药之理，无单纯寒，亦无单纯温者，无单纯攻下，亦无单纯升发者，有之惟四逆汤、大承气汤病势重且急，故用纯热纯攻以为急救，其余各方皆类攻补兼施、温凉并用。如麻黄、大黄与甘草同用，细辛与五味子同用，桂枝与黄芩同用，柴胡与枳实同用，大都缓急相济、开阖相承、温凉升降之药，合而煮之，有相辅相成、相制相成之妙。恽铁樵认为，本方之葛根与龙胆草，乃为师古人之意，验之事实而确有成效者。

（2）发热后脑酸，颈项反折，抽搐，目上视，神昏，谵语，或目歧，目斗，两目作一侧视，其抽搐，一日数次，或数十作，甚且叫号者，为刚痉，最凶之候，犀角地黄汤协诸风药恣予之。乌犀尖二分，磨冲，细生地三钱，天麻三钱，独活一钱，炙虎骨三钱，炙蝎尾二分（研冲），当归身三钱，龙胆草三分（炒）。安脑丸两粒，药化服

上药分量不必增损，病重每三点钟进药一剂，无间昼夜，以愈为度。流行性脑症，并非脑病，不过因为卫气被束，热向上行，熏炙头脑，因而神经紧张，故见抽搐。假使是脑病，便非上述所能治愈。龙胆草苦降，能够制止向上之热。故此方以龙胆草为主药，凡降药必与升药同用，然后体工不能抵抗，而无反应之虞。因此，龙胆草必须以犀角协同，其中龙胆草是主药，犀角是副药。安脑丸为一切脑症之特效方，其中的重要成分为金钱白花蛇。

（3）病初起如伤寒一、二日即见痉，痉后眼皮重，目上视，郑声，舌萎软，肌肤津润，手冷，是为神经瘫，必遍身无力，所谓风缓，即柔痉也，大建中加副药良

使用该方时，上述诸多症状不必尽具，病浅者仅见一、二症，重者又不止此。

三、妇科常见病证治

（一）月经病

月经病是指月经的周期、经期和经量发生异常，以及伴随月经周期出现明显不适的疾病。月经的正常来潮，与冲任二脉有着密切的联系。冲为血海，任主胞胎，二脉通畅，则经血渐盈，应时而下。如外感邪气，内伤七情，脏腑功能失调，气血失和，冲任二脉受损，则会导致经行紊乱。恽铁樵指出，月经病的发生特别是与肝脾二脏有着密切的联系，因肝主藏血，脾主统血，皆关乎冲任。

恽铁樵还从中西医汇通之角度，阐释了月经病的成因。他指出，经病之由来，大都由于神经受刺激，间有因局部受伤者。其中神经受刺激大致分为三种：一因环境不良，积渐而成病；二因盛怒惊恐，猝然受刺激，致神经不能调节血行，或经水适至而中阻，或未及期而先至，或虽至而不畅，淋沥多日；三因房事乖常。局部受伤又可分两种：一因局部感寒，血受外寒则凝滞。虽大部分血管照常流通，然小血管必有阻塞者；二因水入子宫。产后子宫尚未恢复原状，又有外湿侵入，则子宫受损，亦为月经病之少数成因。然单丝不成线，产前产后常有多种因素相互影响而后发为该病。

因月经病总以神经受刺激，以致不能调节血行为主因。故其治法以弛缓神经，通调血脉为主。寒则温之，热则清之，并随所见兼证而加副药即可。凡惊恐忧虑，神经受刺激之病，古人谓之肝郁，而肝郁之治法为疏达。凡辛散之品，均具有疏达之功，亦具有弛缓神经之效。因此，古人调经均立足于疏肝。

对月经病证，恽铁樵自制"丙种宝月丹"，用之于临床，取得了良好的疗效。

丙种宝月丹

组成：白薇（一两八钱），泽兰（一两二钱），当归（六钱），白芷（九钱），卷柏（二两），桂心（一两五钱），藁本（一两二钱），川芎（六钱，酒洗），石膏（二两），桃仁（一两五钱），麦冬（一两二钱），人参（九钱），蜀椒（一两八钱，炒出汗），茯苓（一两二钱），橘皮（三钱），炒车前（一两八钱），蒲黄（一两五钱），赤石脂（六钱），紫石英（三两），庵闾子（二两），蛇床子（六钱，炒），覆盆子（一两五钱），干地黄（一两八钱），炮干姜（一两八钱），白龙骨（一两二钱），炙远志（一两二钱），太乙余粮（一两二钱），北细辛（一两八钱）。

用法：上药制成蜜丸如梧桐子大。每服两小粒，每日一服，开水下，食远服，病重者每日早晚各一次，亦每次两小粒不可间断。须少服常服，以渐取效。

功效：调经种子。

主治：月经不调，无论经期超前落后，或经行腹痛，或色黑不多，或色淡如黄水，或经来腥臭，或经来结块如猪肝，或腰酸带下，或白淫赤带；并治痞块、癥瘕、乳岩、颈疬等痼疾。

月经不调常见的病候有：经黑、经淡、经多、经少、经一月再行、月经过期、经不行骨蒸潮热、经不行血枯血隔、经行腹痛、经血暴下、崩漏、倒经等。

1. 经黑

经黑者，是指月经颜色变深，成紫、成黑，或伴见疼痛、血块者。

（1）病因病机

①肝气郁滞

肝主气机的调达，气为血之帅，气能行血。恽铁樵指出，月经不调的发生，与肝有着密切的关系。若肝气条达，则脾胃健运而意志发舒，则月经正常、大便时行、头目清楚；若肝气郁滞，则脾胃受损而血行虚滞，则月经不调、大便燥结、头目眩晕、脉弦。因此，月经色黑与肝气郁滞有着密切的关系。月经不调而色黑，并伴见头晕、目眩、便秘、消化不良、脉弦，可判断为肝气郁滞之证。

②气滞血热

气不行血，血行瘀滞。血中有热，而致经黑。因紫乃气之热也，而黑乃热之甚也。

③阴虚火旺又复感寒

患者消瘦而阴虚火旺，平素贪凉饮冷，多食瓜藕梨橘之类。若正值经期，仍不能改变此生活习惯，则寒凝血滞，导致月经色黑。

（2）辨治

①经不调，色黑

宜用：川芎、当归、白芍、生地、黄芩、黄连。上药为末，醋糊丸服。关于方中药物的分量，恽铁樵强调：川芎性上行，当为当归四之一量；黄连多服易致苦寒化火，当为当归十之一量。即当归一两，川芎当二钱半，黄连当一钱也。若要用此方安胎或举陷，则川芎用量可略为增加，但黄连的用量总不宜大。

②经黑，口渴，倦怠，气短，面色黑，脉不匀，似数。

宜用：赤芍五钱、香附五钱、黄柏三钱（炒）、黄芩三钱、甘草二钱。上药为末，醋丸，白汤下五六十丸。

③经阻二月忽行，小腹痛，有血块色紫

宜用：白芍五钱、白术五钱、陈皮五钱、黄芩二钱、川芎二钱、木通二钱、甘草少许。

④经或前或后，色紫，口苦，两腿外廉麻木，有时痒，生疮，大便秘结

宜用：火麻仁二两、桃仁二两、赤芍二两、枳壳五钱、白术五钱、当

归尾五钱、威灵仙五钱、诃子五钱、生地黄五钱、陈皮五钱、大黄七钱。研末，粥丸如梧桐子大，白汤下五六十丸。

案例

沈师太，九月四日。舌干脉数，热象全见。刚剂之误，不辨自明。经行黑色，由于血热。血行速则经少，当亟清之。细生地三钱，赤芍一钱五分，归身三钱，杏仁三钱，知母一钱，炒子芩八分，左金丸四分。

二诊：九月六日。脉数，舌绛，内热奇重。胸闷气喘，均因热甚所致。川连三分，鲜生地三钱，滁菊一钱五分，桑枝三钱，淡芩八分，丹皮一钱，赤芍一钱五分，钩尖三钱，象贝三钱，橘红一钱五分，炙草六分，杏仁三钱，炙苏子三钱，瓜蒌仁一钱五分。

三诊：九月八日。脉较松，舌较润，内热较减，心肌神经病、胃病皆极重，猝不得愈。当事休养，胃呆便闭，不难设法。人参须一钱五分，制香附三钱，橘红、络各一钱，杏仁三钱，象、川贝各三钱，法夏一钱，郁李仁三钱，麻仁三钱，左金丸四分。

四诊：九月十二日。脉与舌均较前为佳，大约误药之证，至此已告一段落，其本病却非旦夕可奏效者。人参须一钱五分，制香附三钱，橘络一钱五分，杏仁三钱，川连三分，茯神三钱，瓜蒌三钱，归身三钱。

（《药盦医案全集·妇女门·经带类》）

按语：患者经行黑色。恽铁樵指出，血中有热，而致经黑，因紫乃气之热也，而黑乃热之甚也。故用清热凉血之品生地、赤芍等为主药，辅以当归活血，知母、黄芩、左金丸清热。其后患者胸闷气喘，内热奇重，故加象贝、橘红、瓜蒌、苏子等宣肺化痰之品。热象减轻后，胃呆便闭，逐渐减轻清热力量，并加人参须等扶助正气。

2. 经淡

经淡者，是指月经颜色比正常情况偏淡，并常伴量少。

（1）病因病机

月经色淡者常因气血俱虚之故。

（2）辨治

治当补气养血，宜用八珍汤。若见他症，则随症加减用药。

3. 经多

经多者，是指月经周期正常，经量明显多于既往者。

（1）病因病机

月经过多，常因阴虚血热，或气虚不能摄血所致。

（2）辨治

阴虚血热治当滋阴养血，清热益气。宜用四物加黄芩白术汤。

气虚不能摄血治当补气摄血。宜用四物加人参汤。

案例

蒋奶奶，三月二十四日。全体见贫血征象，脉虚，漏经不已，行且成崩。其泛恶，亦虚证。太子参一钱五分，醋炒升麻一分，细生地三钱，牛角腮三钱，制香附三钱（醋炒），归身三钱，炒白芍三钱，炮姜炭二分，川芎五分，赤石脂三钱（煅研，入煎）。

（《药盦医案全集·妇女门·经带类》）

按语：患者月经过多，渐成崩漏之势，乃因气虚不能摄血所致。故用四物汤为主方补血和血。并配以太子参补气摄血；牛角腮、炮姜炭、赤石脂收涩止血；升麻升阳举陷；香附行气调经。

4. 经少

经少者，是指月经周期正常，但经量明显少于既往，甚则点滴即净者。

（1）病因病机

月经过少，常因血虚或气滞、血滞所致。

（2）辨治

①若因血虚者，治当补血养阴，宜用四物汤倍熟地、当归。

②若因气滞血瘀者，治当疏肝理气，行血和血，方用疏肝药合四物汤加红花。

案例

钱奶奶，九月六日。经行胀痛，色黑不多，腰酸，腹胀，此须通之。制香附三钱，左金丸四分，丹参一钱，炙草六分，炒车前三钱，赤芍一钱五分，归身三钱，丙种宝月丹二小粒。

二诊：九月十一日。舌有裂纹，经行已转多，却日久不净，脘痛、脊痛而未有气恼，是肝气应节候而发者。制香附三钱，茯神三钱，归身三钱，炙草六分，左金丸四分，木香一钱，绵仲三钱（炒），桑枝三钱，楂炭三钱，生乳香二分（炙）。

（《药盦医案全集·妇女门·经带类》）

按语：患者月经量少，经行胀痛，色黑腰酸，乃因气滞血瘀。治当疏肝理气，行血和血，用疏肝药加活血药。疏肝有香附、左金丸，活血有丹参、赤芍、当归，再配以调经之通用方丙种宝月丹。二诊时经量已转多，故减轻活血力量。因脘痛、脊痛，故加杜仲、桑枝、乳香、木香等止痛之品。

5. 经一月再行

（1）病因病机

多因血热妄行、脾虚失摄所致，此外亦可见于瘀血阻滞者。

（2）辨治

①若因血热妄行、脾虚失摄者，常伴见舌绛、口苦、口渴、纳差、身体消瘦等，治当清热凉血，益气健脾，宜用四君子汤加麦冬、生地黄、当归、赤芍、陈皮。

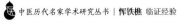

②若因瘀血阻滞所致者，常伴见小腹满痛，治当破坚下瘀，宜用《金匮要略》土瓜根散。

案例

毛奶奶，一月十七日。经一月两次行，面色不华，余无他病。然为病甚深，倘不知摄养，行将成瘵。大生地四钱，菟丝子三钱，炒车前三钱，绵仲三钱（炒），萆薢一钱五分，人参须一钱五分，天冬三钱，归身三钱，琥珀四分（研丸吞）。

二诊：一月二十三日。现在色脉皆好，又在盛年，倘能摄养，无病不除。归身三钱，枸杞三钱，莲须一钱五分，绵仲三钱（炒），天冬三钱，车前三钱，菟丝子三钱，桑椹三钱，橘络一钱五分。

（《药盦医案全集·妇女门·经带类》）

按语：患者经一月再行，面色不华，故以补益调养为主。人参须益气健脾，当归补血调经，生地、天冬滋阴清热，菟丝子、杜仲补肾温阳，车前、萆薢除湿化浊，琥珀安神定志。二诊时再辅以枸杞、桑椹、莲须等加强补肾固摄之力。

6. 月经过期

月经过期者，即经期延长，是指月经周期正常，经期超过七天以上，甚或二周方尽者。

（1）病因病机

月经过期，可因气虚、血虚、虚热、血热、血瘀、痰滞所致。

恽铁樵指出，妇女经行淋沥不外二因：一属于肝，因郁怒不能调节血行也；一属于肾，因少年房室失宜，或因剧劳所致也。

（2）辨治

①若因气血两虚所致，治当补气养血，宜用八珍汤。

②若因血虚脾弱，治当健脾生血，宜用人参养荣汤。

③若因肝肾阴亏，虚热内扰所致，治当滋阴降火，宜用六味地黄丸。

④若因血热所致，经色紫黑有血块者，治当清热凉血和血。宜用四物汤加香附、黄连。

⑤若因血瘀所致者，治当活血调血，宜用四物汤加香附、桃仁、红花。

⑥若因痰滞所致者，治当祛痰调经，宜用二陈汤加川芎、当归。

恽铁樵特别强调，此病治法有一关键，即要做到"以通为止"。诚如下面治"陈奶奶"之病案，立方以桃仁、红花为主，即"以通为止"之法的具体应用。以桃仁、红花通其瘀，使窒处开放，血行归经，则淋沥不止而自止，此可谓之"行血则止"。然而值得注意的是，行血通瘀只需桃仁、红花则已足，若用三棱、莪术，有极易致崩之弊。大黄切忌使用，玄明粉、厚朴亦不可用。若数物同用，其力至猛，不可不慎。

案例 1

陈奶奶，二月十三日。经行七日不净，小腹痛，是当止之。归身三钱，炙草六分，制香附三钱，桃仁泥一钱五分，赤芍一钱五分，红花一钱五分，延胡六分。另：阳和膏一张贴痛处。

（《药盦医案全集·妇女门·经带类》）

按语：患者经期延长，小腹疼痛，因瘀血阻滞所致。恽铁樵强调治疗当"以通为止"，立方以桃仁、红花为主通其瘀滞，使窒处开放，血行归经，则淋沥不止而自止，此即"行血则止"。再配以当归、川芎、香附、延胡索等活血行气止痛之品。

案例 2

姚右，八月二十三日。经行淋沥不净已一月余，舌脉均有象，当补以固之。然血分不清，根治颇费周折。炒荆、防各五分，炒车前三钱，归身二钱，潞党参二钱，蒺藜三钱，制香附三钱，赤、白芍各一钱五分，绵仲三钱（炒），菟丝子三钱，枸杞三钱，滁菊一钱五分，佛手一钱。

二诊：八月二十六日。经淋漓不净而腹部较大，胸脘亦闷，脉无喜征。补则闷甚，通则虞其成崩。制香附三钱，赤、白苓各三钱，宿砂仁八分，左金丸四分，归身三钱，赤芍一钱五分，川芎八分，潞党三钱。

（《药盦医案全集·妇女门·经带类》）

按语：患者经行淋沥不净已一个月余，为肝肾不固，气血虚弱之证。治当固涩肝肾，补益气血。药用杜仲、菟丝子、枸杞、蒺藜等固涩肝肾，潞党参、当归、白芍等益气养血，香附、赤芍等行气活血调经。二诊时因腹部较大，胸脘亦闷，为防止补益造成气血壅滞，故在补益固涩的基础上，适当增加行气活血药以使补而不滞。

7. 经不行，骨蒸潮热

（1）病因病机

经不行即经闭，伴骨蒸潮热者，常因阴虚或血热所致。

（2）辨治

①若阴虚内热所致者，常表现为经闭、骨蒸潮热、脉虚，宜用增损八物柴胡汤。

②若血热所致者，常表现为经闭、发热咽燥、唇干、脉实，宜用四物凉膈散。

8. 经不行，血枯血隔

（1）病因病机

经不行即经闭，其成因有血枯、血隔之分。血枯即冲任亏损，血海空虚；血隔即气滞血瘀，血行不下。

（2）辨治

①若血枯所致者，治当补血调血，宜用四物汤加减。

②若血隔所致者，治当行气活血，宜用桃仁、红花、香附等活血行气药。

9. 经行腹痛

经行腹痛即痛经，是指在经期或经行前后，出现周期性小腹疼痛，或痛引腰骶，甚至剧痛晕厥者。

（1）病因病机

经行腹痛者，可因寒凝血滞、气滞血瘀、血热、气血虚弱所致。

（2）辨治

①若因寒凝血滞所致者，治当温经散寒，祛瘀止痛，宜用温经汤、桂枝桃仁汤。

②若因气滞血瘀所致者，治当行气活血，祛瘀止痛，宜用失笑散、地黄通经丸。

③若因血热所致者，治当清热凉血，化瘀止痛，宜用四物汤加黄连、柴胡。

④若因气血虚弱所致者，治当补气养血，和中止痛，宜用八珍汤。

案例

周奶奶，九月十日。经阻，脉无喜征，现患腹痛，腰酸，头昏，咳嗽，泛恶，舌略有炀苔。属肝阳胆火，其腹痛为将行经。滁菊一钱五分，大生地三钱，赤芍三钱，延胡六分，制香附三钱，杏仁三钱，桑枝三钱，金铃肉六分，楂炭三钱，木香八分，青、陈皮各一钱。

二诊：九月十三日。腹痛甚且呕，脉则较圆，炀苔亦除。是否有喜疑似，拟予营养。归身三钱，炙草六分，淡芩八分（炒），川芎八分，桑枝三钱，白芍一钱五分，大生地三钱。

（《药盦医案全集·妇女门·经带类》）

按语： 患者经行腹痛，乃因肝胆实火血热所致，故用金铃子散（金铃子、延胡索）清肝泻火、行气止痛，配以滁菊等清肝泻热，生地、赤芍等清热凉血，香附、木香、青皮、陈皮等疏肝行气止痛。二诊时因疑似有喜，故减轻清热力量，而以四物汤调养止痛为主。

10. 月经暴下

（1）病因病机

月经暴下，常因情志内伤，如暴喜、暴怒、忧结、惊恐等所致，并常有化热之象。本病有成崩之虞。

（2）辨治

本证多属热证，忌用温热峻猛之品。宜用黄连解毒汤，或生地等凉血药以清热，配用莲壳炭、棕榈炭收涩止血。病情稳定后继用四物汤加延胡索补血散瘀。

11. 崩漏

崩漏是指妇女不在行经期间，阴道突然大量下血，或淋漓下血不断者。恽铁樵指出，大凡女子自天癸既通之后，气血调和，则经水如期，自无崩漏之患。妇人月经其储积收放之机关为冲任，其荣枯消长之机枢在肾脏，其根源在肝脑。若劳动，若房室，若忧郁过当，则伤冲脉，不能约束其经血使之如期而下，故或积久，或不须积久，忽然暴下，若山之崩者曰崩，如器之漏者曰漏。

（1）病因病机

恽铁樵提出，崩之为病，必先见漏。漏之所成，必先冲任受损。冲任受损的成因有：其一，忧郁或盛怒，伤及肝脏；其二，操心虑患或恐怖烦恼，伤及脑府；其三，饮食起居不当，服食大热之物，或下受寒湿之气，脏气失调，以致冲任不能营运；其四，房室过度，或强力劳作，伤及肾脏，气血失调。

（2）治法与方药

总以疏肝宜肾，扶正祛邪为治疗大法。相火亢盛当泻，真阳不足当补，祛痰化湿当补脾阳，安脑疏肝不离养血。

如血热妄行所致崩漏，初起宜止血，方用四物调十灰散，以血止为度；继之则宜清热，方用凉血地黄汤（生地、当归尾、黄连、黄柏、知母、藁本、川芎、升麻、防风、羌活、黄芪、细辛、荆芥、炙甘草、蔓荆子、红花）。如血未尽，再吞十灰丸；血已尽止，里热已除，当以补虚为主，方用加味补中益气汤、地黄丸、参术大补丸，以平为度。

案例

沈奶奶，九月五日。经尚未净，面无血色，面色亦不华。此即是崩，非止不可。牛角腮三钱（炙），归身二钱，炙芪一钱五分，制香附三钱，炙草六分，天冬三钱，生、熟地各三钱，砂仁八分。

二诊：九月七日。血止，腹痛甚，脉较好定，痛当外治。制香附一钱五分，归身三钱，白芍一钱五分，川芎五分，大生地三钱，炙草六分，干艾叶五分，砂仁六分，楂炭三钱。另用阳和膏一张贴小腹。

（《药盦医案全集·妇女门·经带类》）

按语：患者渐成崩漏之势，面色亦不华，乃因气虚不能摄血所致。故用黄芪补气摄血，当归，生、熟地，天冬养血滋阴，牛角腮收涩止血，香附行气调经，砂仁理气和胃。二诊时血止，腹痛甚，故用四物汤合艾叶、香附等养血和血、温经止痛。

12. 倒经

倒经是指妇女月经来潮时或每于经前或经后出现周期性的口鼻出血，好似月经倒行逆上。

（1）病因病机

倒经之原因虽有数端，然总不离乎肝。发病季节以初冬十月为最多，说明与天时关系密切。盖四时递迁，盛衰交替之际，也是最易影响人体生理之时。肺主秋令，气候干燥，故曰燥金。十月为燥气盛极之时，燥为阳，阳盛则血燥。阳者主上，又值少阳当令，故阴亏之人每于此时多患头眩。头眩又与肝关系密切，肝阴不足，则肝阳上升，更值燥令，其升益甚。导致血随气上，上行则从口鼻而出，发为倒经。倒经的发生与情志过极也有关系，若经行时暴怒，则气逆于上，亦多有发为倒经者。此外，倒经与遗传也有一定的联系，母亲情志忧郁者，所生子女多患肝病，易发倒经。

（2）治法与方药

倒经的病本在肝，故当以治肝为主，惟须详其虚实，实则泻肝，虚则柔肝。柔肝如左金丸、川芎之类；泻肝如龙胆草、芦荟之类。

恽铁樵还强调了治倒经的用药禁忌：不可专用冲任药（丹参、川芎、玄胡、川楝子等），亦不可专用破血药（三棱、莪术之类），因破血药只走冲任。

案例

毛右，八月二十三日。倒经已三次发病，每发于产后，是肝逆也。滁菊二钱，怀膝三钱，制香附三钱，金铃肉三钱，钩尖三钱，鲜生地三钱，川连三分，赤芍三钱，归身三钱，童便半杯。

二诊：八月二十日。倒经仍未全除，咽痛，脉数。肝逆，血热虽泻，当清。丹皮一钱五分，延胡一钱，赤芍三钱，金铃肉六分，怀膝三钱，制香附三钱，左金丸四分，细生地三钱，秦艽一钱五分，炒荆芥五分，桑枝三钱。

（《药盦医案全集·妇女门·经带类》）

按语： 倒经的病本在肝，故当以治肝为主。本例倒经乃因肝火上逆所致，故用滁菊、钩尖等清热平肝，香附、金铃子、延胡索等行气疏肝，当归补血养肝，生地、赤芍、丹皮等清热凉血，黄连、左金丸等清热泻火，怀牛膝引血下行，童便益阴化瘀。

（二）带下病

带下病是指带下的量明显增多，色、质、气味发生异常者。恽铁樵指出，西医治病强调病位，而中医对于带下病的治疗却有自己独到的疗效并强于西医。其原因有二：第一，西方科学强调观念，恣意研求图形解剖，不厌其烦，而中国则迫于礼教习俗，不能进行西方医学的相关活动。但西医却不能详言带下病的病位、病灶，因此在治疗上缺乏针对性。第二，中国医术原本就是以形能为主体，既然讲形能，则在方法学上与讲究实地研究的西方医学完全不同。因此，中医即使不知道带下病的病位、病灶，也能取得良好的治疗效果。例如，按《灵枢》《素问》谓带脉如带，横束于腰，凡妇人患带下病者其腰必酸，就是形能之说，乃带脉为其病源，这也是带下病得名之因。

（1）病因病机

带下病的成因有四：一为气虚，脾胃虚弱，脾不升清，水精不能上升而下陷；二为湿浊痰阻，流注于带脉，溢于膀胱；三为内伤，五脏功能失调，则五色带下；四为寒凝，风寒下受，入于胞门，中于经脉，流传脏腑，发为带下。

（2）辨治

带下病的常见证候有湿热、虚寒、肝郁、阴虚等。湿热盛者，属肝属脾；虚寒甚者，属肝属肾。在治疗上，肝宜疏达，脾宜升燥，肾宜补涩。

①湿热带下

表现为带下色如浓米泔者。治当清热祛湿。宜用苍白术、黄芩、黄柏、半夏、车前子、升麻、柴胡；或用龙胆泻肝汤。若肥人带下，阴中疼痛，身黄、皮缓、体重者，为湿阻热蕴之证，宜用升麻燥湿汤。

②脾肾虚寒

表现为带下状如鸡子白，腰腿酸软、颜面浮肿者。治当温补脾肾。宜

用归脾汤、八味丸（肾气丸）。若白带腥臭，多悲不乐，阳气虚衰者，必加
附、桂；身半以下畏寒，带下如鸡子白，为脾肾虚衰之证，宜用补骨脂丸
（补骨脂、杜仲、醋煅牡蛎、五味子、车前子、艾叶）加肉桂；赤白带下，
脉沉微，腹中痛，阴中亦痛者，为子宫虚冷之征，宜用元戎六合汤（四物
汤加附子、肉桂）；白带经久不止，脐腹冷痛，阴中亦痛，经漏不止，或因
崩后，脉弱无力而酸痛者，皆为大虚之象，宜用东垣固真丸（白石脂、柴
胡、龙骨、当归、炮姜、黄柏、白芍）。

③肝郁脾虚

表现为带下赤白，烦躁郁怒。治当补脾疏肝。宜用补中益气汤加茯苓、
酸枣仁、山药、苍术、黄柏、麦冬、杜仲、牡蛎、牛膝、海螵蛸。

④阴虚火旺

表现为带下赤白，手足心热。治当滋阴清热。宜用六味地黄丸加五味
子、枸杞子、黄柏、车前子、菟丝子。

案例

胡奶奶，一月十三日。色脉俱佳，黄带是湿热，尚未上行，故脏气无
影响，然当及今防止，使弗上行乃得。炒车前三钱，川连三分，橘红一钱
五分，赤、猪苓各三钱，象贝三钱，归身三钱，草薢一钱五分，杏仁三钱。

（《药盦医案全集·妇女门·经带类》）

按语：患者为湿热带下，治当清热祛湿。故用车前子、赤茯苓、猪苓
清热利湿，黄连清热燥湿，草薢利湿化浊，陈皮、象贝、杏仁等燥湿化痰。

（三）妊娠病

1. 漏胎与胎动不安

漏胎与胎动不安，是指妊娠期间阴道少量下血，时下时止，或淋漓不
断者，类似于西医所说的先兆流产。恽铁樵辨治该病立足于肾虚血滞，多
以补肾药为主药，以止血药为副药，并常辅以活血之品，体现"通因通用"

之从治法。

案例

陈奶奶，漏胎，经十个月不行，腹不加大，色脉均佳，必须止血，乃能长成。全当归二钱，桃仁一钱五分，菟丝子三钱，蒺藜一钱五分，红花一钱，炒绵仲三钱，枸杞三钱，羌活三钱，制香附一钱五分，甲种宝月丹一粒。

二诊：十二月十八日。漏胎，药后此月未漏，然稍久恐仍不免，当行血，亦从治也。桃仁一钱五分，赤芍一钱，枸杞三钱，红花一钱，炒绵仲三钱，菟丝子三钱，全当归三钱，青、陈皮各一钱。

（《药盫医案全集·妇女门·胎前类》）

按语：患者胎漏，恽铁樵立足于肾虚血滞治疗，以菟丝子、蒺藜、杜仲、枸杞、甲种宝月丹等补肾药为主药，并辅以当归、川芎、红花、香附等行气活血之品，体现"通因通用"之从治法。

2. 胎死不下

胎死不下，是指胎死胞中，历时过久，不能自行产出者。胎死不下的机理无外虚实两方面。虚者气血虚弱，无力运胎外出；实者瘀血、湿浊阻滞碍胎排除。恽铁樵从体工救济的角度，主张扶助正气，助胎外排。

案例

同乡老友庄子深君之如夫人寿春，怀妊五月。一日早起骤然腹痛剧作，胞破放水甚多，以电话见招，急往诊视，此将流产，原因不可知。胞浆既破，胎不得长，照例不能安胎，固知其胎必死，然胎之地位尚高，与母体未完全脱离关系，姑事培元。及傍晚再诊，自觉胎元下移至少腹，不动，其胎已死，灼然无疑，舌尚未黑，决其不可留，以参、芪、归、地等药予之。二剂后，胎与胞衣并下，安全经过，予所用药，皆补气补血，无一味攻下之品，所以能下胎之理由，纯粹是利用体工之自然。盖胎既与母体脱离关系，即属应去之废物，为生活力所不容，下移而不动者，欲去之而未能也。舌不黑者，胎死而未冷也。冷即血凝，脉络不通，组织受累，腹痛而舌黑矣。及其未冷，用大剂补气血之药，扶助生活力，以祛除此大块废物，为最适当之时期。过此以往，即不免大费周折。方中重要药为归身、炙芪、潞党，倘三物缺一，可以不效，所谓大补气血者，全恃此也。

(《临证笔记》)

按语：恽铁樵反对用朴硝下死胎。他指出，若胎已死，死体照例不受药，受药者乃无病之各组织。是死胎而用朴硝及类似朴硝之药，乃诛罚无罪。且胎死生活力欲驱之而不能，此时全体均感不足，若复以悍药攻之，是犯虚虚之禁。

（四）产后病

1.产后血崩

产后血崩，是指产妇分娩后，突然阴道大量流血者。恽铁樵指出，对产后血崩的辨治要特别注重分清寒热虚实，不要拘泥于"产前不嫌凉，产后不嫌热"之旧说。产后血崩多有阴血不足，故当更为注重滋阴补血。

案例

病人即学员丁君智醒之弟妇。产后血崩，夜不成寐，心嘈而腰痛甚剧。其家向延丁仲英诊治。此症仲英断为真寒假热，处方化汤，重用姜、附、人参。一剂不应，二剂病进，家人惧，智醒乃介余往诊。余审度病情，颇不廉。盖有二见证足征体工已败坏，其一是舌中无味蕾，只两边有味蕾；其二是气急。如此情形，是肺胃均病矣，因与柴胡鳖甲人参汤加生地三钱以凉血补血。推丁君所以用温，一则囿于"产前不嫌凉，产后不嫌热"之常例；二因舌苔淡白，以为白必属寒之故，于是执意用姜、附，不知其不然也。"产前不嫌凉，产后不嫌热"，犹言夏日不嫌凉、冬日不嫌热耳。然病情终不如是之简单，夏月正多姜附证，冬月正多芩连石膏证。舌色淡白，亦不得逐认为寒。淡白者，无血色也，是即贫血。因红血轮缺少，故舌色不华。况见血崩，津液更形干枯，上下失于宣利，体工起反应救济，故见气急。是乃阴虚而热。今误认假热真寒而用姜、附，岂不险哉！次日再诊，气急略差，腰痛仍剧，因去鳖甲，加乳香、没药、香附以疏通积瘀。今日第三次往诊，脉已不数，舌有津液，神气清楚，夜不谵语，面有血色，危象已去十之六七。此病若延缓失治，必成血癉，半年内可以致命，今则去康复不远矣。

（《临证演讲录》）

2. 产后发热

产后发热是指产褥期内，高热寒战或发热持续不退，并伴有其他症状者。引起产后发热的原因很多，恽铁樵认为分清寒热虚实对该病辨治尤为重要。

案例 1

周奶奶，十月二十九日。产后二十一日，热有起伏，表面并不甚热，然最高时至百零四度，唇焦，手颤，目瞤动，郑声，寐不安不长，似乎神迷，须臾即醒，醒则汗出，呼吸尚匀整，脉亦尚未见危象。惟脚冷，面肿，气上冲。实是下虚上盛，以参补之则振掉益甚，益不得安。且此属产后热，用清凉汗透均非其治，病情已入险恶境界，能否取效，实不可知。天麻三钱，蒺藜三钱，桑枝四钱，赤芍三钱，归身三钱，乌犀尖一分半（磨，冲），知母一钱，细生地四钱，钩尖四钱，牡蛎三钱，炙鳖甲三钱，川连二分（炒），猺桂一分。

二诊：十月三十日。诸恙无甚出入，黎明前得安寐一刻钟，手抖较昨日略减。所得之进步仅此，本不敢有奢望，且服药甚少，故宜尔也。舌苔中结边润，脘闷甚。自云热，是痰亦是药积，当设法先除之。天麻三钱，川连三分，姜夏一钱，钩尖三钱，归身三钱，瓜蒌霜一钱，细生地四分（炒），知母一钱，川贝三钱，橘络一钱，杏仁三钱，炙鳖甲二钱，青蒿一钱。

三诊：十月三十日。原方加知母五分，元参一钱，西洋参、柠檬皮代茶。

（《药盦医案全集·妇女门·产后类》）

按语：患者产后发热，下虚上盛，病情危重。治当攻补兼施，寒温并用。药用鳖甲、生地、知母、蒺藜等滋补肝肾；肉桂温阳补肾，引火归原；黄连清热泻火，与肉桂相配交通心肾；乌犀尖清热定惊；赤芍、当归等补血活血；天麻、钩尖、牡蛎针对肝气上冲，平肝潜阳。其后出现痰积，故加姜夏、瓜蒌霜、川贝、杏仁、橘络等化痰消导之品。

案例 2

傅奶奶，一月二十二日。产后两月迄不得健，面色不华，脉舌均有热象，腰酸乏力。就病证而言，是内肾太热，小腹两旁酸，是子宫亦有病。天冬三钱，绵仲三钱，菟丝子三钱，莲须一钱五分，炙萸肉八分，泽泻八分，丹皮一钱，归身三钱，云苓三钱，茵陈一钱五分，炒车前一钱五分。

二诊：一月二十八日。略瘥，鼻准不亮，寐不酣，矢燥结内，热奇重。腰酸不任劳，确是肾亏。高丽参八分，车前三钱，大生地三钱，绵仲三钱，草薢一钱五分，滁菊一钱五分，菟丝子三钱，丹皮一钱，知母一钱，天冬三钱，归身三钱。

三诊：二月六日。产后经频行十数日或二十余日，腰酸。补后略有起色，面色稍好，脉仍不和。虚甚，当再服。高丽参一钱，滁菊二钱，制香附三钱，天冬三钱，绵仲三钱，归身三钱，大生地四钱，法夏一钱，丝瓜络一钱五分，炒子芩八分，知母一钱，炒车前一钱五分。

（《药盦医案全集·妇女门·产后类》）

按语：患者肾阴不足，虚热内扰，故用天冬、杜仲、菟丝子、山萸肉、莲须等补益固涩肝肾，丹皮清泻虚热，当归补血调血，茯苓、茵陈、车前子清热利湿。其后调治亦均将补益与清泻同用。

（五）妇人杂病

1. 癥瘕

癥瘕是指妇人身体出现结块，或胀，或满，或痛者。癥瘕通常发生在下腹，但恽铁樵讨论的癥瘕包括发生在妇人身上的各处包块，如"乳癖""乳岩"等。先生指出，妇人因有月经，尤易病癥瘕，以推之不动为癥，动者为瘕。对于癥瘕的治疗，先生以气滞血瘀立论，用丙种宝月丹为主方调经和血，消癥散结。例如，恽铁樵著《妇科大略》所载二例妇人癥瘕医案均以丙种宝月丹为主方。

案例 1

钱琳叔先生之女公子，当未出阁时，即左乳有一核，如龙眼核大，不痛不痒，以无所苦，即亦置之。嫁后数年，一日，忽此核胀痛，医敷以药，痛止。然嗣是每月事行则痛，每痛一次，核必增大，可年余，其核大小与乳房相等，全乳硬矣。常州医不能治，乃往苏州天赐庄求治于西人。西人谓非割不可，割固不必万全，然不割则可以断定必死也。病者不肯割，试更求治于上海宝隆医院。西医曰：此乳岩也。必割，否则必死。病人不可，家人咸怂恿之，不听，而硬块继续增大不已。吾乡孟纯生先生以钱为中表，先生之孙病伤害垂危，余为起之，在此事之前一年，钱女士既遍求中西医，无一可以免割者，乃造余寓求诊。详告始末，余曰：割治效果不良，不割却亦无法。无已，余有丸名丙种宝月丹，可试服。宝月丹者，余自制之调经丸药，当时因其乳核与月事有关，故以此付之。两月后，钱女士复来，欢谢曰：尽药四十丸，乳核全消矣。今已八年，病不复发。

（《妇科大略·妇科杂病》）

案例2

王襄候之夫人。王君为海军中职员，其夫人年可四十许，初因腹痛，经西医治之，去血甚多，旋右腹角起一块，隐隐作痛，每日下午发寒热，块则日见其大。西医治之三月不效，乃由其戚某介绍延余诊治。其腹角之块大可三寸，径高可一寸半，整圆如覆碗，不能移动。余先用柴胡、鳖甲、青蒿，治其寒热，服七八剂完全退清，块则依然。西医亦谓非割不可，谓假使不割，万难幸免，割则希望较多。余谓割则危险，不割未尝不可愈。因此处既属冲任领域，则微丝血管不可断，既欲去如许大块而动刀，断无不损及血管之理，此不待烦言而可决者也。王君固右袒西医，主张割治，其夫人则希望不割能愈。既闻余言未尝不可治，则欲余包医。余笑谢之，江湖医生有包医之说，其实何尝能包？若鄙人则向无包医办法，然虽不包，治病未尝不尽心，余尽能力可矣。因用人参鳖甲散煎汤下丙种宝月丹二十日，腹角之块完全消失。既无痛苦，亦无何等恶现象，且眠食俱较安善，肌肤日见充盈。块除之后，予以补血之剂，其病若失。综计为时不及一月，易方不过五次。事后襄候赠予银盾一座，余不敏，未能淡然忘之。

（《妇科大略·妇科杂病》）

2. 不孕

恽铁樵对不孕的治疗多以调经补虚为大法，用丙种宝月丹为主方。

案例

朱奶奶，十月十三日。九年不孕，经不调，脉尚缓和，略见虚象。当补，经调，斯有弄璋之喜。制香附三钱，全当归三钱，西洋参一钱五分，赤、白芍各一钱五分，川芎六分，大生地四钱，绵仲三钱（炒），菟丝子三钱，枸杞三钱，丙种宝月丹二小粒。

（《药盦医案全集·妇女门·经带类》）

按语： 患者脉症皆为虚象，故以补益调经为治疗大法。恽铁樵善用丙种宝月丹为治不孕之主方，配以四物汤补血调经，西洋参补气滋阴，杜仲、菟丝子、枸杞补益肝肾，香附行气调经。

四、诊法研究

恽铁樵指出，临床上判断患者预后的依据是病形。而有病形有四大纲，即：色泽、呼吸、脉搏、规矩权衡。

（一）色泽

此项包括面部各部位与肌肤及爪下血色。

1. 颜额

颜额色黑而晦暗者属肾病，预后不良，有死之倾向。

2. 眼帘

眼上帘出现一块黑斑，他处皆无，预后极差，必死，且死不出三日。温热病末传多见此症，提示内有瘀血。

3. 鼻准

鼻准有黄点，多见于未满百日之婴儿，为稍险之象，不是必死之征。

4. 鼻旁

鼻旁青色，为险证，不是必死之征。若小儿兼见抽搐者极危。

5. 环唇

环唇青色，为险证，可见于多种病证，伤寒杂病皆有此色。

6. 唇色

唇作黑色，即口唇本红之处状如涂墨，不复有红色可见，为必死之象，死不出二十四时。多见于小儿急惊，而成人甚少。

7. 齿枯

齿如枯骨，伤寒温病末传皆可见之。大都与其他症状同见，预后不良，十死七八。单见只是提示齿干，不是必死之征。

8. 面尘

满面黑色，如蒙尘垢，谓之面尘。多见于伤寒温病末传，有可救者，但预后总体不良，十死七八。

9. 甲错

肌肤甲错，糙如鱼鳞，抚之忤手。单见此症提示预后不良，兼气促者预后极差。

10. 爪甲血色

爪下血色微紫，并不甚紫，不过其色不华者，并无大碍。大都见此症者，指头必寒，伤寒温病皆有之。患者胸中必不适，而有泛恶干呕等症。疟疾见此者尤多。

爪下深紫色者为瘀血，多兼见气促，为必死之征。可见于急性肺病之末期，预后极差，死期不出五日。

爪下色白者，提示亡血过多。女人危，不必死；男子必死，死期常兼其他多种见证。另有患者并无大病，且其病与血无关，而爪下色白者，此为内风。

凡病至末传而见爪下深红者，为预后不良之死证，此种情况与神经有关。

（二）呼吸

此项所包括者，直接为肺病，间接为他脏病。恽铁樵指出，凡候呼吸，不以耳而以目。因为病人如果出现鼻无涕、气道无痰，听之则不能审明病情，故须注视患者胸部起落。

1. 气粗

气粗是指呼吸有力，较之常人为不和平，多见于热甚之时。既然说呼吸有力，故此乃实而非虚。实者为阳，虚者为阴，因此气粗属于阳证。阳明为多气多血之经，病在太阳少阳，气多不粗，发展至阳明则有气粗之征。

气粗为肺叶张举之最浅者，仅就气粗而论，病在肺；若推求气粗之根源，则病在胃。因胃中有积滞，外感乘之，胃中之物不得消化，因此郁而化热。胃气不得和降，上逆搏击于肺，因而导致气粗。

2. 气微弱

气微弱为气粗相反之征。粗为有余，微弱则为不足。有余为实，不足为虚，故见气微弱属于阴证。在杂病中，最常见于失血证。而在伤寒外感病中，多在两候之后发生，多半见于热病已愈，正气未复之时。微弱不是死证，因为将死则虚极，必反见假象之有余，决不出现微弱之象。气微弱者，提示正气固弱，而病势亦衰。

3. 气短

气短是指呼吸较常人为短，见于虚证。与微弱不同之处在于：微弱者静，短者躁；微弱无声，短则带粗；微弱者，气不足以息，言不足以听，状态则自然，短者气若有所窒，语若不能续，状态则勉强；微弱者多属外感病末传，气短者多属内伤病初起；微弱为病退之时，气短为病进之候。

4. 气喘

气喘通常为气急之总称。在伤寒有有汗而喘者，有无汗而喘者。大多皆因热甚而喘，其范围不外太阳阳明，其原因无非热甚，其症结只在肺胃。

5. 气急鼻扇

气急即气喘也；鼻扇即鼻孔弛张不已，可一望而知者也。气急非险证，但气急而兼鼻扇则是险证，要分清三种情况：

（1）小孩

小孩患重伤风咳嗽发热，最易出现鼻扇，虽属危象，但治之得法，可以痊愈。

（2）新病

初病即鼻扇者，可见于急性肺炎，要注意与寻常伤风鉴别，成人小孩皆是如此。证情极危险，当重视兼证。根据具体情况有当用附子者，有当用小青龙汤者，有当用宣肺药者。高手遇此等病，十愈其七。

（3）久病

久病鼻扇者有两种：第一，热病末传鼻扇，无论伤寒、温病，先不出现鼻扇，至三候后，病势增剧，气息喘促而见鼻扇，此为肺气将绝之征，多属不救。第二，杂病末传见鼻扇，多见于肺肾病，如褥劳、煎厥、肺痈、肺痿等病，此为死证。

6. 息高

《伤寒论》谓"下后息高者死"。谓息高者，盖因病人呼吸及胸而止，其肺部之起落仅在胸部以上。凡杂病、久病，衰弱已甚者，亦出现息高，但不能据此断为死证。若伤寒下后而见息高，则预后极差，无有不死者，死期近则三日，远则五日。其与秋分、白露等大节气相值者，则以节气为期。

7. 气息坌涌

此属急性肺病，胸高肺胀乃气管挛窄之故。恽铁樵曾诊治四例气息坌涌之患者，三例皆为三岁以下之小孩，其喘息大起大落，胸部腹部皆膨胀，如鼓气之风箱，而鼻孔若感异常狭窄者；细审他种见证，则又极微，无可用温凉攻补之证据，因敬谢不敏，三次皆如此。第一次为袁兆蓉之子，起病即如此。第二次恽铁樵已不记忆。第三次则为岭南中学张云鹏之侄女，初起并不严重，不过时伤风咳嗽发热，嗣经某著名儿科予以葶苈一钱，药后遽见气息坌涌，深夜急请恽铁樵延诊，恽铁樵竟束手无策。以上袁张两孩，皆死不出三日，恽铁樵皆未开方。第四例为十五岁的女孩，其家与恽铁樵寓所相隔仅六七家，故尚能至恽铁樵寓所就诊。恽铁樵审察其病，除气息坌涌外，其余皆为白虎证，便告知其父："观此儿之喘息，委属不救，余恐不能愈，君其速延他医。"其父恳请恽铁樵立方，乃以大剂白虎汤予之。第二日复诊时患儿喘息平复，再诊两次，患儿痊愈。

8. 肩息

所谓肩息，是因患者气道极空，体力极弱，吸气时非出全力不可，既出全力吸气，则每次吸气，其肩必动，发为肩息。多见于哮病发展至最剧时。此病之病灶在肺，病源则在肾，即肾不纳气。此病为慢性，既见肩息，病重自不必言，虽不能遽愈，亦不至遽死。若兼见面部浮肿，或大肉削尽，则预后极差，去死不远。

9. 气咽

无论何病发展至最后，类有一种喘息，与他种喘息迥然不同，其状为只有吸入，不见呼出，且其势甚疾者，乃临危时之气喘。咽气是呜咽之咽，非咽下之咽。凡见此征，预后极差，生命只在数分之间。

（三）规矩权衡

此项所包括者直接属脑，间接及肺胃心肾肌肉肤腠。规矩权衡所包甚广。凡举止安详者，谓之合于规矩权衡；举止不安详者，谓之反规矩权衡。恽铁樵所言之规矩权衡，则专指病状。

1. 囟门

此法专诊三岁以内小孩。凡诊婴儿，当先视其囟门。囟不可陷，陷下如碟子者，提示病情危重。囟门陷下常与三类症状同时伴见：一为口糜（即鹅口），舌根及上额有白腐，轻者仅数白点，重者满口皆白。二为目眶，面部肌肉没有变化，惟目上帘眼眶骨之内边际陷下成弧形线者。不病之时，无论其人如何消瘦，但此处却有肉；病时虽颊肉毫不瘦削，独此处无肉，似仅余薄皮包裹目珠。三为泄泻清水。凡见囟陷，则此三症必兼见一二。凡出现此类征象，皆是大危极险之候。

2. 颅骨

凡诊未满三岁之小孩，当视其颅。正常颅骨为不大不小而圆整，此合于规矩权衡。若巨大过当，便须询问其向来如此，还是病中增大。因为小孩患病，热入脑而头大者，中医谓之解颅，西医谓之脑水肿。其头可逐日增大，至于三倍四倍。虽不遽死，但无治法。此外还当注意露骨圆整与否，若有一块突起，他处一块却低陷，则预后不良，死期不过数日。

3. 颜额

颜额之色泽，以与他处相称者为佳，不可独见暗黑。若独见暗黑，其病在肾，多非轻证。凡热病，以颜额与两太阳作比较，若颜额热者为顺，为阳明证热；若两太阳较热，属食积，为少阳证，其发热多有起落，其病较为缠绵，尤忌误下。若颜额与后脑比较，而后脑较热，颜额间反不甚热，此是危证，有发展成脑炎之倾向。

4. 眼珠

（1）瞳孔不圆

正常瞳孔当为圆整。若瞳孔呈三角形者，缩放不随光线强弱变化，而随病痛之进退，此属肝病。多为阴亏肝旺，忧郁之极。若见此症者，多伴见胸脘作阵阵泛恶，每当痛且恶时，瞳孔则收小。痛恶稍减，则略大如恒状，而总不圆整。凡出现此种征象，乃不治之证，然亦不遽死。虽遍身皆病，不过不健全而已。若病者环境变换，心无拂逆，则其病当自愈。

（2）歧视

正常人两眼之视线，皆为平行线，决不互歧。两眼之系，其动作出于一辙，故左眼动，右眼亦动，虽欲歧视而不可得。若热入于脑，则眼系司运动之神经受影响，两眼系宽紧不同，则两眼出现互歧。出现此种征象者，其病至危极险，虽亦有愈者，然经数十次之试验，其平均数不过十成之五。目珠之互歧，乃邪热入脑之见端。不是因为目歧为险，而是因为热入于脑为险。

（3）戴眼

戴眼与歧视不同。歧视乃一眼向前，一眼旁视；戴眼则两眼平均向上，亦属热入头脑。若不兼见其他死证，危险稍次于歧视。恽铁樵曾治戴眼三人，而愈两人。若兼见他种死证者多属不救。

5. 山根青脉

此法专诊小孩。青脉即为静脉，人皆有之。皮肤薄者，隐然青色现于皮肤之下，皮肤厚者则不见。皮肤薄者肠胃亦薄，肠胃薄即非健体。卫气不强，容易感冒；消化不良，容易停积。故山根见青脉者，其孩矜贵，不易长成。

6. 鼻旁青色

鼻旁又谓之人王之部，属胃。此处若见青色，即可测知其人必兼见温温欲吐之症。所谓青色，亦非纯青，而是与他处比较，其色稍白。若以健体之白色与之相比较，其色似乎隐青。凡见此者，虽并险证，其病却有日趋加重之倾向。若兼见抽搐、气急等症之之者，均极危险。另外凡见鼻旁青色者，其指尖必微寒。

7. 撮口

撮口是小儿惊风之见症。其唇口收小，如荷包之口，颇有弛张，抽搐作则口收，逾时如故，已而复作。此是至危极险之候。

8. 肺高

胸膈以上，本有骨骼护外，在理骨骼不能弛张。但是急性肺病，其呼吸必大起大落，即有气息坌涌之象。其颈以下胸以上均高起，此为肺胀。该病小孩最多见，成人在四十岁以上亦有之。小孩多兼抽搐，成人多兼中风症状。小孩之患此者谓之肺喘惊，预后极差，殆无不死者。

9. 颈脉跳动

凡病势暴而险者，颈脉跳动。势渐而临危者，亦出现颈脉跳动。此症不仅见于水肿，但水肿患者颈脉跳动尤为剧烈。结喉之旁两寸许，大筋起落，用肉眼就能清楚地观察到。凡见颈脉跳动，皆属危证。慢性病见此，殆无不死者。急性病有大愈者，然亦奇险。

10. 手颤

久病猝病皆可见手颤。久病为风，风有内外两种。伤风咳嗽，中风发热，是外邪侵入躯体，乃病之浅者。内风则为病之深者。凡自动者皆谓之风，动的理由则关系神经。凡病皆不直接影响神经，惟忧郁直接影响神经。因忧郁而动者，谓之肝风。《内经》以拘挛、抽搐皆属于肝。而疾病之能见拘挛、抽搐者，不外恐怖、忧郁。恐怖、忧郁为七情病，直接影响于脑。凡久病手颤者，可以测知其人忧郁而神经过敏，原无生命之险。新病而手颤者，则属热甚，延髓受炙，乃是险证。以热病而波及神经，即有成脑炎之倾向。

11. 手脚抽搐

凡手足抽搐，皆司运动之神经因热炙而紧张之故。多在发病之初，曾经异常恐怖，或误药引热入脑。若没有上述原因则其人素有脑病，或本多忧郁。凡手脚抽搐的病患，多见于小孩，而少见于成人。但无论成人或婴孩，见此证者，绝非佳兆。

12. 手冷

凡发热无汗或微汗，指头寒者，谓之指尖微厥。凡见此者，其人必温温欲吐。舌淡红，苔白润者，是胃中寒冷之故，体温集里以为救援。热向内逼，因而出现指尖微冷。若舌干糙而绛者，或因湿热，或由寒转热。在发热之后，反射动作不变，体温依然内逼，因此发为热厥。若冷至手腕者，谓之热深厥深，其表热反不明显。若大汗如雨，颜额亦冷，手冷过肘，或冷过膝，是亡阳之征象，即伤寒之四逆，预后不佳。若肺炎而伴见手冷者，必兼手爪下紫黑色，预后极差。若疟疾伴手冷兼见爪下微紫者，则并无大碍。

13. 脚蜷

脚伸者病，蜷者病重。仲景将但头汗出、蜷卧、但欲寐、脉沉细者，归属为少阴病。蜷卧即脚蜷也。凡脚蜷者，使之伸直也未尝不能，但须臾之间，不知不觉而又复蜷。阳病有体痛，脚蜷即体痛第二步。这是因为伤寒虚证酸痛，以两脚为最。痛甚以致于蜷者，为足少阴之见症。这也是体工一种自然表现之症状。从临床实际来看，脚蜷往往与但头汗出同见。《内经》谓此种情况是阳扰于外，阴争于内。阳恒亲上，故头上汗出；阴恒亲下，故下体酸痛。病程发展至此，已见遍身气化不匀整，而呈倚侧之象，所以少阴证较之三阳证为重。阳证虽壮热，全体尚保持均势，故较阴证为轻。凡见患者但头汗出，脚蜷卧，即属险证。

14. 半身不遂

半身不遂者，是指偏左或偏右，半个身子完全不能动弹。此为中风专有之症。此症有遽死者，有不遽死者，有半身不遂较轻而能复元者，有永远不能复元者。

15. 项反折

小孩患病，有颈项反折，头脑后仰者。有初病即反折者；有初起不过伤风咳嗽发热，其后乃见项反折者；有久病虚甚，成慢惊之后，而见项反折者。初起即项反折者极少，可见于小孩本属神经质，又曾倾跌惊怖，然后初发热即头向后仰。临床所见者，多属于后两种。其初起伤风发热而后见反折，纯粹由于药误。其既成慢惊而后见反折者，则归咎于热病失治，使之发展成慢惊。凡见项反折，预后极差，其病已属不治，纵有愈者，不过百之一二。

（四）脉搏

1. 概述

恽铁樵指出，脉搏为人身血管之跳动，脉学乃医者指端之触觉。脉动之不同，乃根源于病证之不同。脉学之真正意义，在于辨别不同之脉搏，从而推测不同之病证。而之所以能辨别脉搏，则全赖医者指端之触觉。因此脉学之步骤如下：第一步，当认定脉动之触觉是脉学，不要误认脉动之名词是脉学；第二步，当先知病证吉凶祸福之大略，结合种种不同之病证，合之医者触觉种种之脉动，不要妄谈脉动名词，以推测病证；第三步，以所研求而知之脉象，合所见之病证，脉症互参，以推断病情之缓急深浅，不要把脉学误认为推测疾病之唯一工具。

恽铁樵认为，指端之触物，犹如舌本之感味。舌之于味曰尝，指之于脉曰诊。味之名曰甜酸苦辣咸，犹脉之名曰大浮动数滑，或沉涩弱弦微。研究脉学，当以诊为主，不当以名为主。故《内经》曰："春弦，夏钩，秋毛，冬石。"并不是说弦为春脉，钩为夏脉。而是因为春之时异于其他三时，无以名之，名故之曰弦；夏之时异于其他三时，无以名之，故名之曰钩。因此研究脉学分清名、实很重要。

2. 研究脉象的基本观点

（1）脉动的目的在于使得血行：脉动所以使得血行，并非血行而导致脉动。

（2）脉动的根源为心动：脉之原动力在心，心脏收缩，脉随之而动，脉并不能自动。

（3）脉管壁有纤维神经，该神经能弛张，而弛张之原动力在脑：脑为知识所从之处，因为脉管中有纤维神经，而遍身脉管中之血皆受脑之支配。

（4）脉管中之神经，其重要司职在调节血行。而此神经却赖血为之养，神经得血则缓软，失血则拘急。

（5）病若在躯壳，则脉之搏动地位多近于皮层；病若在脏腑，则脉之搏动地位多近于骨骼。

（6）脉管之壁膜有弹力，血在脉管中，为脉管所容，并能再流注于微血管中。

恽铁樵强调，明此六者，合之病证，以言脉象，则胸中有物，言下无疑，指下无惑。

3. 十字脉象

十字脉象为"大、浮、动、数、滑、沉、涩、弱、弦、微"，首载于《伤寒论》中。此十种脉象为最浅显者。

（1）大脉

大脉，脉之大起大落者。脉之原动力在心，心脏收缩，脉随之而动。心脏一弛一张，脉则一起一落。因此，心脏大张大弛，脉当大起大落，因此大之界说可明。

（2）微脉

微脉，脉之小起小落者。心脏大张大弛，脉则大起大落；反之，心脏若弛张无力，脉则小起小落。微是与大相对而言。为什么不曰小而曰微？这是因为微脉是谓其起落不宽，并不是说脉管细小，欲形容起落间无多余之处。

（3）浮脉

浮脉者，脉之近于躯壳者也。

若病在躯壳，则脉之搏动，其部位近于皮层。太阳病之已发热者，其脉浮。这是因为太阳为躯体最外层，太阳感寒，体温发生反射动作而聚集于表，因而发热。如此则浮脉应之，所以病之在躯壳者其脉浮。

（4）沉脉

与浮脉相对应的是沉脉。沉脉者，脉之似乎附骨者也。

阳明病有燥屎者，其脉沉而实。少阴病头汗欲寐者，其脉沉而微。这是因为燥屎结于回肠之间，欲下不得，神经起反射作用而紧张，则绕脐作痛，体温亦奔集里层，则局部发热。肠壁胃壁纤维神经紧张之甚，影响波及头脑，则发生谵语。此时整个机体皆病，表虽有热而郁闭，重心则偏重在里，故沉脉应之。

（5）数脉

数脉乃脉搏疾速之谓。血行速则脉数，血行缓则脉迟。发热则脉数，恶寒则脉迟。脉数是因为神经兴奋的缘故。饮酒则脉数，吸鸦片亦脉数。饮酒、吸鸦片皆能使神经兴奋，因此可以推知过热而脉数也是神经兴奋之故。久浴而使人晕，热高而作谵语，皆是神经过度兴奋的明证。

（6）动脉

动脉有源泉滚滚之光景。脉动之时即血行之时，因此可以理解为血与脉管合并而为动。其中脉管之动是弛张的，血之动是进行的。

妇人妊娠时脉动，平素体健、月经偶阻时脉亦动，欲作痈脓者脉亦动。热病过程中痰滞结于一处，偶能见脉动。总之，未有虚候而气血痰滞凝结于一处者，其脉辄动。

（7）滑脉

所谓滑脉，即一圆字与一湛字。平人之脉，无不可圆者，皆可谓之滑脉，所以滑脉可见于平人，并非皆是病脉。若在疾病中，阳明壮热之证，脉则滑数并见，即既滑且数。这样的脉象，并非险证。

脉管容血，多超过其所能容之量。故诊脉之时，必觉指下湛然。脉管既湛，脉行复圆，故滑脉在有余之列。

动脉与滑脉，其相差在细微之间，故当鉴别：滑脉寸关尺三部皆圆湛，动脉则寸关尺三部之中只有一部圆湛，其他二部圆而不湛。

（8）涩脉

涩脉者，脉搏迟数不匀整也。脉搏不匀整而无力者谓之涩，故涩脉属阴脉。脉不能自动，其原动力在心。因此脉搏不匀整乃心病也。心主血脉，故涩脉多半属血病。气为血之帅，若气足以帅血者，其血不病。因此见涩脉，可以推知其气弱。脏气若有条不紊，脉亦停匀有序。故见涩脉者，可以测知其脏气之乱。

（9）弦脉

弦脉者，脉管壁纤维神经拘急之脉也。弦脉属肝病。肝病乃忧郁为病。素多忧郁，则神经敏感，消化不良。胃气不和，复多思虑，则艰于成寐。睡眠、饮食失常，则间接影响及血。故肝病多与胃病相连，甚者出现脘痛，更甚者出现昏厥。神经出现拘急，又加之起居无节，饮食不时，心衰血少，神经失去濡养，则拘急益甚。因脉管中纤维神经拘急，指下遂觉脉如琴弦。

（10）弱脉

弱脉者，圆而不湛之脉也，即后世所说的耗脉。弱脉是因血少之故。热病亦可出现弱脉，恽铁樵认为与迷走神经兴奋有关。他还指出，脉数热高者易治，热高而脉反弱者难治。

4. 促结代脉

脉行数，时一止，名曰促；脉行迟，时一止，名曰结；脉歇止有一定次数者，谓之代。促结代脉与涩脉当做鉴别：涩脉为脉搏不匀整，亦是促、结、代之类。但是涩脉仅仅是迟数不匀，并无歇止。而促、结、代三种脉搏皆匀整，惟匀整之中时一歇止则甚分明。

恽铁樵认为，脉之歇止，其根源是心房弛张有顿挫，原因是心房瓣膜或脉管中栓塞导致闭锁不全，可从以下两点印证：

第一，凡赛跑、登高、踢球、举重，乃至斗殴，当其将为未为之时，必先振作精神，表现于外，就会出现轩眉怒目；待到既为之后，就表现出呼吸喘促，心跳增快。所以说事先有表现者，即司运动之神经与颜面神经同时兴奋之故；事后感到心悸者，即是因为血行失常，瓣膜与栓塞失去其与血流平衡之力量，不能停匀启闭之故。由于体工救济，无论躯体何部位用力，血则聚于其用力部位。用力愈多，则血聚愈多；用力愈骤，则血聚愈速。血听命于神经，神经听命于大脑，大脑为意志所从出。血行太速，瓣膜来不及启闭，则心中悸动。此时即使素体康健，也会出现促脉。

第二，凡动物皆能自卫。当有祸患之时，虽未至当前，但一悬拟，即已惊怖失色，甚者出现战栗，皆是神经之剧变。血听命于神经，神经发生非常变化时，血行失常，瓣膜不及启闭，心中悸动，其脉亦促。

由此可见，神经与血之变动是导致脉歇止的唯一原因。而使得神经与血变动者，当推用力过当、忧郁、惊怖。故见歇止之脉，可推知患者或用力过当，或忧郁，或惊怖，三者必居其一。但恽铁樵指出亦有特例，脉歇止可因药力为之。凡用药而见脉歇止者，皆药力过当或过暴，此为药误。

5. 浮沉迟数

浮、沉、迟、数为四纲脉。

（1）浮脉

热病而见浮脉，乃因体温集表之故。热病见浮脉，可以浮与紧并见、与缓并见，但决不与迟并见。其原因是热病初起时，有已发热、未发热之辨。当未发热之时，因感寒而恶寒，血脉有凝滞之势，反射未起，故其脉迟。然因体温未集表，脉必不浮。反射既起，则为壮热，筋脉兴奋。因兴奋之故，浮必不迟。神经中枢既受病，不能调节血行。因迷走神经兴奋，其他筋脉竟不兴奋。热度虽高，病不在表，其脉近乎迟，然而不浮。

此外，急性肺病及水肿病末期有见浮脉者，此种浮脉与热病之浮脉迥然不同。《内经》用"濈濈如羹上肥"六字，形容最为巧妙。所谓羹上肥者，即浮在菜汤面上的油，说明丝毫无力。此种脉已无胃气可言，只是在皮肤最外层跳动，轻轻按之即已无力。凡见此种脉者，预后极差，不过三日必死。此种脉象又以肺病与脚气之变肿胀者最为常见，这是因为此种肿胀，皆系皮下聚水。病位在皮，皮为一身之最外层，故见浮脉。出现此脉者，三数日即死，脉无胃气，提示脏气全坏。

（2）沉脉

沉脉见于伤寒者为多，其他病则偶然遇之。伤寒阳明腑证与少阴证最易见脉沉。阳明腑证乃燥屎结于回肠。屎燥者必见谵语，可推知与神经有关系。又因燥屎已结，下粪水不已，即所谓热结旁流者，其脉皆沉。热结旁流之理，乃因肠胃之反射作用，这也是体工救济的表现。阳明腑证，自始至终，重心在躯体之里，故见沉脉。有沉之甚至于伏，两手之脉完全不见者，为至危极险之大症。

少阴证脉沉，其症结亦在肠，其影响亦波及于脑。与阳明腑证之脉沉不同之处，在于其有虚实之辨。三阳为实证，热壮病势剧，脉无论沉浮，皆有胃气。故阳明腑证而见沉脉，无有不任按者。少阴为虚证，少阴病之沉脉，无有或任按者。

阳明腑证而有脉伏，爪甲不紫多伴见耳不能闻、目无所见、全无知识，而见循衣摸床等危症。用药攻之，得燥粪则止，而脉亦出。执果以溯因，脉伏乃因肠间窒塞不通所致。两手虽无脉，人迎乳下则有脉。少阴病之脉硬，乃体工最剧烈之反应，不止神经反射之一端。神识昏蒙说明神经变化已昭然若见。但仅仅因神经变化导致的是脉弦。恽铁樵认为其与体内腺体之分泌或有关系，类似于古人所说的无阳和之气。少阴蜷卧、但欲寐，其状静；阳明则恶热引冷、躁烦，其状动。

（3）迟脉

热病热壮而脉迟缓者，古人谓是阳证阴脉，恽铁樵认为是延髓受病，刺激迷走神经所致。非热病之迟脉，恽铁樵所见者有两例：其一为商务书馆同事谭廉逊之弟，患吐血，其脉一分钟仅二十至。此殆崔希范《四言举要》所谓一强二败，病不可治。其病机当是心脏衰弱之极，已临于寂静者，其人三数日即逝。其二为周积萱先生之夫人，初诊其脉仅觉异常迟缓，嗣乃辨为心房瓣膜病。其脉之所以迟，非心脏衰弱而迟，乃瓣膜闭锁不全。每两至之间，有一至不至，是三至之脉，仅见两至也。

（4）数脉

一呼一吸之顷，脉几何至者为数，一分钟之久，脉几何至为数，皆不足以知数脉。恽铁樵认为当以有胃无胃为主，有胃气为阳，无胃气为阴。阳为热，阴为寒。阳胜而热者，脉数有胃气；阴虚而数者，脉数无胃气。

阳胜而热与阴虚而热，其热同，病状则不同；脉数同，有胃无胃则不同。然虽不同，毕竟病是热证，脉是数脉。有胃为阳，无胃为阴。阳当清，阴当温，是认阴虚而热者，当用温药。既然说是阴虚，自异于阳虚之当回阳。既云是热，反从而温之，此乃从治之法。

第一步之阴胜则寒，即为第二步之阳胜则热打下伏笔。第二步之阳胜则热，正是从第一步之阴胜则寒发展而来。所以说阴胜则阳复。胜则必复，乃体工之良能。第三步表现为：少阴病之阴争于内，阳扰于外，以致于亡阳者。而第四步之阴虚则热，正是从第三步之阳虚则寒发展而来。有第三步之寒，才有第四步之热，此乃重寒则热之理。阴胜则寒，阳胜则热，为浅一层病；阳虚则寒，阴虚则热，为深一层病。浅一层病反射救济以气化，深一层病反射救济以实质（实质包括神经、肌纤维、腺体）。风寒为天之气，体温为人之气。风寒侵袭、体温反射，皆是气质变化，若体温既已失其调节，脉管壁之神经起反射以为救济，是为实质。阳虚而寒之病，脉虽沉细，按之则硬，且脚蜷神昏，并见郑声、撮空理线诸症，为神经已起反射。假如大汗淋漓之时，虽不知治法，却能止其汗，则汗腺开者得闭，而反射之热则起，即步入第四步之阴虚而热。此热乃躯体所固有，其与第二步之体温反射截然不同，且影响所及，起反射者无一非实质。一开始神经紧张以为救济，不足；继之肌纤维兴奋以为救济，又不足；继之各腺体起兴奋以为救济，因血中仅存之氧气悉数呈露，故阴虚而热，其唇舌绛如猪肝。因肌纤维兴奋以为救济，故舌生毛刺干绛；因腺体起兴奋以为救济，故遍身肌肤甲错，发热无汗，喉头肿痛，津液涸竭，面部、鼻旁毛囊如刺猬，甚则男子肾囊缩入，女子两乳缩入，则预后极差。实质起反射，为入脏。入脏而不甚者可救，入脏而甚者不可救。所以说病入于脏者，半死半生也。入脏之病，仍有深浅难易。若以战事为喻，浅一层为病，比诸阵地交绥；深一层为病，比诸攻城肉搏。至于腺体起救济，则是喘息仅属之时。

阳胜则热，其脉必数，因热而数也（恽铁樵指出其有不数者为例外，乃兼有脑炎之故）。其起落必宽，其搏动必圆滑（所说的有胃气）。这是因为体工未坏，为病尚浅，故脉象如此。阴虚而热，其脉亦数，因热而数也。其有不数者，并非例外，乃病在第三步之阳虚而寒。若既入第四步之阴虚而热，则无有不数者。但与阳胜而热者不同，其起落必不宽。其脉管必不湛圆。起落不宽又不湛圆，至数则数，此种脉犹如已坏之时表。第四步阴虚而热，若其脉硬，舌枯如荔枝壳，肌肤润而自利者，实为真寒假热之证。

6. 真脏脉

唐代医家王冰注《素问》"真脏脉"云："肝脉至，中外急如循刀刃，责责然如按琴瑟弦。心脉至，坚而搏，如循薏苡子，累累然。肺脉至，大而虚，如以毛羽中人肤。肾脉至，搏而绝，如以指弹石辟辟然。脾脉至，弱而乍数乍疏。夫如是脉见者，皆为脏败神去，故必死也。"恽铁樵指出，当明确真脏脉出现的机理，同时还要明确真脏脉何以见则必死。

（1）真脏脉的机理

①肝脉至，中外急如循刀刃，责责然如按琴瑟弦

恽铁樵认为，第一步要理解的是肝脉何以弦？弦脉是因为脉管壁神经紧张所致。《内经》所谓的肝病，实则指脑病。怒属之肝，肝为将军之官，但实则包括由于、愁恨、神经过敏等七情方面之事。其病与脑息息相通，故属神经性。第二步要知道的是，暂时怒、暂时忧郁，脉不必弦。而长久

处于忧郁之中，脉则必弦。此乃虚故也。所谓虚，指血虚。血不足，神经紧张而见有余之假象也。第三步要知道的是，初起脉弦，其人必上盛下虚，其脉虽弦，不必如循刀刃，即非真脏脉。上盛下虚，火曰炎上，热则上行。这是因为木能生火，肝为甲木，胆为乙木。胆之经气为少阳，少阳从火化，其病状为头偏痛、口苦、舌绛、唇燥而渴、面包赤，皆为热象。忧郁盛怒，其重心则在神经。神经因机体变化而感觉过敏，心脏搏动不循常轨，日久则渐呈病态，其血渐少。一方面血少不能充分供给神经营养，同时神经不能按部就班调节血行；另一方面因虚弱之故，体内酸素因其代偿作用而燃烧，这就是所谓的火化。第四步要明确的是，上盛下虚之意义是代偿作用，其见症头痛、躁烦易怒、艰于成寐，都是阴虚的表现。进一步发展则女子经闭，男子阳痿，无论男女皆兼胃病。此时体内储藏已竭，无物为之代偿。故肾为之病，胃病是因肾而病，肾腺枯竭，表现出虚劳的症状。若就病证而言，只见肾病。若就脉言，则弦甚如循刀刃，这就是所谓肝脏之真脏脉也。

恽铁樵归纳指出，肝病必见弦脉。但肝病弦而不至于如循刀刃，如循刀刃是肝之真助脉。见此真脏脉，其病证实则非肝，而是肾腺枯竭之劳怯证。

②心脉至，坚而搏，如循薏苡子，累累然

恽铁樵提道，寻常所见心瓣膜病之脉，可表现为促、结、代，其病不遽死，但随着病情的发展会转属水肿而后死。但促、结、代脉皆非《内经》所说的真脏脉。另外，心之为病，可出现滑动之脉与躁疾之舷，皆属危笃之候。但若治之得法，皆有愈者。亦非《内经》所谓之真脏脉，故此条当存疑。

③肺脉至，大而虚，如以毛羽中人肤

凡脉皆根于心。肺脉见症，必见喘肿。如以毛羽中人肤，言其其轻，即"溅溅如羹上肥"之前一步事。此种脉见于水肿病。水肿之为病，是皮下聚水。其起病之初出现眼下浮肿，皮肤颜色晦滞而兼气喘，伴见颈脉跳动。其脉有两种，一种表现为硬石且大，异乎寻常，即《内经》所谓肾脉，所谓搏而绝，加以指弹石辟辟然。更一种则浮而无力。按照常理，颈脉跳动则血充于头，身半以上必充血，则其脉当有力，不当如羹上肥。其所以浮而无力，是因为肺脏损伤，肺叶胀大，肺气不下行，水液亦不下行。故肿喘色晦，皮下聚水。颈脉跳动是代偿作用。肺脏损伤，失于代偿，则虽见颈脉跳动，而脉却完全无力。凡见此者，不但眼下浮肿，其脚亦出现浮肿。因是肺脏损伤，故称之为肺脉。凡见如此色脉者，其人必死。有一两日即死者；有先脚肿，后手肿，遍身皆肿，后来脚肿反退，然后死者。这就是所说的四维相代，阳气乃竭。其时期大约半个月乃至一个月，视患者的营养、年龄与所值节候为而定，总之必死而已。恽铁樵结合自己的临床经验指出，从眼下肿起，少有延至四十五日以上者。

④肾脉至，搏而绝，如以指弹石，辟辟然

恽铁樵指出，此种脉洪大异常，其人爪下必瘀血。这是因为心脏搏动衰减，血行不能及于微血管。见此脉象，仍能强步者，不过面色晦滞、呼吸喘促、神气不安详，但无有不死者，死期同肺脉条。病症多以肿为主，亦同肺脉条。水肿之病，多半是他病转属。肺脏损伤，眼下先肿，则见肺脉；肾虚衰败，颜额先黑，其病多先脚肿。古人所说的肾水凌心，其病初起为脚气，如此者则见肾脉。

⑤脾脉至，弱而乍数乍疏

弱而乍数乍疏，即所谓的涩脉，寻常疾病亦多见。若误认为是死脉，则贻笑大方。《内经》将此定为真脏者，乃指病人临危之顷，其脾胃已坏，不能正常地新陈代谢。病至危笃之候，舌色皆有坏象，或腹部肿大，不能食者，皆属于脾胃之证。故此脉称之为脾脉。

（2）不能拘泥于真脏脉断生死

恽铁樵认为，不能过分依赖真脏脉断患者生死，当结合临床实际情况。并举亲身诊治的两例病患加以说明。

案例 1：脉有胃气反死

余诊一忻姓妇，其人为中年，其病为痢疾，其病程为痢而见鲜血，其脉缓滑有序，细循之，有动意。其病历则甚劣，服过槟榔、大黄多许。余思此为肠部受伤，其鲜血不胶黏，不是从肠壁膜下，乃肠中血管破裂，故不是红痢，是穿孔性痢，当死。然脉实有胃气，不必死，疑不能决。余诊此病仅一次，后月余，其家人来诊他病，询之，则被患痢疾之妇人，自余诊后两日期死。当时颇以为怪，以为有胃气之脉，不当两日死也。

案例 2：脉无胃气反不死

诊一十三四龄童子，其病为温病，其病历亦劣。温病不可汗，此童子则服汗药多许，病四十日以上，面色晦败而肿，见白痦。其脉缓滑有序，细循之，细而软。余思病程、面色、见症均不当见有胃气之脉。病孩不喘，不咳，惟胸脘异常不适。余以生脉散予之，连服十三日，脉遽安详，面肿亦退。执果溯因，乃知此脉为心房肿大之候，此儿月余后竟庆更生。

7. 奇经八脉

奇经八脉，曰冲，曰任，曰督，曰代，曰阳跷，曰阴跷，曰阳维，曰阴维。但恽铁樵认为，此八脉从解剖上求其起迄，已杳不可得。而前人对奇经八脉的解释皆是附会之说，实不可取。

8. 以脉搏辨虚实

恽铁樵指出，依靠脉象辨清虚实是件比较困难的事。脉波无湛圆之象提示为虚。因为脉管中血不足，血压低，则扩然而空；心脏衰弱，不能充分弛张，故导致脉波皆不湛圆。前者为芤脉，后者为微脉，皆是虚象。

需注意的是，食积之脉当任按，而有时则见软弱，涣散之脉，不能应指。这是因为脏气被抑遏，脉虽见虚象，但病证属实。又如脑脊髓膜炎，初病之时，脏气未衰，而脉搏完全表现出迟弱涣散之象。脉虽见虚，病证与虚实则全然无关。又如失血，无论呕吐或崩漏，失血过多，其脉当虚，但仅限于初起时。体工救济之反应既起，脉则硬化，脉象表现为实，但病证属虚。因此，对于临床许多病症，必须做到证脉合参，才能以保万全。

（五）舌诊

1. 以舌苔论病候

凡有积滞，舌上可出现黄苔。但恽铁樵强调，其积在肠而不在胃。黄苔是使用攻下法的证据。凡可攻之证，除辨舌之外，必须结合是否有绕脐痛，是否有矢气。若黄苔与绕脐痛、矢气等诸症皆见，可以放胆攻之。矢气与绕脐痛，皆是肠中积滞而非胃中积滞。舌苔厚且黄，提示有积滞在肠，胃气能正常舒展，惟肠部蠕动不利，而不能去积，其自然救济作用为热化，热化而上行，故苔厚且黄。积滞在肠，消化工作并未失职，不过因热化之故，水分消耗太多，致粪燥不得下行。此时所见之症状，多有头痛，甚则神昏谵语。

凡胃中有积滞者，最初的表现是不欲食，继之出现呕吐。伤食则胃不消化，食物阻于胃中。初病时患者生命力强，当然迫而去之，此为自然之救济功能。因此，绕脐痛、矢气，为肠有积之证据；泛恶呕吐，为胃有积之证据。所以肠积苔黄，胃积苔不黄。肠积可用攻法，以积滞在回肠之间，只是欲下不得，助以药力，迫之下行即得。积滞若在胃，则不能迫之下行。若强用攻下之法，则会导致胃部损伤，脘痛而痞闷，病情加重。

舌苔与胃气有着密切联系。凡有积滞者，其苔则厚。凡绕脐痛，拒按矢气者，其苔则黄且厚。因此根据苔之厚薄，可推测胃肠有无食积。但是健康无病之人，必有薄苔一层，提示胃肠间正常的新陈代谢过程。因此有苔并非都是食积，而是胃肠消化工作强弱以及功能正常与否的标志。胃有消化力，肠有吸收力，则有苔；若胃肠完全不能工作，则无苔。胃受纳食物，其容量有一定限度。在其限度之内，消化正常；若超过其限度，必影响其消化与吸收，而此时舌面则无苔，并且平日应有之一层薄苔亦无，而见味蕾粒粒耸起，舌面润。此时所见之症状，必为呕逆泛恶。呕逆泛恶为救济作用。若不呕吐泛恶，但闷若石压者，是胃已无力起救济作用。此时表现为口味淡，不欲饮水；或口味甜，胃不能受；或腹部痛泻（这是因为胃不能与肠相应，肠部单独起救济作用）。此时所泻者，必为粪水，或如药汁，即使有粪，亦不黄不黏。所下者并非真食积，这是因为胃肠功能不得伸展，消化与排泄不得协调，生理上表现出反常之救济工作。

胃部停积之无苔，与常人无病之舌色，只有显微的差别。即常人舌面有薄白垢腻物，各个味蕾相接之处，无凹凸形成平面。而停积之苔，则无此薄垢，各个味蕾耸起，其舌面所蒙者仅为水分，此种舌苔可以"不和"两字形容之。不和者，不能协调之意。不协调之病，因脏气不能伸展，往往不能化热。故胃中停积之病，舌面润而色白，舌质亦不红，此时绝不能断为寒证而误用温药。

总之，无苔乃胃气被郁遏，黄苔乃胃气得伸故之象。

2. 以舌苔辨虚实

舌色无论燥润黄白，鲜明如锦者，皆是大虚之候。若见气急头汗等症，预后极差，去死不远。

黄苔为积滞之征象。若黄苔而薄砌舌面者则为虚候；苔黄厚，松浮有孔，微带色黑，其质如青苔，如海绒者，为胃肠败坏之征象；黄苔薄砌不匀者提示大虚。

舌苔如常人，质红，其中央有较红之处，该处若无味蕾者，为虚候。若一块无味蕾，余处有味蕾，其无味蕾之处如去皮之鸭舌，或如猪腰，提示胃中腺体已坏，肠壁腺体亦坏。因消化吸收都不健全，所以是积弱之证据。此时即使见有余之症，都是假象。

舌剥如地图者为伤食，多见于小孩，提示胃气已伤，此象常与夜咳伴见。其咳不属肺而属胃，故当治胃而不当攻积。

（六）疾病虚实之辨

1. 虚证的种种表现

虚证可有多种表现。在热病中，出现白㾦是虚，肌肤粗糙是虚，两者常同时伴见，并且常兼见耳聋。在内伤杂病中，以肺系为例，自汗是虚，咳而无力是虚，咳而多涕是虚，即表现为涕泪俱出。干咳是虚，这是因为肺阴不足，故燥咳无痰。痰涕奇多是虚，这是因为肺气不能收敛之故，这是险证，预后不良。若出现口辣、喉辣，犹如出现真脏脉，因为根据五脏配五味，肺主味辛。平时不见而此时见之，乃脏气外露之象，预后极差。

恽铁樵强调，凡病有其部位，各脏有其特征。注意这两点，就能推断病位，辨清病性。例如咳嗽为肺病，气急为肺病。若仅仅咳嗽气急而无他脏见症，则是肺为风束之证，轻者为伤风，重者为气管炎，乃急性单纯病。此乃实证而非虚证，治当疏风宣肺。若咳而兼见腰酸、遗精、头汗、盗汗等肾虚之象，则不能妄用汗法。肺证兼见肾证，须注意是由肺病肾，抑由肾病肺。凡由肾病肺者，表现为颊肉削，眸子暗，腰腿酸软而冷，遗精，精不固，掌热骨蒸颧红。由肺病肾者，表现为肩耸背驼，头微前倾，色苍白，痰中夹血，形寒，自汗，臂酸，甚者指头胀，常自汗，背骨酸，胸膺作痛。肺肾两脏病同时兼见者，在临床上十分常见。而在临床各种病证中，又以肺肾两脏同病最为难治。其由肺病肾，小便不利，眼下先浮肿，旋即四肢浮肿，预后不良；脚肿退，手脚较甚者，预后极差，去死不远。由肾病肺者，肺无弹力，表现为痰多、涕泪俱出，肺阴枯涸则干咳。痰偶有之，小粒成珠，破之有奇臭，潮热汗出发润，亦提示预后极差，去死不远。虚损之证，男子以肺肾病为多，女子以肝肾病为多，这与男女的生理特性有着密切的关系。

肝病多见虚象。肝主藏血，肝气郁滞，气机上逆，则肝所藏之血不能以适当之时间供给各脏器，身半以上则血恒有余，而身半以下则血恒不足。肝与胃肠之关系更为显著。凡肝逆者，胆汁不下，则消化吸收皆受影响，从而导致血液更不足，惊恐加重而成积弱。因此肝病解剖上有直接关系者为胃肠，形能上有直接关系者为冲任。肝病之轻者表现为心跳眩晕，重者则表现为瘈疭昏厥。因此肝病无有不虚者，但是病肝之人。往往善怒，性情暴戾，故表现为少寐躁动，甚者整夜不寐，辛苦异常而无倦意。此乃本虚标实之征，实因肝虚血不足，而显假象之有余，即通常所谓的肝旺。

2. 以热候辨虚实

热病初起之时，太阳发热而兼凛寒；继之发展到阳明，普遍性热化，凡不恶寒。太阳与阳明皆热，其区别在恶寒与否。恽铁樵指出，候太阳之证还当明确三点：第一，太阳病脉浮紧；第二，太阳病无汗；第三，太阳病或有汗或无汗而形寒者，其指尖必凉。而阳明证热向里攻，指尖亦凉，古人谓之厥。但指尖凉者是微厥，手肘均冷者是热深厥深。恽铁樵进一步明确指出：病在太阳而手凉者，其人虽热，面色不红，唇不干绛，人王部亦不泛青色；阳明证之指尖微厥，则唇舌干绛，即使不干者亦必绛或红，且面部必显赤色，目亦有时出现赤脉，脉则洪滑带数，其心下温温欲吐者，则面赤，人王部独隐青白色。三阳证皆为实证。

辨别虚证，除望色之外，亦须重视触诊。第一，比较手掌之热与颜额之热。凡虚证手掌之热，必甚于颜额之热。而实证则无论如何无此现象。即便是阳明经壮热至多颜额与手掌之热相等。第二，虚证可出现肌肤干燥，甚则肌肤甲错。肌肤失于润泽，可推知血虚不足。此种发热，即所谓阴虚而热。

辨别虚证，还须重视望病人之动作。手指瞤动者为虚，而指头瞤动为神经性，有中毒性与虚弱性之辨，中毒性如流行性脑病初起、小孩之惊风先兆，皆非虚证。虚弱性则因营血不足，血不养筋，其在热病，必与肌肤干燥或甲错并见。又不限于热病，妇人产后痉病与血崩亦是虚证，具有三大特点：第一，初起时指头瞤动；第二，口唇薄皮鳞然剥落，病者常以手自捋其唇，或鼻孔干有微血，病者常以手自抠其鼻，又或常自搔其头，皆大虚之候；第三，面色苍白，唇独红绛而干，常与肌肤甲错同见，亦属营血不足。面色苍白，口唇干绛，眸子乌黑而黝暗者，为精枯败证。

恽铁樵认为，以热候辨虚实非常重要，现附恽铁樵诊治的病案加以说明：

某小儿发热，下青粪，唇不红舌润。某医投温脾药，遽动风，急足延余。余方主药为川连四分，黄芩一钱，及安脑丸。其父疑过凉，曰唇不红，舌润，便泄，何以进如此凉剂？余曰：病实热证，此方惟恐力不足耳。药后果效，盖余认定急惊属热也。

（《临证演讲录·虚实之辨》）

3. 热有虚实之辨

热病有阳盛之热与阴虚之热。阳盛之热治当凉折，阴虚之热治当养血。

二者可从舌象上辨别。凡舌苔不论干绛黄黑，只是不焦枯者，与神志清楚者，为阴液未劫。无汗烦躁者，可用大青龙汤；有汗烦渴者，可用白虎汤；壮热有汗、上喘下利者，可用葛根芩连汤；肠有积滞者，可用承气汤。此皆阳盛之热，麻葛膏黄，皆是凉折之药。

凡舌苔干绛黄黑而焦枯者，为阴液已劫。神昏谵语、撮空、抓耳、挖鼻、咂唇、弄舌者，为病入神经，谓之动风。动风乃因血燥神经失养所致。治当滋养血液、平肝息风，宜犀角地黄汤。

五、用药经验

恽铁樵在临证用药方面，积累了丰富的经验。他强调要好好研究古人的经验实录，理解中药的效用如何，利害如何等。对于中药的研究，恽铁樵提出了三点建议：①重视中药的采集炮制。也就是中药的来源、制备、规格必须统一规格，要有专业中药人员司其事。②中药的主治适应证。要把中药与中医理论结合研究，不能废医存药。③中医一定要懂得中药，不仅要懂得其性能，还当兼治生药学，要扩大中药的种植，组织药源。在具体用药方面，有如下经验。

（一）附子

恽铁樵治疗阴证善用附子。

1. 应用附子的指征

恽铁樵从色舌脉证方面，归纳出运用附子的几个指征：

（1）辨脉

"脉硬有汗"是运用附子的特征。一般说来，脉紧无汗，此为寒邪束表，脉弦紧甚至脉硬如石而反汗出，这是少阴亡阳之危证，当急用附子回阳救逆。此与少阴证脉沉细微有轻重之别。一般少阴证，脉沉，微细欲绝，虽是阳微阴盛之征，运用附子尚需斟酌。如脉硬而汗反出，则是元阳将亡，脉失胃气，病情更为严重的表现，标志着机体阴阳将有离绝之危。此时运用附子，刻不容缓。

（2）察舌

"舌色干枯"是运用附子的特征。舌色干枯状如荔枝外壳，舌色紫棕晦暗，为劫津之征，此乃肾阳衰竭于下，不能蒸腾气化水液上承于舌之故。这与阳证热盛伤津耗液之舌干色绛，焦枯起刺者区别明显，结合脉证，不难判断。此种舌象多见于久病体衰之人，或失治、误治之后。

（3）辨证

"肌肤津润"是运用附子的又一特征。具体表现为肌肤津润，如油滚珠，扪之粘手、湿冷者。"汗出津润"之所以为危候，是因为汗出而虚阳外泄，极易造成阴阳离决。病情发展到危重阶段，阴阳不相维系，阴盛于内，格阳于外，故乃阳虚不能卫外，阴津外泄之征。此证不同于白虎汤证之大汗出而肌肤热者。若本证同时兼见四肢厥冷，头汗如珠，发润如油，阳气欲脱者，急用附子回阳固脱，方可挽回一线生机。

（4）自利完谷

表现为食不消化，所下如其所食，杂以黑水，即俗称漏底，此为肾阳衰败，脾阳将竭之危征。急用附子，全身阳和之气得复，肾阳蒸腾水液，膀胱气化得行，小便清长，利即自止，说明阴寒于尿中而去。亦即离照当空，阴霾自散之理。恽铁樵同时指出，使用附子回阳之后，若见舌干、恶热、面赤、谵语、数日甚至十余日不大便，漏底之阴证则转变为腑实之阳证，称为"中阴溜腑"。这是因为阴证用附子，引病从阴转阳。此时当投黄龙汤或半硫丸下之。

此外，恽铁樵认为，附子大辛大热，善走而不守，功专而力宏。阴证用之，以救衰微之阳气。若患者出现肌肤湿冷、蜷卧、额凉、肢冷、郑声、脉沉迟缓，乃阴寒内盛、阳气衰微之证，可酌用附子。如若阳证用之，每致阴竭而不救。因此，若阳虚之象不现，附子不可轻投。

2. 应用附子的时机

恽铁樵认为，临床运用附子，首难在于辨证，其次在于把握时机。亡阳之证，固然可以用附子挽回危局，但附子回阳在真阳衰亡之先，救逆于元气耗散之前。若时机把握不准，当用不用，过而用之，反致耗气竭阴，徒劳无功。伤寒少阴证用附子回阳救逆，有一定的范围，即只限于脉不乱、面不肿、气不急、头汗未至发润之候。此四症有其一，即属难治；有其二，便属不治。这是因为，用附子温阳回阳，必须以机体内在的活力不竭为前提。若以上四症而见其二，即是活力已竭之征，此时真气耗散，元阳离绝，人力已不能回天。因此，恽铁樵特别强调亡阳的病机，以此作为临证运用附子的最好时机。

恽铁樵总结了亡阳由浅渐深的四个阶段。最初，手腕之背面与手背先冷；进而汗出，手腕肤凉，全手皆冷；再进而四逆，手冷过肘，足冷过膝；最后，阳气外脱，体温外散，肌肤冷，冷汗出。第一阶段，为亡阳之先兆，当用附子；第二阶段，为亡阳之确证，此为使用附子最有疗效；第三阶段，亡阳已临危机，急进附子，犹有机转之希望；若到第四阶段，阳气外脱，附子应用时机已失，十难救一。因此，掌握时机，得其所宜，是恽铁樵应用附子的又一成功经验。

3. 应用附子的特点

恽铁樵对于附子的用量，有以下三大原则：

（1）辨证斟酌用量

根据证候的发展变化和病情的轻重缓急，来决定附子的用量。亡阳重证有急、重、难三个特点，与一般的阳虚证有很大的区别。亡阳重证阴阳俱衰，真气耗伤，元阳将脱。救得一分阳气，便有一分生机。此时必须使用大剂量附子，方能救阳气于顷刻。而对于一般的阳虚证，则当适当减少用量。

（2）注重用药时机

不同的时机，病情变化也不同，故用量也当有区别。恽铁樵将阳虚证由轻至重、由浅渐深分为四个阶段：第一阶段，阳虚初期，阳气未脱，真气未耗，附子用量宜少，藉其纯阳之力即能回复虚衰之阳。如若用之过量，反致正气损伤。第二阶段，阴阳已伤，其气虚衰，当急用大剂量附子，方能回阳固脱。若附子用量不足，病重药轻，力不抵病，反贻误病机。第三阶段，阴阳大伤，真气耗竭，亦当用大剂量附子，回复欲绝之真阳。且每与参、芪伍用。第四阶段，阴阳俱竭，一线残阳尤如风烛残年，若用大剂附子，则以其辛热纯阳之性有伤阴耗气之弊端，故当以小剂量附子辅以参、芪益气生津，固复将亡之真气，以待生机。

（3）因人用药

恽铁樵以为，人体禀赋不同，素质相异。年有老少长幼之别，体有阴阳虚实之殊。因此附子用量应根据机体的具体情况而定。幼儿、高龄者，以及久治误治之后的患者，用附子尤须谨慎，不可大意。幼儿脏腑娇嫩，形气未充，体质未壮，生机蓬勃，用药千万不可忤逆生机。故小儿使用附子用量宜小，中病即止，让其自然恢复。年老体衰或久治误治之人，因其阴阳俱伤，用药应以平和为主，剂量一般也不宜过大。

恽铁樵临证用药配伍精当，运用附子时尤注意与他药的配伍。恽铁樵认为，附子大辛大热，回阳救逆之力较猛，而温补之功欠佳。只可暂用，不能久服。若患者素体阳虚，每多与白术、防风、柴胡、陈皮配伍；若阳虚水肿，每多与茯苓、白术、生姜等同用；风湿痹痛，每多与桂枝、川芎、当归等相伍；亡阳重证，每多与人参、炙黄芪共用。

（二）大黄

恽铁樵治疗阳明腑实证善用大黄。

1. 应用大黄的指征

从色舌脉证方面，归纳出应用大黄的几个指征：

（1）辨舌

舌苔黄厚微润者是可攻之候。

恽铁樵指出，以三承气汤为代表的大黄类方剂，皆下肠积，因此大黄的作用部位在肠。若肠无积，不能用大黄。舌苔黄者提示积在肠，但需要明确的是舌苔黄厚微润者才是可攻之候。若舌苔黄燥，则提示胃肠阴液耗损，若用大黄漫然攻之，必将损伤胃肠，因为此时的重心是在胃燥热而不是肠中燥屎。若干黄苔紧砌舌面，如一层薄漆，此乃虚证，当用补法，不可用大黄攻下，攻之则死。若黄厚苔带黑，其厚非常，如锅焦状，是胃气衰败不救之征，即大虚有盛候，亦不能攻。

（2）辨证

恽铁樵指出，可用大黄攻下的四大症状：其一，绕脐痛；其二，转矢气；其三，腹痛拒按；其四，手足持续汗出。此皆属于燥屎已成，故可攻之。

恽铁樵强调，运用大黄，必须把握好以上的可攻指征。若服之大便不行，即是误服，必当损伤脏腑正气。此时若因为药力不及而加大用量，必当导致祸端四起。

恽铁樵举例说明当用大黄攻之的阳明腑实重证：其一为三十余岁妇人，所见满屋皆鬼，用大承气汤，大黄一钱半，分二次服，药后鬼魅全消。其二为一小孩，脉伏，耳聋，昏不知人，伏枕作叩头状，如此者三日夜，满舌厚腻灰苔。视其动而不静，合之舌苔，断为阳明腑证，亦予大承气，大黄亦一钱半，顿服，遂得安寐，翌日下宿粪半圊桶。以上病案说明把握大黄攻下的指征对临床是多么重要。

2. 应用大黄的特点

恽铁樵应用大黄攻下，注重药物间的配伍。恽铁樵提到，大黄悍猛与否，不在分量而在副药，大黄得甘草则缓，得芒硝则悍。

（三）麻黄

1. 无汗用麻黄

无汗用麻黄，凡热病有汗则麻黄为禁药。病人得麻黄则发汗，麻黄之效力为发汗，其发生效力之场所则为肌表。恽铁樵认为，麻黄所以能发汗的原因，在于服用麻黄后能使肌表司汗腺分泌之神经兴奋。而汗乃为躯体中应排泄之水分，若应排泄而不排泄，则此水分必改道而自寻出路，因此无汗者则小便必多。病时如此，平时亦如此，所以夏日汗多溲少，冬日汗少溲多。若既无汗又无按，则水分之过剩者，无路可去，则聚于皮下而为水肿。水肿之原因，为汗腺失职而无汗，肾脏失职而无尿，初起时过剩之水分聚于皮下，继之血中不应排泄之水分继续奔赴聚水之处，致使血液干涸，愈肿愈甚。若从皮下放水为治，则不能纠正生理之失常，故放后仍肿，预后不良。若用麻黄开鬼门、洁净府，即是纠正生理之失常，故肿退可以不复作。若在热病，凡无汗而用麻黄，是纠正生理之失常，若本有汗而用麻黄，则反引起生理之失常。有汗而用麻黄可以漏汗不止，血中失液，神经亦失养，以致厥逆。所以《伤寒论》谓"亡血家不可发汗"。

2. 喘用麻黄

麻黄能治之喘，仅有一种，即肺为风寒外束，卫气不向四围分散，而从中上行。同时亦有其他副因，如肺虚、肺热、肾虚、水逆等，与气喘相伴之病。其主因在肺为风束，故麻黄为必用之药。至于副药则当从副证，不必拘泥于古方。

（四）桂枝

有汗用桂枝。桂枝之效力亦在表，但其作用恰与麻黄相反。恽铁樵认为，司汗腺之神经失职则有汗。虽恶寒汗仍自出，此乃汗腺启闭失职之故。桂枝富有刺激性，能使神经恢复常度，故得桂枝而汗止。因此无汗桂枝便是禁药。汗能够泄热，无汗而热，复与桂枝，既能助热，故导致病情加重。需注意的是，麻黄汤中麻、桂同用。恽铁樵指出，发热无汗用麻黄汤，其中配用桂枝乃因形寒而设。麻黄开闭发汗为主药，协以桂枝为副药，有两层作用：第一，取其温性，佐麻黄以驱寒冷；第二，取其刺激性，使汗出之后启闭不失职。

恽铁樵指出，用桂枝之标准在"口中和"。有汗发热而形寒，而"口中和"三字尤为重要。所谓口中和，即口味淡而舌润。凡是口中和，虽不形寒亦可用桂枝，例如仲景桂枝黄芩汤即为此而设。

（五）葛根

恽铁樵认为，对于表证，除麻、桂两味之外，最有用而重要者莫如葛根。葛根能发汗，亦能治形寒，退热之效用有极好。其效力发作之场所亦在太阳，功用在发汗驱热。有汗而壮热者可用，无汗而壮热者亦可用之。其药性以寒凉为主，而非温热之品。因其有寒凉清解作用，故普遍性热化之阳明证得之良效。所以金代名医张元素谓葛根是阳明、太阳两经药。

凡痧疹得葛根则透发，热病之阳为阴遏，猝不得退者，得葛根则解，就是因为葛根富有透发性，故古人谓葛根能通阳。所以葛根性升，乃透发之谓，是由里达表，并非由下向上。

葛根治伤寒系风温阳明经证效果确实。恽铁樵指出，葛根之效，只适用于伤寒系风温阳明经证与痧疹之上半期，其余都不适用。例如暑温湿温，用之多误事；痧疹传变见阴虚者，得之尤劣；深秋伏暑，寒热起伏，一日三五次发，误用葛根，可影响至久而热势不去。

恽铁樵

后世影响

一、历代评价 🦩

恽铁樵的学术思想与观点方法，得到同时代许多著名医家的赞誉。谢利恒赞其"别树一帜，为革新家所宗"（《药庵医案全集·谢序》）；丁仲英谓其著作"为环境之需要，时代之作品"（《药庵医案全集·丁序》）；陆渊雷则称"以为中医不欲自存则已，苟欲自存，舍先生之学，别无途径"（《改造中医之商榷》）。

恽铁樵注重将理论融入到临床实践，其弟子章巨膺评价到："近世旧医震慑于西洋科学且自丧其所守，先生理医经，旁证西法而折衷于治验，故能自尊其道，独立而不惧也……苟不为新旧宠辱之见，科学非科学之辨，而一是以愈病为职，则先生之说其不可废。"

（《药庵医案全集·恽先生传》）

恽铁樵所创办的铁樵函授中医学校，是近代中医教育史上以函授形式办学影响最大的中医学校。函授学校的讲义对后学者的影响甚深。曾任上海中医学院副院长的金寿山教授说："真正在学医上给我开了窍的，是当时有人借给我全部《铁樵医学函授学校讲义》。讲义上讲的，我当时是见所未见，闻所未闻，爱不忍释，就把它全部抄下来。就是这部讲义，引导着我踏进医学之门。"伤寒名家黄坚白说："恽师著述讲义，示人以入门途径，规矩权衡，于是学者可以由是循序以进，而登堂入室。"

二、学术传承 🦩

恽铁樵强调要"改进中医"。他认为，阻碍中医发展，重要原因之一在于医书义理古奥难懂。因此，他提出"改进中医"的第一要义，是将古书晦涩之医理诠释明白，使尽人可喻，即设法使中医学理民众化。为达到这一理想，恽铁樵努力著书立说，用"尽人可懂"的语言阐释了古书义理，并积极创办函授学校，培养后学。

恽铁樵创办函授学校的初衷，是其在长期的抗争中，深刻认识到要想真正振兴中医、发展中医，使中医在西医面前占据一席之地，必须使中医知识普及，培养一支中医人才队伍。而当时的青年中医大多以师承为主，或自学成才，虽说感性知识较多，但理性知识较少，或知识面狭窄，不够系统化，或浮在表面，不能深入；还有很多有学医志向的人，苦于无处学习。当时虽然兴建了一批中医学校，但是入学条件严格，收费颇高，这对很多农村家庭、知识基础较差的人来说，只能望而却步。于是借鉴前人的办学经验，仿效西方的函授形式，创办了中医函授学校。

恽铁樵的门人弟子众多，其中知名的有上海顾雨时、庄时俊、蒋可久、刘美意、黄理澄；武进徐衡之、江阴章巨膺、吴颂莪；松江何公度、仲填澜、冯志侠；安徽李鸿庆，武昌张东野，江都哈与之等，他们后来都成为了一方名医。在办学期间，学员如对中医理论有独到见解之处，恽铁樵即亲自附批，赞誉之情溢于言表，优秀文章收入学校讲义中，供学员探讨。例如，安南学员陈幼勤课卷"释营卫"，恽铁樵附批语曰："征引详博，说理精当，足证用功，且字里行间均有学者态度，尤属难得，能如此孰不愿告科以其所知，将来取诸人以为善，前程远大，未可限量。"并将此篇刊入十九期讲义中。诸如此类的例子，不胜枚举。函授学校的课卷由其委托弟子批复，学员在医学范围内皆可通函发问，恽铁樵亲自解答。正因为如此，恽铁樵在学员中的威信极高，颇受敬仰，很多学员慕名前来学习。

恽铁樵开办中医函授学校，启中医函授教育之先河，开创了中医教育模式的新篇章。具有其他专门学校无法比拟的优势，投资少，收效快，收费低，能够广纳学员，利于培养基层人才。该校培养了众多优秀的中医人才，遍及全国，有利于造就基层中医人才队伍，改变中国农村缺医少药的国情，在近现代中医教育史上，有着重要的意义。

三、后世发挥

（一）安脑丸的运用源流

安脑丸是恽铁樵自制之方，广泛用于惊风等病证。恽铁樵谓："安脑丸，为鄙人创获之方。根据平日读《伤寒论》《千金方》《药证真诀》三书之心得，证以实地经验，斟酌成方。最初在民十四，用以治虹口殷楚记小孩脑脊髓膜炎症，嗣是以治惊风及脑症，效果之良，迥出他药之上。大约治普通流行性脑脊髓膜炎，及寻常惊风，可以十愈其九，惟恶性者仅得半之数。民十九，上海流行性脑炎盛行，报载西医界药水感缺乏，商会某君宣言，欲用飞机向欧洲办治此病之血清。余固灼知此病之病理与治法，且中药之良，确有一日之长，而且治愈之后，并无白痴、耳聋等后遗症，尤为特殊优点，乃登报发售，意在挽救浩劫于万一……其后未继续登报者，一因疫势已稍减杀，二则因此丸治恶性脑炎仅得半之数。究竟彼不愈之半数，其故安在，年来悉心研求，分量颇有增损，成绩则较前更良。近来江浙各地，流行脑病复炽，外埠来函指购此丸者，日有数起。现在之成绩，治普通惊风及流行脑症，可谓已在百分之九十以上。"

近代名医陆渊雷曾提到："己巳春，沪上流行脑脊髓膜炎，病者颈项弯曲如黄瓜，目上视，神昏，抽搐，热不甚壮，脉不甚数，死亡相属。恽铁樵以千金惊痫法制方治之，全活甚众。方用龙胆草五分，犀角三分，滁菊花三钱，鲜生地五钱，当归三钱，回天再造丸半粒。若抽搐甚，昏不知人，牙关紧急者，加羚羊角三分。若轻症，仅发热，后脑酸，头痛者，于寻常疏解药中，加龙胆草二、三分即得。恽先生又有自制安脑丸，其方乃《证治准绳》所载罗氏牛黄丸也。"

陆渊雷在此明确指出，安脑丸乃源自《证治准绳》罗氏牛黄丸。考其组成：牛黄、辰砂各三钱，生川乌一枚（重五钱，去皮、脐），白花蛇（酒浸取肉）、白附子、全蝎、天麻、薄荷叶脑子（另研）各五钱，雄黄五两，麝香一钱。用法：先将以前六味研细，和匀，另以麻黄一两（去根），酒一升，煎至一盏，去麻黄，用酒，加蜜少许，熬药得所，勿至焦赤，众手疾做丸，如芡实大，金箔为衣，一丸作五服，金、银、薄荷踢磨化。主治：惊风、五痫、天钓、客忤。

当代名医岳美中对安脑丸颇为推崇，他曾报道在1957年8、9月间，中国中医研究院（现中国中医科学院）传染病组，于北京市传染病医院治疗流行性乙型脑炎当中，因受恽铁樵上述经验的启发，并结合自身的经验，采用安脑丸，收到良好的临床效果，并附治验病例如下：

患者运朝君，男性，33岁。于8月10日开始头痛、头晕、身痛。13日发热（38℃左右），食欲减退，咳嗽，以为是感冒，曾服西药治疗无效。17日，神志不甚清楚。18日晨，有谵语。因送至同仁医院，检查为乙型脑炎，转至传染病医院。18日下午4时，诊察病状，头痛、项强、面赤、唇干、牙关紧，舌苔白、中心较腻，舌质淡红。白睛有红丝。发热（39℃）、无汗、咳嗽、神志昏迷，谵语，扬手掷足，躁扰不宁。脉沉，模糊不清。认为暑风内陷，治以清热安脑息风之剂。先用安宫牛黄丸一粒，煎鲜芦根、鲜竹叶汤送服。隔时即用安脑丸两粒。别用：乌犀角三分（先煎）、龙胆草五分（炒）、细生地四钱、蝎尾三分（炙、研、冲）、川连三分、当归身三钱、羚羊角五分（先煎）。共合一处，煎二次，取100mL，送服安脑丸两粒。因患者神昏谵妄，药难下咽，取鼻饲法。西医检查，敏感试验阳性，兼注射青霉素。到下午7时15分，除胸前微有汗外，其他症状如前。仍用安脑丸四粒，分两次用同前的药引送服。19日上午6时，患者在夜间曾狂躁不安，叫嚷不停，目常开不闭，口噤，时龁齿。胸背部及两上肢汗出如洗，腰腹部微似有汗，两脉洪大而长，今晨脉转弦数，右甚。舌苔白，少津。体温下降到37.8℃，足冷，无大便。因得汗，至9时，狂躁稍安。仍进安脑丸两粒，药引如前方。下午2时，患者依然神昏口噤。大便无，两足冷。可喜上午身微汗，能口饲牛乳，呼其名有时能应。脉弦数，舌苔白。仍续服安脑丸两粒，药引同前。夜间9时，一般情况好转，仍备前方两剂，今晚11时服一剂，明早七时服一剂。20日七时诊察，脉见代（每32～48次一歇止），神志已较清醒，能张口吐舌。其爱人来视，知对之流眼泪，但不能出语。下午自起屋角大小便，已不龁齿。舌苔白，有时咳，微有痰。症属邪由表达、余邪未净（体温37.7℃）之候，予以淡渗宣化之剂，渐次痊可。

本病例治疗过程，自8月18日起，除首次服一丸安宫牛黄丸外，迄20日，共服用安脑丸14粒，药引始终无加减。20日以后，略服清淡宣化之剂，病情逐步向愈，乃停药观察。自23日至28日，精神渐振，微有头晕及胃呆，予以扶正健胃药一帖，至30日食欲好转，停药。9月2日，除体力较弱外，无任何不适，乃出院。

岳美中认为，本病例是暑温范畴内之偏于寒湿者。患者热不扬而足冷，是属寒象；舌苔白而稍腻，是属湿征。精神沉困如蒙、嗜睡，乃因暑邪内伏，滞而难达。采用安脑丸的动机，是以此丸有发越寒遏湿滞之功，使寒散则内邪外越，湿开则伏热得透，而后再清化余邪，自易为力。循此施治，幸而获愈。岳美中先生也指出，但只此一例，殊不足以说明问题。他们在治疗其他脑炎当中，虽也采用了几例，因为病型不同，仅用一、二次辄止。其中亦有能制止抽搐缓解病势者，尚未敢确定其效果。岳美中还提到，他于1950年秋季，在河北省唐山市传染病院，曾用安脑丸施治乙型脑炎五例，均收到全愈良效。1951年有一旧友之爱人，怀孕七月，患乙型脑炎，亦曾用安脑丸两次，病势虽缠延月余，幸母子无恙而痊愈。1954 年唐山市人民医院中医科中医师王筱波，1955 年河北省唐山市中医进修班讲师高瀑风，治疗乙型脑炎时都曾采用过安脑丸，效果亦称良好。

岳美中指出，安脑丸原方适应证是寻常惊风及脑脊髓膜炎，为何又用其治疗流行性乙型脑炎？这是因为中医治病是凭证用药的，惊风有的是杂病，不属于传染病范围。据现代医学检查，流行性脑脊髓膜炎与流行性乙型脑炎具有不同的病原体，脑脊髓膜炎病原体是双球菌，乙型脑炎病原体则是病毒。但在中医，不管是杂病的惊风，还是不同病原体的流行性脑病，都随证用药去治疗，苟得其当，效果同样良好，这体现着中医"辨证论治"的正确性。

（二）后世对恽铁樵临证经验的发挥

上海第一医学院（现复旦大学上海医学院）李月如详读《临证笔记》等恽氏讲义，并将恽铁樵的临证经验，运用于自己的临证实践，收效甚好。

案例 1

张某，男，30 岁，技工，自诉由外地回沪，来科求诊，据其父云：其子病程已达半年多，虽经各方治疗，未见效果。余视之，患者肌肤干燥，面无血色，且脸都手足皆浮肿，自汗盗汗，一似阳虚之证，其脉搏洪大而滑数。忆恽师脉学论：脉动本随心动，故大脉者，即心脏之大弛大张，脉随之大起大落。如微为大之对，乃心脏起落不宽，脉亦随之，故名曰微。又曰：脉洪滑亢盛，外面则见种种不足病症，其脉洪大者，乃假有余之见证也。故仿恽师治验，用天冬、麦冬、石斛、生地、当归、白芍、牡蛎、枣仁、浮小麦、川贝，加人参须、五味子、天王补心丹之类。服至二周，肿退二三，继则加入龟鹿二仙胶，从此其病退较速，而脉亦安详，共治两月许，症状全失。

案例 2

患者刘姓，男，39 岁，干部。二次入院，因突然昏厥不省人事，余按其脉沉细无力，有微极欲绝之势，舌质淡，苔白腻，温温欲吐，肢冷自汗，呼吸气弱，面色㿠白，脸部手指皆浮肿。神经科确诊为"间脑病变"，病颇棘手。据辨证论治之原则，以阳虚为其主证，忆恽师以行之，"汉方新解"一书，其中有与本病相似之症，乃效而试之。时病势危笃，急用大建中汤合参附龙牡之类，回阳救逆。是日傍晚，再往随访，药后已汗敛阳回，肢温脉转，神志亦告清楚，且可轻言微语而招呼矣。再处以生脉散与附子理中汤加减二剂。越二日再访，患者已可起床而能在室内散步，惟诉精力较差，头晕心悸，腿酸足软，呵欠频频等状，仍于原方加补血益气膏（人参、黄芪、白术、白芍、熟地、川断、肉苁蓉、山药等），冲服，日二次，每次一匙，与汤剂并进。不数日，病情大有好转，精神与日俱振，食欲大增，浮肿亦见消失，二便自调，但夜寐仍欠佳，非服安眠药不可。是日患者精神良好，据告二十年前，始于击伤头颅，以致神昏不宁，继之体力逐渐衰退，常患头目眩晕，耳鸣健忘，心悸欠寐，精力不振，自汗畏寒，四肢作冷，甚则现颤动，腹胀满，溲频数，大便秘结，面部手指皆浮肿，而其中有主要最明显者，下腹部左侧有一积块，按之则痛，且每发昏厥时有冷气攻冲之感，近三年来，病情逐趋恶化，病势增剧，而致昏厥几起，若不胜言云。另诉两点：第一，曾服西药通大便已三年以上；第二，服西药安眠亦有两年零七个月（据说不可一日无此），翌日随访，倍重附子与桂枝茯苓丸同入前方合并调治，连服二十剂后，其症完全消除，前后治疗八十余天，视其精神日趋爽慧，体重渐渐增加，色泽华好，诸恙告愈，终得满意而出院。

案例 3

1961 年 9 月，儿科病房邀请会诊，病孩王姓，男，8 岁，状类伤寒太阳证，发热、形寒、头痛、项强、后脑酸痛引及颈项、目赤、便短、无汗等。余断曰：此痉病也。当以辛凉之中协苦降法，投以葛根芩连合麻杏石甘汤加胆草。时有一学习中医之吴医生问曰：此系伤寒麻黄汤证，何故用芩、连、石膏凉性药？余曰：病状类伤寒，遵恽师言，察其中颈项有酸痛，且连及后脑，两目红赤等，此为痉病之特征，请观其动静即可。越二日，再往访问，果得热退神清，诸恙悉除。

案例 4

1961 年 8 月，门诊部来一患者，荣姓，女、36 岁。自诉停经已久，前医断为受孕，以甘腻扶胎为治，反增病势。余问月经几月未行？答曰：已四月，小腹不适，时有隐痛，口淡乏味，食欲欠佳，前医认为受孕，故行养胎药，而病势日增，何也？余视其环唇之色皆青，脉见涩象，乃曰：此积痛而非受孕也，设有孕，服养胎药当安，今环唇色青，乃瘀闭之征。《内经》论宦者之无须与肾脏有关，今经阻而小腹痛，上唇显青色，因而推知冲任之血，亦与上唇有关。再观妇人之怀孕者，因孕则血来养胎，经血流畅，故唇四白华好，今患者因冲任血有瘀凝，故青色隐于唇，此亦恽师所昭示者也。乃用虫蚁搜剔法合活血通经之类，如归尾、赤芍、桃仁、红花、丹参、益母草、泽兰叶、怀牛膝等，另以水蛭、虻虫、蝎尾等各去翅足，炙为散，不数服而病减，调治月余而愈。

实践是检验真理的唯一标准。从李月如所列的四个病案可以看出，里面涉及的诊察辨证之法、遣药组方之法皆来自于恽铁樵的经验，由此也可以反知恽铁樵的理论、经验等皆不是空谈，而是临证有用之法。

综上所述，恽铁樵是近代的杰出医家，在中西医之争至为激烈的年代，他挺身而出，大声疾呼，坚持中医思维，发扬经典；捍卫中医旗帜，融会新知；从事临床诊治，善于总结；创办函授学校，培养后学。恽铁樵的一生自强不息，在教育、文学、医学领域声名卓著，是我国现代史上不可多得的文人名医。他所强调的发展中医必须坚持以中医为主，而不能援儒入墨的主张，不仅摆脱了尊经崇古的思想影响，还旗帜鲜明地反对了崇洋媚外的民族虚无主义。他主张"他山攻错"，吸收新知识，建立"新中医"，反对"抱残守阙，固步自封"，这种思想大大推动了当时中医界的觉醒和革新。他的一些精辟见解，达到了其所生活时代的最高水平。即便在今天看来，恽铁樵那种从社会实际出发，努力发掘中医经验，提高中医临床疗效，师古而不泥古，使之与时代、与社会同步前进的思想，仍然具有十分重要的现实意义。

恽铁樵

参考文献

［1］民国·恽铁樵著；宋白杨，陈婷，国华校. 恽铁樵医书合集（上、下）［M］. 天津：天津科学技术出版社，2010.

［2］民国·恽铁樵著；张家玮校. 群经见智录［M］. 福州：福建科学技术出版社，2005.

［3］民国·余岩著；祖述宪编注. 余云岫中医批判与研究［M］. 合肥：安徽大学出版社，2006.

［4］周凤梧，张奇文，丛林. 名老中医之路［M］. 济南：山东科学技术出版社，2005.

［5］岳美中. 安脑丸治疗流行性乙型脑炎的初步疗效报告及其使用法的介绍［J］. 江苏中医，1958（2）：27–29.

［6］李月如. 继承恽氏医学之实践［J］. 江苏中医，1962（10）：36–37.

［7］顾雨时，章济童. 恽铁樵先生治学轶闻［J］. 上海中医药杂志，1983（3）：32.

［8］陈江. 慧眼伯乐——恽铁樵［J］. 编辑之友，1985（4）：75–77.

［9］广田. 鲁迅的第一篇小说与恽铁樵［J］. 瞭望，1989（46）：39.

［10］狄忍安. 文坛伯乐，中医大家——恽铁樵先生传略［J］. 医古文知识，2004，（4）：14–15.

［11］范伯群. 从鲁迅的弃医从文谈到恽铁樵的弃文从医——恽铁樵论［J］. 复旦学报，2005（1）：18–27.

［12］王致谱. 名医恽铁樵的治学之路及医事活动［J］. 中医药文化，2006（1）：44–48.

［13］林雪飞. 晚清描写工人生活的第一部文言短篇小说——论恽铁樵的《工人小史》［J］. 辽宁大学学报，2007，35（5）：64–68.

［14］柴中元. 恽铁樵论及其《温病明理》［J］. 湖南中医学院学报，1986，（1）：4–6.

［15］何爱华. 再谈关于"脉学研究"的问题［J］. 云南中医杂志，1959（4）：20-23.

［16］章巨膺. 恽铁樵先生的学术经验介绍［J］. 中医杂志，1961（4）：6-8.

［17］章巨膺. 恽氏医学学派简介［J］. 上海中医药杂志，1962（1）：8-13.

［18］孙汉庭. 记恽铁樵先生辨舌的经验［J］. 上海中医药杂志，1962（4）：28.

［19］黄英志. 略论恽铁樵的学术思想［J］. 成都中医学院学报，1982（4）：63-65.

［20］李家振. 恽铁樵学术思想［J］. 重庆医药，1983（2）：55-57.

［21］肖工，刘延伶. 杰出的中医理论家恽铁樵［J］. 医学与哲学，1983（3）：40-43.

［22］李家振. 恽铁樵用附子［J］. 湖北中医杂志，1984（1）：9.

［23］杨德光. 恽氏的革新说及其影响［J］. 医学与哲学，1984（4）：56.

［24］张文，赵石麟. 恽铁樵的中西医汇通思想探讨［J］. 陕西中医，1985，6（9）：427-429.

［25］张文，韩中平. 试评恽铁樵中西汇通思想中的方法论［J］. 中西医结合杂志，1986，6（8）：507-509.

［26］聂广.《温病明理》贬叶排吴的功过得失——兼与柴中元同志商榷［J］. 湖南中医学院学报，1988（1）：25-26.

［27］邢玉瑞.《内经纲要》述要［J］. 现代中医药，1988（3）：9-10.

［28］顾玉龙."神转不回"与圆道说［J］. 安徽中医学院学报，1989，8（2）：5-7.

［29］施毅. 恽铁樵妙着用附子［J］. 上海中医药杂志，1989（8）：18.

［30］董其圣. 恽铁樵论七损八益［J］. 江苏中医，1990（1）：33.

［31］许天德. 恽铁樵运用附子的经验［J］. 辽宁中医杂志，1990（10）：7-8.

［32］吴中云. 恽铁樵与中西医汇通派［J］. 科技潮，1998（9）：100.

［33］姜厚德. 误服香药，恽铁樵力挽沉疴［J］. 家庭中医药，2005（10）：7.

［34］杨弈望. 恽铁樵事略并医案赏析［J］. 医古文知识，2005（3）：17-18.

［35］张家玮，关静，王峰，等. 从《群经见智录》中的五脏阴阳观谈中医学术发展之路［J］. 中华中医药学刊，2008，26（8）：1671-1673.

［36］刘理想. 论《生理新语》中恽铁樵的重视人体"救济功能"思想［J］. 中华中医药学刊，2008，26（8）：1690-1691.

［37］陆翔，戴慎. 恽铁樵《内经》观初探［J］. 南京中医药大学学报，2009，25（2）：90-92.

［38］熊俊，张玉萍. 恽铁樵中医教育思想初探［J］. 中国中医药信息杂志，2010，17（7）：99-100.

［39］熊俊，张玉萍. 浅析恽铁樵函授中医学校的特色［J］. 中医文献杂志，2010（1）：41-42.

［40］陆翔. 恽铁樵温病观评析［J］. 中医杂志，2011，52（11）：907-909.

［41］陈清光，邢斌，韩栋，等. 儒医恽铁樵启示录［J］. 辽宁中医杂志，2011，38（7）：1350-1351.

［42］熊俊，张玉萍. 恽铁樵函授中医学校沿革［J］. 中华中医药学刊，2011，29（4）：765-766.

［43］熊俊，张玉萍. 恽铁樵儿科治疗经验探析［J］. 中国中医药信息杂志，2011，18（11）：89-90.

汉晋唐医家（6名）

张仲景　王叔和　皇甫谧　杨上善　孙思邈　王　冰

宋金元医家（18名）

钱　乙　成无己　许叔微　刘　昉　刘完素　张元素
陈无择　张子和　李东垣　陈自明　严用和　王好古
杨士瀛　罗天益　王　珪　危亦林　朱丹溪　滑　寿

明代医家（25名）

楼　英　戴思恭　王　履　刘　纯　虞　抟　王　纶
汪　机　马　莳　薛　己　万密斋　周慎斋　李时珍
徐春甫　李　梴　龚廷贤　杨继洲　孙一奎　缪希雍
王肯堂　武之望　吴　崑　陈实功　张景岳　吴有性
李中梓

清代医家（46名）

喻　昌　傅　山　汪　昂　张志聪　张　璐　陈士铎
冯兆张　薛　雪　程国彭　李用粹　叶天士　王维德
王清任　柯　琴　尤在泾　徐灵胎　何梦瑶　吴　澄
黄庭镜　黄元御　顾世澄　高士宗　沈金鳌　赵学敏
黄宫绣　郑梅涧　俞根初　陈修园　高秉钧　吴鞠通
林珮琴　章虚谷　邹　澍　王旭高　费伯雄　吴师机
王孟英　石寿棠　陆懋修　马培之　郑钦安　雷　丰
柳宝诒　张聿青　唐容川　周学海

民国医家（7名）

张锡纯　何廉臣　陈伯坛　丁甘仁　曹颖甫　张山雷
恽铁樵